Veröffentlichungen der
Wiener Akademie für ärztliche Fortbildung
1

Das Altern und seine Beschwerden

Vorträge

gehalten auf dem von der Wiener Akademie für ärztliche Fortbildung veranstalteten 68. internationalen Fortbildungskurs in Bad Gastein am 18. und 19. September 1941

Von

A. I. Amreich, B. Breitner, H. v. Chiari, W. Denk, W. Ehalt, O. Gerke, M. Gundel, K. Haslinger, G. Hofer, G. Hohmann, F. Lejeune, K. D. Lindner, E. Navratil, G. W. Parade, L. Petschacher, O. Pötzl, E. Risak, A. Sattler

Zusammengestellt von

Professor Dr. Erwin Risak
Wien

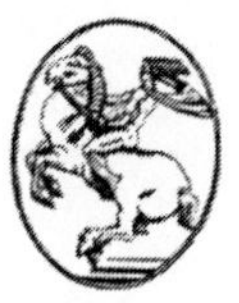

Wien
Springer-Verlag
1942

ISBN-13:978-3-7091-9616-8   e-ISBN-13:978-3-7091-9863-6
DOI: 10.1007/978-3-7091-9863-6

Inhaltsverzeichnis

Physiologische und pathophysiologische Grundlagen und Ursachen des Alterns

Von

Professor Dr. **L. Petschacher**

Salzburg

Obwohl jeder Mensch weiß, was Altern und Alter heißt, ist es schwer, eine Definition dieser Begriffe zu geben. Schon die Gepflogenheit, diese beiden Begriffe zu vermengen und gleichzusetzen, erzeugt Verwirrung. Das Altern ist ein Vorgang, der nicht erst im Alter einsetzt, sondern ganz im Gegenteil bereits in frühester Jugend, ja unmittelbar nach der Zeugung des Individuums. Das Alter aber ist ein Zustand, der durch bestimmte Veränderungen des Individuums, seiner Organe und seiner Funktionen gekennzeichnet ist. Orthner spricht in ersterem Falle von vitalem, in letzterem von funktionellem Altern und weist darauf hin, daß das vitale Altern artgebunden, das funktionelle individuell verschieden ist. Der Vorgang des Alterns beginnt also gleichzeitig mit dem der Entwicklung und des Wachstums. Vorerst überwiegt letzteres so sehr, daß das Altern nicht in Erscheinung tritt. Erst mit Erreichung jenes Zustandes, den wir als Reife bezeichnen, beginnen die Alterserscheinungen sich auch äußerlich kundzutun. Diese Beziehungen finden ihren Ausdruck in dem allgemeingültigen biologischen Gesetz, welches besagt, daß das Verhältnis der Zeit, welche ein Individuum zur Erreichung seiner Reife braucht, zu seiner Lebensdauer eine konstante Größe darstellt.

Kuhn hat darauf hingewiesen, daß für das Entstehen und Vergehen der für den lebenden Organismus so wichtigen **optisch aktiven Körper** (Glukose, Aminosäuren) ein ähnliches Gesetz gilt. Der Reinheitsgrad einer optisch aktiven Aufbausubstanz kann trotz Vorkehrungen, welche ihre Erhaltung bezwecken, nicht auf unbeschränkte Zeit aufrecht erhalten bleiben, er erfährt zwangsläufig eine gewisse Alterung. Die Zeit nun, welche benötigt wird, damit der erzeugte optisch aktive Stoff in Berührung mit dem erzeugenden Katalysator eine bestimmte Einbuße erfährt, verglichen mit der Zeit, welche der Katalysator benötigt, um den aktiven Stoff aufzubauen, ist eine für die betreffende Reaktion charakteristische bestimmte Größe. Das vorhin besprochene biologische Gesetz könnte eine Folge der kinetischen Gesetze sein, welche die katalytische Erzeugung optisch aktiver Stoffe beherrschen.

Aus dem Gesagten ergeben sich nicht nur die Unterschiede von Altern und Alter, sondern auch die Notwendigkeit, beiden im Rahmen der Altersforschung unsere Aufmerksamkeit zu widmen. Mit der Besprechung der Untersuchungen **Kuhns** sind wir der Erörterung eines weiteren Problems nähergetreten, der Frage nach der **Ursache des Alterns.** Hierüber gibt es mehrere Hypothesen.

Die älteste und gangbarste Hypothese ist die, welche die Ursache des Alterns in der **Abnutzung** sieht. Sie ist aus der mechanistischen Anschauungsweise hervorgegangen, daß das Individuum und seine Teile den gleichen Bedingungen unterworfen sind wie jedes andere Ding, etwa wie eine Maschine. In weiterer Verfolgung dieser Betrachtungsweise wurden die Einzelerscheinungen an Geweben, Organen und Zellen im Alter, wie Atrophie, Abnahme der Elastizität, Schrumpfung, Verminderung des Wassergehaltes und Vermehrung der Schlacken usw. als Abnutzungserscheinungen angesehen. Das nähere Studium der Altersveränderungen einzelner Organe oder Organsysteme führte weiterhin dazu, anzunehmen, das Altern nehme seinen Ausgang von der Funktionsschädigung eben eines dieser Organe oder Organsysteme.

Am bekanntesten und populärsten ist in dieser Hinsicht die Theorie von **Steinach** und **Voronoff** geworden, welche die **Geschlechtsdrüsen** in das Zentrum ihrer Betrachtungen stellten und deren Involution als die primäre Ursache des Alterns ansahen. Die Ansicht des größten Teiles der Forscher geht aber heute dahin, daß die Involution der Geschlechtsdrüsen und ihre unmittelbaren Folgen nur als eine Teilerscheinung im Rahmen der Altersveränderungen anzusehen sind. Dagegen sprechen auch nicht die Tatsachen, daß sich im Experiment und bei Operationen durch Eingriffe am Hoden und Transplantation dieses Organs Erfolge erzielen lassen, welche als Verjüngung angesehen wurden, in Wirklichkeit aber nur eine Neoerotisation darstellen.

Auf Analogien zwischen Myxödem und Alter sich stützend, haben Horsley und Lorand das Altern auf eine Beeinträchtigung der Schilddrüsentätigkeit zurückgeführt. Auf Grund gleichartiger Betrachtungen über Aehnlichkeiten der Cushingschen Erkrankung mit Alterserscheinungen hat Raab die Hypophyse in den Mittelpunkt gerückt, Levy und Hirsch unter Hinweis auf ähnliche Erscheinungen bei postencephalitischem Parkinsonismus und Alter das Zwischenhirn. Für alle diese Theorien gilt aber doch wohl das gleiche wie für die Steinachsche. Es soll damit natürlich nicht das Vorhandensein von Veränderungen dieser Organe im Alter und die Mitbeteiligung von Funktionsschädigungen derselben beim Zustandekommen von Alterserscheinungen in Abrede gestellt werden.

Einer besonderen Besprechung bedarf die Ansicht derer, welche die Veränderungen am Kreislaufsystem in den Vordergrund stellen und in ihnen die primäre Ursache des Alterns sehen wollen. Diese Ansicht erfährt eine Stütze durch die unbestrittene Tatsache, daß mit zunehmendem Alter Erkrankungen des Kreislaufsystems im wachsenden Prozentsatz die Todesursache darstellen oder bei der Sektion von Leichen alter Leute festgestellt werden. In diesem Sinne sprechen auch Statistiken aus allerjüngster Zeit von Aschoff u. v. a. Ufer fand bei Greisen von 80 bis 100 Jahren sogar in 79% eine Arteriosklerose als Todesursache. Es ist aber wohl auch sicher, daß die Arteriosklerose im früheren Lebensalter auftreten und daß sie bei hochbetagten Menschen fehlen kann. Offenbar sind aber Altersveränderungen an den Gefäßen vorhanden, welche das Entstehen der Arteriosklerose fördern. Nach Aschoff verlieren die Gefäße im Alter ihre Elastizität und werden enger. Hochrein stellte an der alternden Aorta eine Abnahme der Dehnbarkeit fest, ohne daß sich sichtbare morphologische Veränderungen nachweisen ließen. Er sieht den Anstieg des Arteriendruckes im Alter als eine notwendige Kompensation dieses Dehnbarkeitsverlustes an. Die Altersveränderungen des Gefäßsystems sind somit sicher von größter Bedeutung für die Entstehung von Gefäßerkrankungen und für den Tod alter Leute. Als primäre Ursache des Alterns können aber auch sie nicht angesehen werden.

Gegen die Bestrebungen, ein Organ oder Organsystem für das Altern verantwortlich zu machen, wendet sich

B ü r g e r. Nach seiner Ansicht ist das Altern n i c h t e i n
z w e i p h a s i s c h e s   o d e r   h e t e r o c h r o n e s, sondern
ein s y n c h r o n e s Geschehen.

Die Veränderungen an den Zellen und Geweben des
alternden Organismus weisen vielfach Analogien zu Veränderungen auf, welche auch an der nichtbelebten Materie
beobachtet werden und gleichfalls als Altern bezeichnet
werden. Insbesondere die K o l l o i d c h e m i e kennt solche
Altersveränderungen an Lösungen, Gallerten und Membra-
nen. Auch Altersveränderungen an Kristallen und an Niederschlägen sind bekannt, welche Aehnlichkeiten zu gewissen
Vorgängen in alternden Organen und Zellen aufweisen.
Diese Veränderungen sind charakterisiert durch Wasser-
verarmung, Entmischung, Abnahme der Stabilität, also
durch Erscheinungen, welche wir ganz allgemein als eine
S t ö r u n g   d e r   E u k o l l o i d i t ä t zusammenfassen können. Es war verlockend, diese Analogie zur Deutung des
Alterns lebender Organismen heranzuziehen. Das Studium
derselben vermag in äußerst interessanten und originellen
Modellversuchen eine Deutung für einzelne Altersvorgänge
zu geben. Die letzte Ursache des Alterns erscheint jedoch
auch durch sie nicht geklärt und vor allem nicht die Frage
beantwortet, warum die Alterserscheinungen am lebenden
Organismus erst von einem bestimmten Zeitpunkt an in
Erscheinung treten.

D r i e s c h hat gegen die Abnutzungstheorie des Alterns
eine Reihe von E i n w ä n d e n erhoben. So hat er vor allem
darauf hingewiesen, daß e i n z e l l i g e L e b e w e s e n eigentlich überhaupt nicht altern. Sie vermehren sich durch
Teilung, verjüngen sich also fortwährend, der sinnfällige
Beweis des Todes, eine „Leiche", fehlt überhaupt. Auch
bei den F o r t p f l a n z u n g s z e l l e n kann von einem Altern und Sterben nicht gesprochen werden. Aber nicht nur
bei einzelnen Zellen findet man solche Erscheinungen; auch
bei ganzen Individuen können unter besonderen Bedingungen ähnliche beobachtet werden. D r i e s c h weist auf gewisse Erscheinungen der R e s t i t u t i o n hin, die bei manchen Individuen in verschiedener Form vorkommen. Als
Beispiel sei hier die R e g e n e r a t i o n der marinen Anne-
liden Amphligena angeführt. D r i e s c h zerschnitt ein Individuum in der Mitte des Leibes. Nach kurzer Zeit hatte
die hintere Hälfte eine neue vordere Hälfte gebildet. Wurde
nun die ursprüngliche hintere Hälfte abgetrennt, so bildete
die neue vordere eine neue hintere Hälfte. Jetzt wurde
wieder die vordere Hälfte abgeschnitten, welche wieder ersetzt wurde und so fort. Auch hier konnte wie beim ein-
zelligen Lebewesen nicht von Abnutzung, Altern oder Tod
die Rede sein. Freilich sind solche Erscheinungen die Aus-

nahme von der Regel, sie zeigen aber, daß Altern und Tod nicht unbedingt zum Wesen des Lebendseins gehören.

Eine andere Hypothese zur Erklärung des Alterns stammt von L o e b. Danach bekommt jede Spezies zu Beginn der Entwicklung ein bestimmtes Quantum einer **a l s l e b e n s w i c h t i g a n g e s e h e n e n S u b s t a n z** mit auf den Weg. Ist diese auf dem Wege des Stoffwechsels aufgebraucht, so stirbt das Individuum, nachdem es gealtert war. Durch diese Hypothese glaubt er erklären zu können, daß Individuen der gleichen Spezies in warmer Umwelt kürzer leben als in kalter; ferner die verschiedene Lebensdauer verschiedener Spezies und die Vererbbarkeit des Alters der Spezies.

Die Theorie des Amerikaners P e a r l geht den umgekehrten Weg. Sie sieht die Ursache des Alterns in einer zunehmenden Ansammlung von G i f t e n, welche als Stoffwechselprodukte der im Verbande lebenden Zellen entstehen. Sie gründet sich auf Versuche von C a r r e l, welche zeigten, daß embryonale Zellen des Huhnes, die isoliert in einer Nährlösung gezüchtet wurden, länger leben als der durchschnittlichen Lebensdauer des Huhnes entspricht. Die früher beschriebene Wechselwirkung fehlt bei Isolierung. Die Theorie von P e a r l findet eine weitere Stütze in Versuchen von C a r r e l und E b e l i n g, welche zeigten, daß Fibroblastenkulturen von Hühnergewebe durch Plasma und Serum von Greisen eine Hemmung erfuhren. In Ergänzung dieser Untersuchungen konnte W e i t z m a n n zeigen, daß Serum und Plasma von alten Menschen gegenüber dem von jungen auf das Wachstum menschlicher embryonaler Gewebskulturen einen hemmenden Einfluß ausüben. Gegen die Theorien von L o e b und P e a r l lassen sich die gleichen Einwände erheben wie gegen die Abnutzungstheorie.

D r i e s c h zieht zur Erklärung des Alterns den **v i t a l e n F a k t o r** heran. Der vitale Faktor liefert auf nichtmechanischem Wege den erwachsenen Organismus, der selbst bis zu einem gewissen Grade wie eine Maschine funktioniert. Der vitale Faktor arbeitet mit dieser Materie zusammen. Dabei entstehen auch maschinelle Einrichtungen, welche sich seiner Kontrolle entziehen, ja ihr widerstehen. Die eigenen Produkte des Vitalfaktors können in diesem Sinne seine Feinde werden. So entstehen Mängel und Beschränkungen der Formbildung, der Restitution und Regulation, schließlich ganz allgemeine physiologische Mängel, welche zum Altern und Sterben führen. Jetzt, aber erst jetzt landet auch D r i e s c h, wie er selbst zugibt, wieder bei der Abnutzung als der unmittelbaren Ursache von Altern und Sterben. Gelegentlich kann aber der Vitalfaktor, und das ist die Ausnahme von der Regel, z. B. bei der Aszidie, die Abnutzung noch verhindern. Abnutzung, Altern und Sterben sind wohl empirisch die Regel, aber nicht mit dem Wesen des Lebens unbedingt verknüpft. Im Rahmen dessen, was für den Bestand des Lebendigseins das Wichtigste ist, im Rahmen der Generationszellen gibt es sie auch nicht.

Betrachten wir die hier besprochenen Hypothesen, so sehen wir, daß Wachstum und Altern, Leben und Tod das Ergebnis zweier miteinander konkurrierender Prinzipien ist. Das eine Prinzip sorgt für die Erhaltung jedes Lebendigseins, es ist jene Kraft, die in besonders hohem Maße den Generationszellen innewohnt, welche alle Restitutions- und Regenerationsvorgänge beherrscht, welche Loeb von einer chemischen Substanz herleitet. Dieses Prinzip gehört unbedingt zum Wesen des lebenden Individuums. Seine vollständige Ergründung wird uns wohl niemals gelingen. Sein Gegner ist das andere Prinzip, dessen Wesen uns allgemein verständlicher und bekannter ist, weil ihm nicht nur das lebendige Individuum, sondern auch die tote Materie unterworfen ist. Es ist das Prinzip der Abnutzung, das Gift Pearls, das zum Altern und Tode führt. Es äußert sich in der Zeit sowohl am ruhenden als auch am arbeitenden Gegenstand, an Gesteinen, Mineralien, Kristallen und Kolloiden, an jedem Gebrauchsgegenstand unseres täglichen Lebens, an Pflanzen und Tieren. Solange das erste Prinzip, der vitale Faktor Drieschs, im lebenden Organismus die Kontrolle aufrecht erhält, kann das Altern vermieden oder wenigstens verzögert werden. Erlahmt dasselbe oder gewinnt das Prinzip der Abnutzung die Oberhand, dann kommt es zu Alter und Tod. Warum diese Gleichgewichtsänderung auch ohne Störung von außen her (z. B. durch Krankheit) eintritt, wird uns ebenso ein Rätsel bleiben wie das Wesen des vitalen Faktors überhaupt.

Das erste Prinzip, der vitale Faktor Drieschs, stellt eine ungeheure Kraft dar. Dies geht am besten aus der Tatsache hervor, daß, wie Aschoff feststellt, „der natürliche Tod" nur äußerst selten vorkommt. Auch bei sehr alten Leuten und auch in Fällen, in welchen es der klinischen Beobachtung entgangen ist, findet sich bei der Obduktion fast immer eine Krankheit, welche als direkte Ursache des Todes aufzufassen ist.

Die Altersveränderungen am Menschen wurden vor kurzem von Aschoff eingehend beschrieben. Zusammenfassend charakterisiert Aschoff das Altern als eine die Zellen, die Gerüst- und Grundsubstanz in wechselndem Maße betreffende, aber den Organismus als Einheit und in seinen Teilfunktionen herabsetzende Entmischung der kolloidalen Substanzen. Die Beschreibung der Altersveränderungen durch A s c h o f f befaßt sich in erster Linie mit den m o r p h o l o g i s c h e n Wandlungen. Es ist vor allem das Verdienst von B ü r g e r und seinen Schülern, sich eingehend mit den f u n k t i o n e l l e n Veränderungen im Alter auseinandergesetzt zu haben. B ü r g e r weist darauf hin, daß die Wandlungen der Gewebsstruktur sich am besten an jenen Geweben verfolgen lassen, welche am Betriebsstoffwechsel wenig beteiligt sind. Es sind dies diejenigen Gewebe, die keine oder nur eine geringe Kapillarversorgung haben und bei denen der Stoffwechsel vorwiegend durch Diffusion stattfindet. Diese Gewebe bezeichnet er als b r a d y t r o p h e und rechnet hierzu den Knorpel, die Linse, die Hornhaut, die Substantia propria des Trommelfelles und bestimmte Wandschichten der Gefäße. Hier macht sich die bereits besprochene Störung der Eukolloidität am stärksten geltend. Diesen s t a t i s c h e n Veränderungen der Gewebe entsprechen d y n a m i s c h e, d. h. Störungen der Funktion der Zellen, der Gewebe und Organe.

Mit diesen funktionellen oder dynamischen Altersveränderungen haben wir uns kurz auseinanderzusetzen, da sie ja gerade die Grundlage für die B e s c h w e r d e n bilden, mit denen sich unser Fortbildungskurs zu befassen hat. Die Beschwerden können durch sozusagen noch i m B e r e i c h e d e s N o r m a l e n liegende Funktionsstörungen des alternden Organismus oder durch K r a n k h e i t e n bedingt sein, für welche der alternde Organismus infolge dieser Störungen besonders anfällig ist. Gerade im Alter läßt sich hier eine Grenze schwer ziehen. A s c h o f f spricht von Alterskrankheiten, wenn der Mensch durch diese Erkrankung wesentlich in seiner Existenzfähigkeit bedroht ist, von A l t e r s g e b r e c h e n jedoch, wenn nur geringfügige Gesundheitsstörungen vorliegen.

Wir wollen versuchen, die Beziehungen zwischen statischen und dynamischen Veränderungen und den daraus sich ergebenden Beschwerden und Erkrankungen an den wichtigsten Organen aufzuzeigen.

D i e V i t a l k a p a z i t ä t d e r L u n g e n ist im Alter herabgesetzt, wofür die zunehmende Starre der Rippen- und Bronchialknorpel sowie die Herabsetzung der Elastizität des Lungengewebes verantwortlich ist (B ü r g e r). Die Folge dieser Störung ist die Entstehung des Altersemphysems und die größere Anfälligkeit im Alter für Lungenentzündungen.

Ueber Veränderungen am G e f ä ß s y s t e m haben wir bereits kurz gesprochen. Die Folge des Nachlassens der Elastizität der Gefäße ist eine Erhöhung des Blutdruckes im Alter und die Linkshypertrophie des Herzens. Im Elektrokardiogramm findet sich eine Verschiebung vom Rechtstyp zum Linkstyp (S c h l o m k a). Die Blutumlaufzeit erscheint verlangsamt, die dermographische Latenzzeit ist verzögert (H e i n r i c h). Die Altersveränderungen der Gefäße schaffen die Grundlage für die Entstehung der Arteriosklerose. Ob die Zunahme der relativen Systolendauer und die Häufung von Ueberleistungsstörungen noch in das Bereich der physiologischen Altersveränderungen gehören, ist zweifelhaft. Wahrscheinlicher ist, daß diese Erscheinungen eine Folge der gerade im Alter so häufigen Sklerose der Kranzgefäße und der braunen Atrophie des Herzens sind. Die Verlangsamung des Blutumlaufes fördert die Entstehung von Thrombosen.

Die Altersveränderungen des S t ü t z - u n d B e w e - g u n g s s y s t e m s lassen sich nach S c h e d e wie folgt charakterisieren. Nach seiner Erfahrung sind die Veränderungen an den Knoten, welche plumper und dürftiger werden, von geringster Bedeutung. Die Stützfähigkeit der Knochen bleibt erhalten. Jedoch beinhaltet ihre erhöhte Brüchigkeit eine größere Anfälligkeit für Knochenbrüche. Wichtiger für die physiologischen Funktionsänderungen erscheinen die Veränderungen an den Knorpeln, Bändern, Bandscheiben und Muskeln. Das Nachlassen der Elastizität der Bänder, die Verminderung der Höhe der Zwischenwirbelscheiben (U e b e r m u t h) und der verminderte Muskeltonus führen zu einer Herabsetzung der Körpergröße und zur gebeugten Haltung des Greises. Die Abnahme der Glätte der Knorpelbeläge und der Dehnbarkeit der Bänder hat eine Herabsetzung der Gelenkfunktionen zur Folge. Die muskuläre Kraft nimmt ab, das muskuläre Zusammenspiel wird schlechter. Die Abnahme der Elastizität der Haut bringt Faltenbildung mit sich. Kleinerwerden, gebückte Haltung, Unbehilflichkeit, Runzeln charakterisieren so die äußere Erscheinung des Greises. Die Veränderungen bedingen besondere Anfälligkeit für Arthritis deformans, für Knochenbrüche und äußere Verletzung aller Art, für viele Schädigungen und Erkrankungen an der Haut.

A l t e r s s i c h t i g k e i t u n d A b n a h m e d e r H ö r - s c h ä r f e für hohe Töne sind funktionelle Veränderungen, welche durch Wandlung der Struktur der Sinnesorgane bedingt sind. Diese Wandlungen bilden aber auch die Grundlage für Alterserkrankungen, wie z. B. den Altersstar.

Ueber die Involutionserscheinungen an den D r ü s e n m i t i n n e r e r S e k r e t i o n haben wir schon gesprochen. Ihre Folgen sind wichtige Funktionsänderungen dieser Organe. Hier sei nochmals besonders auf die H e r a b s e t - z u n g d e r F o r t p f l a n z u n g s f ä h i g k e i t hingewiesen. Hierher gehören auch die von K o h l und D a h m a n n beschriebenen Veränderungen im Verhalten des Blutzuckers.

Der Nüchternblutzucker ist durchschnittlich im Alter höher. Auf Zuckerbelastung erfolgt der Anstieg langsamer, der ursprüngliche Nüchternwert wird später erreicht, ein sekundärer Anstieg fehlt.

Interessant sind die Veränderungen der blutbildenden Organe und des Blutes selbst. Seggel und Reiher geben an, daß im Alter das blutbildende Knochenmark zugunsten des Fettmarkes zurückweicht. Die Folge ist eine verminderte regenerative Fähigkeit des Knochenmarkes, welche ihren Ausdruck darin findet, daß die hämolytische Resistenz im Alter zunimmt als Folge einer relativen Vermehrung älterer Erythrozyten (Bürger). Dagegen zeigt die Zahl der Roten nur geringe Veränderungen, eher eine Zunahme, besonders bei Frauen, deren Werte sich denen der Männer nähern (Bürker). Reckzeh deutet die Vermehrung der Roten und des Hämoglobins als eine Kompensation des Knochenmarkes zur Ausgleichung der verminderten Sauerstoffzufuhr im Alter. Ueber die Zahl der Weißen im Alter finden sich keine einheitlichen Angaben, doch scheint eine relative Vermehrung der Granulozyten und Monozyten häufig zu sein (Aschoff, Reckzeh). Die Blutkörperchensenkungsgeschwindigkeit scheint häufig höher zu werden (Hölzer). Die Serumeiweißkörper sind nach Volta etwas vermindert, Globulin und Fibrinogen im Plasma erhöht (Bergel). Auch in pleuralen Ergüssen ist im Alter der Eiweißgehalt niedriger als bei jüngeren Leuten (Bergel). Auch mit anderen Methoden konnte eine Verminderung der Plasmastabilität festgestellt werden (Bucher, Köppel).

Das Gehirn unterliegt im Alter einer Atrophie, welche sich in einer Vergrößerung der Ventrikel äußert (Heinrich). Am Ischiadicus konnte Siede eine Abnahme des Cholesterins, eine Zunahme des Fettes im Alter feststellen. Im allgemeinen erweist sich die Nervensubstanz gegenüber dem Alter wie anderen Schäden gegenüber als widerstandsfähig, wenn wir von den durch Durchblutungsstörungen verursachten Veränderungen absehen wollen. Dem entspricht auch die gute funktionelle Leistungsfähigkeit des Nervensystems vieler Greise und vor allem die oft bewunderungswürdig lang erhaltene geistige Leistungsfähigkeit, wofür das kürzlich erschienene Buch von Herre: „Schöpferisches Alter", eine schöne Ueberschau und Deutung gegeben hat.

Die Altersveränderungen des menschlichen Gebisses hat Euler beschrieben. Sie sind gekennzeichnet durch Abkauung und Usurierungen, durch Zunahme des Ueberbisses und durch Zahnstellungsveränderungen. Wichtig erscheint die Feststellung, daß zwischen Karies einerseits, progressiver Parodontitis anderseits und Alter sich keine sicheren Beziehungen nachweisen lassen.

Verhältnismäßig wenig bearbeitet erscheinen mir bisher die Altersveränderungen am Verdauungstrakt, obwohl gerade die habituelle Obstipation und der Meteorismus des alternden Menschen bekannte Erscheinungen sind. Atrophische Veränderungen an den Schleimhäuten und Nachlassen der Elastizität des Eingeweiderohres sind wohl auch hier als bestimmend anzusehen.

Mit der Herabsetzung der Eukolloidität im Alter steht vielleicht auch die herabgesetzte und verzögerte Abwehrkraft gegen Infektionen im Alter zusammen. Die Tatsache, daß bei neu auftretenden Seuchen, die auf eine bisher unberührte Bevölkerung treffen, die Alten diesen Epidemien mehr und rascher zum Opfer fallen als die Jungen, ist bekannt. Hertel konnte zeigen, daß im höheren Alter Praecipitinbildung verringert und verzögert ist.

Die öfter erwähnten Alterserscheinungen an Kolloiden (Liesegang, Lampert u. a.), welche als Hysterese, Entquellung, Entglasung, Synärese, Ostwald-Reifung, Liesegangsche Ringe usw. dem Kolloidchemiker geläufig sind, können als Grundlage vieler Alterserscheinungen am lebenden Organismus dienen. So hat auf die Bedeutung derselben für die Entstehung von Embolien, Netzhautloslösung, Steinbildung und Arthritis deformans Lampert hingewiesen. Von lokalem Interesse für den Ort unseres Fortbildungskurses sind die Untersuchungen von Scheminzky über das Altern der Traubeschen Ferrozyankupferzelle und die Verzögerung dieses Vorganges durch das Gasteiner Thermalwasser.

Ueberblicken wir die funktionellen Altersveränderungen des lebenden Organismus, so erscheinen dieselben durch zwei Erscheinungen besonders gekennzeichnet: Herabsetzung der Funktion und verminderte Ansprechbarkeit gegen Reize. Beide Erscheinungen treffen wir vielfach als Folge von Erkrankungen an. Und trotzdem ist das Alter keine Krankheit, sondern ein natürliches Geschehen. Darum sterben auch die allerwenigsten Menschen an ihrem Alter, sondern an einer Krankheit. Unser Bestreben muß es daher sein, in der Jugend wie im Alter die Krankheit vom Menschen fernzuhalten. Daß dieses Bestreben sicher schon Früchte getragen hat, ergibt sich aus der Zunahme der durchschnittlichen Lebensdauer im Laufe der letzten Jahrhunderte, in welchem sie bei uns von rund 30 auf 60 Jahre, also auf das Doppelte, gestiegen ist, während sie in anderen, besonders außereuropäischen Gebieten, z. B.

in Indien oder China, auch heute noch die gleiche ist wie vor 100 Jahren.

Diese Tatsache zeigt, daß die gerade wegen ihrer Einwirkungen auf die Gesundheit des Menschen so viel geschmähte Kultur nicht nur Schäden, sondern auch Nutzen bringen kann. Ich schließe meine Ausführungen in der Hoffnung, daß es der Forschung gelingen möge, das Alter unserer Mitmenschen auch weiterhin nicht nur zu verlängern, sondern auch zu verschönen.

Ueber Arteriosklerose

Von

Professor Dr. **H. v. Chiari**

Wien

M. H.! Es bedarf wohl keiner besonderen Begründung, daß im Rahmen eines Fortbildungskurses, der das Altern und seine Beschwerden zum Thema hat, auch die Arteriosklerose ihre Besprechung findet. Denn der Ihnen allen geläufige Satz: „Der Mensch ist so alt wie seine Gefäße", hat auch heute noch, wenn auch nicht in diesem wörtlichen Sinne, wie man früher meinte, seine Gültigkeit.

Lobstein, auf welchen die Bezeichnung „Arteriosklerose" zurückgeht, gab schon vor mehr als 100 Jahren eine vortreffliche Schilderung der makroskopisch wahrnehmbaren Veränderungen, der wir auch heute nichts Wesentliches hinzuzufügen haben. Wohl aber hat die mikroskopische Untersuchung der Gefäßwand in den verschiedenen Stadien der Arteriosklerose einerseits, anderseits aber auch scheinbar unversehrter Gefäße in den verschiedenen Lebensaltern unsere Kenntnisse einmal hinsichtlich der Arteriosklerose, zum anderen hinsichtlich des Zusammenhanges dieser Gefäßerkrankung mit Altersveränderungen der Arterien wesentlich erweitert.

Wir wissen vor allem durch die Untersuchungen von Langhans, Jores, Aschoff u. a., daß die Arterien schon normalerweise mit steigendem Alter Veränderungen in ihrem Aufbau erfahren, die wir zwar nicht als Krankheit bezeichnen dürfen, die jedoch allem Anscheine nach die Schrittmacher für das Auftreten der Arteriosklerose darstellen.

Am einfachsten lassen sich diese an allen Arterien des Körpers, allerdings in verschiedener Intensität und auch Qualität sich einstellenden Veränderungen an der Aorta anschaulich verfolgen, wie Ihnen dies die folgenden Bilder vor Augen führen (Demonstration). Während beim Neugeborenen auf die das Gefäßlumen begrenzende Endothellage so gut wie unmittelbar eine einfache elastische Grenzlamelle folgt, an die sich die Media anschließt, sieht man bei etwas älteren Individuen eine bereits etwas breitere Intima, die aus offenbar durch Abspaltung von der elastischen Grenzlamelle hervorgegangenen e l a s t i s c h e n F a s e r n und zwischen ihnen gelegenen g l a t t e n M u s k e l z e l l e n besteht. Diese, als elastisch-muskuläre Schicht bezeichnete Wandpartie ist offensichtlich dazu bestimmt, der mit steigendem Alter zunehmenden funktionellen Belastung des Gefäßes die Waage zu halten. Wie aber schon J o r e s zeigte und besonders spätere Untersucher hervorheben, tritt innerhalb dieser Schicht sowie zwischen ihr und dem Endothel eine mit den Jahren an Mächtigkeit zunehmende Lage vorwiegend k o l l a g e n e r F i b r i l l e n auf, welche zunächst noch in ihrer Bedeutung gegen die elastisch-muskulären Elemente zurücktritt.

Die Entwicklung dieser vorwiegend elastisch-muskulären Lage in der Intima der Gefäße erreicht etwa mit dem 25. Lebensjahre ihren Abschluß. Es ist die sogenannte A u f b a u p e r i o d e d e r G e f ä ß e, also jener Zeitraum, innerhalb dessen der wachsende Organismus auf die gesteigerten Anforderungen nicht bloß mit einer Zunahme der Größe und Länge der Gefäße, sondern auch mit einer Verstärkung ihrer Wand antwortet, wobei aber Elastizität und Festigkeit derselben in idealer Weise gewahrt bleiben.

Auf diese a u f s t e i g e n d e P e r i o d e d e r G e f ä ß v e r ä n d e r u n g e n (A s c h o f f) folgt eine Zeit des Stillstandes, die P e r i o d e d e r R u h e, während welcher das Gefäß in Größe sowie Stärke und Aufbau der Wand den an dasselbe gestellten Anforderungen genügt. Wie lange diese Periode dauert, ist sehr verschieden und hängt, wie alles in der Medizin, von endogenen und exogenen Faktoren ab, auf welche später noch einzugehen sein wird, bestimmt aber weitgehend Leben und Alter des Trägers.

Wie schon früher erwähnt, tritt mit steigendem Alter eine immer größer werdende, unmittelbar an das Endothel anschließende, vorwiegend aus B i n d e g e w e b e bestehende Schicht in Erscheinung. Das nächste Bild führt Ihnen einen Längsschnitt durch die Aorta einer 42jährigen Frau vor Augen, welche für das freie Auge vollkommen unversehrt erschienen war. An die durch ihre elastischen Lamellen deutlich gekennzeichnete Media schließt eine in ihrer Breite fast ein Sechstel der Media erreichende Lage kollagenen, nur wenige elastische Fäserchen enthaltenden Bindegewebes an, das sich als gleichmäßig dicke Schicht allenthalben feststellen läßt und frei von Fettsubstanzen, Kalkablagerungen und irgend welchen degenerativen Veränderungen erweist.

Es ist A s c h o f f u. a. durchaus darin beizupflichten, wenn er in dieser Verdickung der Intima eine „kompensatorische Bindegewebswucherung" sieht, die einer im Laufe des Lebens einsetzenden Einbuße der elastischen Elemente an „elastischer Vollkommenheit" entgegentritt. Die aus letzterer resultierende Schädigung der Gefäßwand auch in ihrer Media schlägt eine Brücke zur Auffassung jener Autoren, die auf eine Schädigung der m i t t l e r e n Gefäßwandschicht besonderes Gewicht beim Zustandekommen der Arteriosklerose legen. Jedenfalls möchten wir diese „Altersfibrose" ganz besonders betonen, da sie unserer Erfahrung nach — allerdings im wechselnden Ausmaß — ein nahezu r e g e l - m ä ß i g e s V o r k o m m n i s darstellt und uns die bei der Arteriosklerose zu findenden Veränderungen in ihrer Genese verständlicher erscheinen läßt.

Denn angesichts der Gefäßarmut dieser im vorgeschrittenen Alter bereits eine beträchtliche Dicke aufweisenden, an kollagenen Fibrillen reichen Intima, dürfen wir dieses Gewebe mit B ü r g e r als b r a d y t r o p h e s Gewebe auffassen, welches den Altersveränderungen in besonderem Maße unterliegt. Als solche kennen wir die W a s s e r v e r a r m u n g und relative S t i c k s t o f f a n r e i - c h e r u n g (B ü r g e r , S c h m o l k a), die eine Störung der E u k o l l o i d i t ä t der Kolloide zur Folge hat. Wir wissen ferner, daß derartige Gewebe eine besondere Neigung zur Ablagerung gewisser S c h l a c k e n s t o f f e zeigen, wobei unter den Kristalloiden das K a l z i u m , unter den Kolloiden die F e t t e , vor allem L i p o i d e und C h o l e - s t e r i n eine bedeutsame Rolle spielen.

Damit sind die Stoffe genannt, denen wir bei der Arteriosklerose, aber auch sonst im alternden Gewebe begegnen. So sei an das Gerontoxon erinnert, bei welchem sich auch insofern Parallelen zur Arteriosklerose feststellen lassen, als uns bei daraufhin gerichteter Aufmerksamkeit das häufige ·Zusammentreffen schwerer Arteriosklerose mit deutlicher Ausbildung eines Arcus senilis auffiel. O. M a y e r verweist auf die Ablagerung von feinsten Kalkkörnchen in der Membrana basilaris bei der Altersschwerhörigkeit. Auch die bekannten Kalkinfarkte der Niere bei auch nur leichter seniler Osteoporose gehören wenigstens teilweise in dieses

Gebiet, ebenso wie die oft reichliche Verkalkung des ausgesprochen „bradytrophen" Knorpels alter Individuen.

Mit dem Auftreten dieser, nun auch mit den gewöhnlichen mikroskopischen Untersuchungsmethoden leicht erfaßbaren Veränderungen, der Ablagerung von Schlackenstoffen, überschreiten wir aber bereits die Grenze der, wie betont, als Schrittmacher fungierenden Altersfibrose und treten in das Gebiet der Arteriosklerose über.

Das morphologische Bild derselben ist Ihnen ja allen geläufig. Es sind teils die bekannten hyalinen Plaques, teils die lipoiden Plaques mit ihrem Uebergang in Atheromsäckchen und atheromatöse Geschwüre, teils Kalkeinlagerungen, welche, wenn sie umfänglicher sind, gelegentlich intra vitam röntgenologisch nachgewiesen werden können (Demonstration einschlägiger makro- und mikroskopischer Bilder).

Von den gezeigten Bildern möchte ich jenes besonders hervorheben, das einen Atheromherd beträchtlicher Größe wiedergab, welcher sich nicht bloß auf die Intima beschränkte, sondern in dessen Nachbarschaft auch die Aorten media ziemlich ausgedehnt zerstört erschien. Derartige Befunde, denen man gar nicht so selten begegnet, lehren, daß auch Aneurysmen der Körperschlagader arteriosklerotischer Genese sein können, was im Hinblick auf den wohl recht oft in solchen Fällen angenommenen luetischen Ursprung von Aortenaneurysmen etwas zur Vorsicht mahnt.

Neben diesen bereits seit langem bekannten morphologischen Befunden hat man in neuerer Zeit auch eigentümlichen Veränderungen des Gefäßbindegewebes besondere Aufmerksamkeit zugewendet, die als eine stärkere Flüssigkeitsdurchtränkung und als eine Verquellung desselben in Erscheinung treten (Demonstration). Sie waren mit der Anlaß, den Kreis der Ursachen der Arteriosklerose weiter zu ziehen als bisher und insbesondere für manche Fälle von Arteriosklerose der Bauchaorta auch die rheumatischen Erkrankungen (Klinge, Roessle u. a.) mitverantwortlich zu machen. Wir möchten der Meinung Ausdruck geben, daß sehr verschiedenartige Schädigungen, welche die Permeabilität der Endothelschicht beeinflussen, den Uebertritt von Stoffen ins Gewebe gestatten, welche hier dann in dem angeführten Sinne zu wirken vermögen. Diese „Dysorie" (Schürmann) kann die von Ribbert, Aschoff, Hueck u. a. vertretene Anschauung der Bedeutung mechanischer Momente für das Eindringen z. B. cholesterinhaltigen Plasmas unterstützen.

Damit möchte ich kurz auf einige Punkte aus der Pathogenese der Arteriosklerose eingehen, so wie sie sich dem Pathologen aus der Durcharbeit des Sektionsmaterials darstellen.

Die Ihnen vorzuweisenden Tabellen entstammen einer Statistik, welche auf Grund von 1238 genauest autoptisch untersuchten Fällen von Herrn Professor F e l l e r am Wiener Pathologisch-Anatomischen Institut angelegt wurde.

Aus den ungemein mühevollen Untersuchungen, über welche F e l l e r bereits teilweise berichtet hat, seien nur einige wenige besonders vom klinischen Standpunkte aus interessierende Fragen herausgegriffen.

Daß die Arteriosklerose, besonders die schwersten Grade der Arteriosklerose, mit steigendem A l t e r zunimmt, bestätigt diese Statistik wiederum in eindrucksvoller Weise, auch die Erfahrung, daß hierbei die Männer den Frauen der Zeit nach beträchtlich vorauseilen. Diese Untersuchungsreihe ergab aber auch, daß die Verkalkung der K r a n z s c h l a g a d e r n eine wesentlich häufigere ist als die der H i r n a r t e r i e n. Eine solche Differenz in der Intensität der Gefäßveränderungen konnten wir beispielsweise auch für einen ganz umschriebenen Gefäßabschnitt nämlich den K a r o t i s s i n u s feststellen, dessen häufiges Befallensein im Rahmen einer allgemeinen Arteriosklerose ja bekannt ist. Es ist uns aufgefallen, daß man bei der Obduktion von gewaltsam Verstorbenen, bis dahin völlig gesunden und leistungsfähigen Jugendlichen von 20 bis 22 Jahren gar nicht so selten eine bereits erhebliche lipoide Verfettung des Karotissinus auf beiden Seiten findet, ohne daß anderweitige Gefäßveränderungen vorliegen.

F e l l e r hat in der erwähnten Untersuchungsreihe auch auf die Verteilung der Arteriosklerose hinsichtlich der verschiedenen H a b i t u s t y p e n Bedacht genommen. Aus der diesbezüglichen Tabelle ist zu entnehmen, daß Pykniker in besonderem Maße betroffen erscheinen, dann folgen die Athletiker und schließlich die Leptosomen.

Die große Bedeutung, welche k o n s t i t u t i o n.e l l e n M o m e n t e n bei der Arteriosklerose zukommt, erhellt auch aus den Ergebnissen der V e r e r b u n g s f o r s c h u n g. Schon bei M o r g a g n i finden sich Hinweise auf eine erbliche Belastung mit Arteriosklerose: „aliquid enim avitae hereditatis subindicat ille patrui morbus" schreibt M o rg a g n i bei der Obduktion eines Mannes mit Arteriosklerose, dessen Vater an gleichartigen Symptomen gelitten hatte. Von klinischer Seite haben B u r w i n k e l, D o n n e r, W e i t z und andere nachdrücklich darauf verwiesen, und in neuerer Zeit wurde dies auch seitens der pathologischen Anatomen bestätigt. Allerdings ist angesichts der großen absoluten Häufigkeit der Arteriosklerose im höheren Lebensalter eine gewisse Vorsicht am Platze. Um so einprägsamer sind in dieser Hinsicht dann negative Beobachtungen, wie die R o e s s l e s, der zwei Geschwister im Alter von 61, bzw. 66 Jahren obduzierte, deren Gefäße fast frei von Arteriosklerose waren. Besonderes Interesse verdienen auch die Angaben des genannten Autors über gleichartiges Vorkommen schwerer Arteriosklerose in einzelnen bestimmten Gefäßbezirken. So fand R o e s s l e bei 55 Blutsverwandten, und zwar Eltern und Kindern, 28mal, und unter 35 Geschwistern 17mal konkordantes Vorkommen einer Coronarsklerose. Georg B. G r u b e r stellte bei einem Vater und drei seiner Kinder Kranzschlagaderverkalkung autoptisch fest und S i e g m u n d obduzierte zwei Geschwister im Alter von nur 5 und 7 Jahren mit chronischem Nierenleiden, bei denen eine Myomalacie infolge Coronarsklerose die Todesursache darstellte.

Man darf somit auch auf Grund autoptischer Befunde die Bedeutung vererbter Faktoren in der Frage der Arteriosklerose nicht gering einschätzen. In dieser Hinsicht ist auch das Verhalten der Gefäße bei endogen bedingten Stoffwechselstörungen schon wiederholt Gegenstand von Untersuchungen gewesen. Das häufige Zusammentreffen von G i c h t mit Arteriosklerose ist bekannt, ebenso die oft sehr hochgradige Arteriosklerose bei D i a b e t e s. Hier ergab sich für die schwere Arteriosklerose bei Individuen in der Altersgruppe von 50 bis 70 Jahren aus der angeführten Untersuchungsreihe von F e l l e r ein Prozentsatz von 45·2.

Interessante Aufschlüsse zeitigte auch die Berücksichtigung gewisser U m w e l t s f a k t o r e n. Gehobene s o z i a l e S t e l l u n g begünstigte in dem erwähnten Untersuchungsgut anscheinend das Auftreten schwerer Aortensklerose, allerdings ist der Unterschied nur ein geringer (28·4% gegen 25·2%). Die von F e l l e r geäußerte Vermutung, daß eine üppigere, mehr sitzende Lebensweise, eine reichlichere Zufuhr von Genußgiften hierfür verantwortlich sei, ist wohl als sehr wahrscheinlich zu bezeichnen. Eine ähnliche Erklärung ist wohl auch für den von A n i t s c h k o w neuerdings betonten Umstand heranzuziehen, daß Arteriosklerose besonders der Aorta in vorgerücktem Alter bei g e i s t i g e n Arbeitern häufiger angetroffen wird als bei manuellen. Recht auffällige Unterschiede ergeben sich auch hinsichtlich der Häufigkeit der schweren Aortensklerose bei S t a d t- u n d L a n d b e v ö l k e r u n g in höherem Lebensalter. Während M o e n c k e b e r g bei Kriegssektionen hier Differenzen vermißte, fand F e l l e r in der Gruppe der schweren Aortensklerose in der Altersklasse zwischen 50 und 60 Jahren 27% männliche Städter gegen nur 5% Angehörige der männlichen Landbevölkerung; in der Altersklasse zwischen

60 und 70 Jahren standen 40% Städter ebenfalls nur 15%
der ländlichen Bevölkerung gegenüber.

Da es sich bei der Landbevölkerung wohl in der Regel
um körperlich schwerst arbeitende Men-
schen handelt, ist es naheliegend, auch diesem Faktor
hinsichtlich seiner Bedeutung für die Arteriosklerose nach-
zugehen. Dabei zeigte sich in der angeführten Statistik,
daß tatsächlich in der Gruppe der schweren Aortensklerose
der Altersklasse von 50 bis 70 Jahren die körperlich
schwerst Arbeitenden mit 20·4% etwas gegen den für die
Leichtarbeiter errechneten Prozentsatz von 24·3 zurück-
blieben. In diesem Zusammenhang ist auch eine Angabe
Attingers interessant; er verweist auf die Mitteilung
russischer Autoren (Schwarzmann), wonach bei Individuen, welche vor der Revolution sich wenig körperlich
angestrengt hatten und nach der Revolution schwere körperliche Arbeit leisteten, Angina pectoris weniger in Erscheinung trat.

Wenn wir so mechanischer Arbeit eine gewisse pro-
tektive Bedeutung zubilligen können, gilt genau das Gegenteil hinsichtlich dauernder Drucksteigerung im Gefäßsystem.
Denn auf Grund der angeführten Untersuchungsreihe geht
eindeutig hervor, das wir schwere Aortensklerose bei
Hypertonikern in einem sehr hohen Prozentsatz finden (58%). Dies stimmt mit der schon alten Erfahrung
überein, daß mechanische Momente bei der Arteriosklerose
eine wichtige Rolle spielen. Bereits Rokitansky schrieb,
daß es „besondere lokale oder durch allgemeine mechanische Momente angeregte oder unterhaltene funktionelle
Anstrengungen der Arterien seien, die zur Arteriosklerose
führen". Diese Bedeutung kontinuierlicher Drucksteigerung
erhellt auch aus der bekannten, oft schweren Arteriosklerose der Aorta ascendens auch bei jugendlichen Individuen mit Isthmusstenose der Aorta oder der schweren
Pulmonalsklerose bei Mitralfehlern. Auch die oftmals rechts
stärkere Coronarsklerose bei einem Cor pulmonale spricht in
gleichem Sinne, ebenso wie das Ausbleiben der Kranzschlagaderverkalkung in Fällen von Stenosierung ihres Ostiums
bei Lues als Stütze in negativer Hinsicht anzuführen ist.

Damit komme ich kurz auf Zusammenhänge zwischen
Arteriosklerose und bestimmte Krankheiten zu sprechen.
Hier ist vor allem die Lues zu nennen. Schwere, oft
schwerste Aortensklerose im aufsteigenden Teile der Körperschlagader wird bei Mesaortitis luetica ja so selten
vermißt, daß sie geradezu als pathognomonisch für diese
Erkrankung gelten kann. Demgegenüber ist schwere Aortensklerose bei Tuberkulösen selten, die Hirnarterien bei
derartigen Kranken nach der angeführten Statistik auf-

fallend wenig von Arteriosklerose befallen. In diesem Zusammenhang ist wiederum die Beobachtung R o e s s l e s von Interesse, der vermerkt, daß ihm in mit Arteriosklerose belasteten Familien Ausnahmen davon bei tuberkulösen Familienangehörigen vorgekommen seien. Derartige Fälle „negativer Syntropie" seien allerdings durchaus nicht die Regel, aber durch den Umstand, daß bei herzschwachen Schwindsüchtigen das Moment der Abnutzung des Gefäßsystems abgeschwächt werde, verständlich.

Als ein gerade gegenwärtig interessierender exogener Faktor sei schließlich noch das Ergebnis der Auswertung der angeführten Statistik hinsichtlich des N i k o t i n s angeführt. Es wurde dabei insofern recht rigoros vorgegangen, als nur Fälle von starkem Nikotinabusus, und zwar täglich mehr als 25 Zigaretten, 5 Zigarren oder mehrere Päckchen Pfeifentabak berücksichtigt wurden. Aus dem Vergleich mit Nichtrauchern geht dabei eindeutig hervor, daß derartig schwere Raucher sehr häufig schwere allgemeine Arteriosklerose zeigen. Besonders an den Coronar- und Femoralarterien ist der Unterschied ein sehr augenfälliger und beträgt fast 100%.

M. H.! Ich glaube Ihnen gezeigt zu haben, daß beim Zustandekommen der Arteriosklerose eine ganze Reihe von Momenten zusammenwirken. Einmal sind es Altersveränderungen, die durch Schaffung eines „bradytrophen" Gewebes — wie ich eingangs betonte — gewissermaßen als Schrittmacher für die Arteriosklerose fungieren. Ausmaß und Zeitpunkt der Ausbildung dieser Veränderungen ist verschieden und in erster Linie von endogenen Faktoren bestimmt. Sie erweisen als konstitutionelle Momente auch heute noch die Berechtigung des Satzes „on a la vie de ses artères" und entziehen sich unserer therapeutischen Beeinflussung. Nicht minder bedeutsam aber sind exogene Faktoren verschiedenster Art. Bei diesen dürfen wir hoffen, vor allem durch v o r b e u g e n d e Maßnahmen ärztlicher Betreuung noch vieles zu erreichen.

Das alternde Herz*

Von

Dr. **K. Polzer,** Wien

und

Professor Dr. **E. Risak,** Wien

Mit 3 Abbildungen

Der von der Wiener Akademie für ärztliche Fortbildung für den Fortbildungskurs in Badgastein gegebene Titel „Das Altern und seine Beschwerden" machte es zwangsläufig notwendig, auch einen Vortrag über das alternde Herz und Kreislaufsystem im Rahmen der Themen einzubauen. Beim Aufbau dieser Fragestellung war es nun zunächst einmal unbedingt notwendig, sich über den Begriff des alternden Herzens klar zu werden. Die Frage, ob es ein Altern überhaupt und im besonderen ein alterndes Herz gibt, muß wohl unbedingt bejahend beantwortet werden, da schließlich und endlich vom Zeitpunkt ihres Eigenlebens jede Zelle des menschlichen Körpers und daher auch jeder Zellstaat dem Vorgang des Alterns unterliegen muß. Der Begriff des Alterns deckt sich oft mit dem Begriff der Entwicklung, das Wachstum muß manchmal nur als eine Teilerscheinung dieser Entwicklung angesehen werden (R ö s s l e). Das Wesen des Alterns findet im Schrifttum keine einheitliche Auffassung.

Wir sollen im Altern einen physiologischen und nicht einen pathologischen Vorgang erblicken, wie dies in klarer

------

* Vortrag, gehalten von E. R i s a k.

Weise ein Satz W o l f f s aus dem Jahre 1748 zeigt: „Sanissimus homo senescit". Nach dieser Auffassung wäre also unsere Fragestellung eine sehr umfassende, weil sie die ganzen, während des menschlichen Lebens auftretenden Veränderungen im Herzen erfaßt. Da wir noch überdies nach der modernen klinischen Auffassung nicht berechtigt sind, das Herz allein zu betrachten, so müßten eigentlich zur Beantwortung dieser Fragestellung die Veränderungen des Herz- und Gefäßsystems im Hinblick auf den Gesamtorganismus von der Wiege bis zum Grabe miteingeschlossen werden.

Die Vitalität des kindlichen Organismus, auf die ja immer wieder Autoren hinweisen und die vor allem den Unterschied zwischen den Gebieten des Kinderarztes und Internisten ausmachen, läßt in der Kindheit und in den ersten Dezennien, im ärztlichen Sinne, das Altern des Herzens klinisch nicht in Erscheinung treten. Erst wenn das Leben mit seinen verschiedensten Einflüssen einen gewissen Grad der Vitalität des Organismus und damit des Herz- und Kreislaufsystems aufzehrt, können Zeichen sich bemerkbar machen, die wir hier unter dem Begriff des „alternden Herzens" einer näheren Besprechung unterziehen wollen.

Um diesen Zeitabschnitt deutlich herauszustellen, haben wir uns bemüht, rein schematisch den Lebenslauf im Herz- und Kreislaufsystem in bestimmten Etappen zu erfassen, ein Versuch, der im Schrifttum wiederholt gemacht wurde (siehe Einteilungsschema). Als Cor infantile möchten wir dabei das Herz des Kleinkindes bezeichnen. Das Kleinkinder-

E i n t e i l u n g s s c h e m a

1. Cor infantile	Geburt bis 6. Lebensjahr.
2. Cor puerile	6. bis 16. Lebensjahr.
3. Cor adulescens	17. bis 25. Lebensjahr.
4. Cor juvenile	26. bis 40. Lebensjahr.
5. Cor senescens	41. bis 60. Lebensjahr.
6. Cor senile	61. Lebensjahr bis zum Tode.

herz erscheint verhältnismäßig groß, ist meist von kugeliger Gestalt. Es wird diese Form auf den Zwerchfellhochstand des kindlichen Organismus zurückgeführt. Die Gliederung ist noch undeutlich, der Aortenknopf springt kaum vor. Beim Cor puerile, unter dem wir das Herz des Kindes bis zu 16 Jahren, also ungefähr bis zum Eintritt der Pubertät und zum Teil während dieser, verstehen möchten, unterliegt das Herz- und Kreislaufsystem einem starken Wechsel im hormonalen Geschehen. Schilddrüse und Hirnanhang werden in ihren Einflüssen von den heranreifenden Geschlechtsdrüsen etwas zurückgedrängt. Der Körper macht unter dem starken Wachstum weitgehende Veränderungen durch, dementsprechend zeigt auch das Herz ein verstärktes Wachstum, die Muskulatur wird kräftiger. Nur im klinischen Sinne davon zu trennen ist das Cor adulescens, das Herz des heranwachsenden, etwa 17- bis 25jährigen Menschen. Hier kommt es zum völligen Abschluß der Herzentwicklung, die nervös hormonalen Störungen des Cor puerile sind abgeklungen. Ein eigenes Symptomenbild stellt das Cor juvenum dar, unter dem wir das Tropfenherz asthenischer heranwachsender Menschen verstehen. Klinisch besteht, bei Neigung zu Tachykardien bei kleinen Anstrengungen, meist eine besonders ausgeprägte respiratorische Sinusarrhythmie, über der Herzspitze ist oft ein lautes systolisches Geräusch hörbar. Verwechslungen mit Mitralvitien kommen immer wieder vor. Das Cor juvenile ist das voll leistungsfähige, auch gegen Belastungen gewappnete Herz des jungen Menschen, der seine Entwicklung abgeschlossen hat. Es reicht etwa bis zum 40. Lebensjahr. Mit dem Cor senescens, dem Herz des Menschen zwischen 40 und 60 Jahren, werden wir uns im folgenden ausführlicher zu beschäftigen haben. Das Cor senile ist das Herz des alten Menschen, auf das wir ebenfalls in der Differentialdiagnose gegenüber dem alternden Herzen eingehen werden.

Zur Beantwortung unserer Fragen standen uns zwei Wege zur Verfügung, erstens das große Krankengut unserer Herzstation durchzuarbeiten und zweitens im Schrifttum nach ähnlichen Feststellungen zu suchen. Wenn wir das Ergebnis des Schrifttums überblicken, so ergibt sich die uns eigentlich überraschende Tatsache, daß zwar in vielen Arbeiten über das alte Herz, das Cor senile, berichtet wird, daß aber das alternde Herz fast keine Beachtung findet. Zunächst war daher das alternde Herz für uns eine Arbeitshypothese. Wir mußten an Hand unserer eigenen Erfahrungen nachprüfen, ob man tatsächlich berechtigt ist, diesen in Rede stehenden Zeitabschnitt einer eigenen Untersuchung zu unterwerfen und für ihn eigene Gesetze der Klinik und Pathologie herauszustellen. Es war notwendig, vom Bekannten auszugehen. Dieses stand uns im Schrifttum über das alte Herz und auch in unseren Erfahrungen über diesen Zeitabschnitt zur Verfügung.

In zahlreichen Arbeiten versucht die pathologische Anatomie und Klinik das Greisenherz, das Cor senile, zu definieren. In vielen Fällen erscheint uns dieser Versuch mißlungen. Er war deshalb zum Scheitern verurteilt, weil man bei Greisen sehr schwer das wirklich und nur alte Herz von einem kranken Herz zu trennen imstande ist. Wenn z. B. angenommen wird, daß das alte Herz dadurch charakterisiert ist, daß die Blutdruckwerte absinken, so sind wir nach unseren Erfahrungen (R i s a k) viel mehr geneigt, in diesen Tatsachen eine sich zeigende Schwäche des linken Ventrikels zu sehen, der eben nicht mehr imstande ist, die entsprechenden Blutdruckwerte aufrechtzuerhalten. Wenn einzelne Autoren die Verlängerung der PQ- und QT-Distanz als besonderes Charakteristikum des Altersherzens bezeichnen, so möchten wir dem entgegenhalten, daß auch Krankheiten dasselbe Symptom hervorrufen können. Wir werden im übrigen auf die Bedeutung des Elektrokardiogramms und seine Bewertung bei der Besprechung des alternden Herzens näher einzugehen haben. Es ist ohne Zweifel, daß im alten Organismus die Arterien eine Reihe von Veränderungen erfahren, wie dies insbesondere H o c h r e i n gekennzeichnet hat. Es ist richtig, wenn B r u g s c h die Arteriosklerose getrennt wissen will vom alten Herzen, und es ist von besonderer Wichtigkeit, wenn W e z l e r und B ö g e r auf das Nachlassen der Elastizität und die damit verbundene Störung der Windkesselfunktion der Aorta hinweisen.

Pathologisch-anatomisch zeigt das alte Herz Atrophie, Ueberdehnung der Herzhöhlen, zunehmende Mengen lipoiden Pigments, Verfettung des Hisschen Bündels und Fettentartung des Myokards. Das alte Gefäß ist durch lipoide Degeneration charakterisiert. Auch hier läßt sich Krankes vom Gesunden fast nicht mehr trennen.

Die Klinik des Cor senile ist ausgezeichnet durch ein allmählich schwächer Fühlbarwerden des Spitzenstoßes. Die systolische Kraft des Herzens sinkt, dementsprechend kommt es zu einer Abschwächung der ersten Töne, wobei nicht selten der erste Ton an der Spitze von einem rauhen systolischen Geräusch völlig gedeckt wird. Häufiger noch findet sich ein rauhes systolisches Geräusch über der Auskultationsstelle der Aorta, was wohl auf die Intimasklerose der Klappen und der Aorta selbst zurückgeführt werden muß. Das Sinken der systolischen Kraft des Herzens führt, wie wir schon weiter oben ausführten, zwangsläufig zu einer Erniedrigung der Blutdruckwerte. Die Arteria radialis verläuft meistens geschlängelt. Es kommt zu deutlichen Veränderungen am Aortenbogen infolge Verlängerung und Sklerosierung der Aorta.

Wir haben eingangs versucht, eine Einteilung des Herzens nach den verschiedenen Lebensaltern zu treffen und möchten, im Gegensatz zum C o r s e n i l e, das Herz zwischen 40 und 60 Jahren als C o r s e n e s c e n s bezeichnen. Wir haben uns zu diesem Zweck an einen Fachmann des klassischen Lateins, Herrn Ministerialdirigent Dr. Robert M ö c k e l, gewendet, der uns bestätigte, daß in dem Wort „senescere" nicht ein Werturteil, sondern nur die Tatsache einer Lebensetappe gegeben ist, die vom Mann zum Greis führt. Wir wollen daher, wenn wir auf unsere eigenen Untersuchungen näher eingehen, diese philologische Begriffsbestimmung zunächst annehmen und ihre Berechtigung überprüfen. Da nun im Schrifttum eine eigene Klinik und Symptomatologie dieses Lebensabschnittes fehlt, also sozusagen Neuland vorliegt, wollen wir im folgenden über eigene Untersuchungen berichten, mit der Fragestellung, ob man überhaupt berechtigt ist, das Herz dieser Dezennien in seiner Klinik und Pathologie eigens herauszustellen.

Das alternde Herz und mit ihm das alternde Kreislaufsystem ist, wie wir noch später zu beweisen haben, ein Herz mit einer geringeren Leistungsbreite. Es schlägt in einem Menschen, der, und darauf möchten wir ganz besonderen Wert legen, bei normaler Belastung keinerlei klinisch-pathologische Symptome aufweist, und der nur Krankheitszeichen fühlt oder zeigt, wenn er über sein Alter hinaus sein Herz belastet oder schädigt. Nach unserer vorläufigen Begriffsbestimmung wird also das alternde Herz keinerlei Beschwerden verursachen, wenn der Träger die Belastung seines Herz- und Kreislaufsystems seinem Alter anpaßt, wenn also nicht in der Brust eines Greises das Herz eines Jünglings schlägt.

Nach unserer Begriffsbestimmung fällt das alternde Herz in die Zeit hinein, in der der Mann auf der Höhe seines Lebens steht, in dem er die Früchte seiner Ausbildung und seiner Erfahrung benutzend, ohne Steigerung seiner körperlichen Leistungsfähigkeit seine Arbeit vollbringen kann. Schon der biologische, also normale Aufbau des Werdegangs jedes einzelnen Menschen, wird diesem normalen Vorgang gerecht, wenn wir das Altern als einen normalen Ablauf des menschlichen Organismus auffassen. Der Meister wird seinem an Jahren jüngeren Gesellen durch Erfahrung, Geschicklichkeit und Training überlegen sein. Der Altersunterschied macht sich nur dann bemerkbar, wenn er diese durch das Leben erworbenen Eigenschaften nicht in die Waagschale werfen kann. Sie werden ihn nur in seinem Beruf überlegen machen. Seine verminderte Leistungsfähigkeit wird aber dann in Erscheinung treten, wenn Geselle und Meister z. B. dieselbe militärische Ausbildung durchmachen müssen. Rein instinktgemäß haben dies ja auch unsere Soldaten erkannt, wenn in unseren sieggewohnten Armeen Weltkriegsteilnehmer und Jugend Schulter an Schulter kämpften. Auch hier bedient sich die Jugend der Kampferfahrung der Alten und nimmt ihnen dafür allzu schwere körperliche Anstrengungen ab. Dies gilt nicht allein von den derzeit herrschenden kriegerischen Verhältnissen, sondern auch von dem militärischen Aufbau der Wehrmacht im allgemeinen. Auf diese Verhältnisse nimmt die

Zuteilung eines Reitpferdes, eines Motorrades, eines Kraftwagens Rücksicht. Für kurze Zeit kann und wird sich auch der General an die Spitze seiner kämpfenden Truppe stellen. Es wird aber weder von der Truppe noch von der Führung verlangt, daß er die ganzen Marschleistungen mitmacht. Unter diesen biologischen Bedingungen wird das alternde Herz seinem Träger nie zum Bewußtsein kommen.

Wir wollen uns daher in den folgenden Ausführungen mit der Klinik und Pathologie des Herz- und Kreislaufsystems in den Dezennien zwischen 40 und 60 Jahren beschäftigen. Wir sind uns einer gewissen Willkür in der Abgrenzung voll und ganz bewußt, da ja gerade diese die sicher wechselvollen Konstitutions- und Lebensaussichten des einzelnen eigentlich nicht berücksichtigt. Ohne Zweifel werden auch äußere Umstände, wie ständige körperliche oder anderweitige Belastung zu einem rascheren Altern führen. Schwierigkeit bereitet die Herausstellung des alternden Herzens auch bei Frauen. Gerade in der von uns angegebenen Zeitspanne spielen sich im Körper der Frau, in den Wechseljahren, Vorgänge ab, die eine wesentliche Belastung des Herz- und Kreislaufsystems darstellen. Aber auch hier wollen wir uns auf den Standpunkt stellen, daß ähnlich wie die Schwangerschaft, auch die Wechseljahre, die sich ja in jedem Frauenleben seit undenklichen Zeiten wiederholen, als eine physiologische und daher von der Natur aus schon vorausgesehene Belastung anzusehen sind. Beschwerden von seiten des Herz- und Kreislaufsystems dieser Art gehören daher nicht zu unserer Fragestellung und bedürfen einer getrennten Besprechung.

Eigene Untersuchungen:

Klinik des Cor senescens

Die im folgenden zu besprechenden Ergebnisse (K. Polzer) stützen sich auf exakte anamnestische Befragung, klinische, röntgenologische und elektrokardiographische Untersuchungen von 350 herzgesunden Menschen (200 Männer und 150 Frauen). Die Patienten entstammen den Untersuchungen der Herzstation aus den Jahren 1936 bis Anfang 1940. Diese Jahreszahlen geben uns die Sicherheit, daß wir es bei unseren Untersuchungen nicht mit den später zu besprechenden Erscheinungsbildern des überanstrengten alternden Herzens zu tun haben, da die Leute noch nicht im verstärkten Arbeitseinsatz des Krieges gestanden haben. Bereits mit der persönlichen Anamnese können und müssen wir auch die Differentialdiagnose zum kranken Herzen stellen. Das 4. bis 6. Lebensjahrzehnt, das uns bei unseren Fragestellungen besonders interessiert, zeigt ja eine Häufung der coronaren Erkrankungen, die wir bei exakter Befragung vom Cor senescens leicht abtrennen können. Die Vorgeschichte des Cor senescens zeigt immer wieder, und das möchten wir besonders betonen, daß bei der gewohnten Tätigkeit keinerlei Beschwerden von seiten des Herzens auftreten. Erst über dieses Maß hinausgehende Betätigung läßt die verminderte Leistungsbreite in Erscheinung treten und führt den Menschen eventuell zum Arzt. Die Anamnese kann uns aber bereits Hinweise auf das später noch genau zu besprechende überanstrengte alternde Herz, das Cor senescens defatigatum, und das kranke alternde Herz, das Cor senescens aegrotans, geben.

Die Untersuchung eines Patienten im 4. bis 6. Lebensjahrzehnt muß zunächst nach konstitutionellen Gesichtspunkten durchgeführt werden. Ein Blick auf das Aussehen, die Haltung, den Gang des Patienten muß uns darüber belehren, ob sein Aeußeres auch dem Lebensalter entspricht. Es können sich bereits hier wichtige Rückschlüsse auf das Altern seines Herzens ergeben, unter der Voraussetzung, daß Herz und Körper gleichsinnig ihrem endgültigen Schicksal entgegengehen.

Der Puls zeigt in seiner Frequenz ein völlig uncharakteristisches Verhalten. Die Pulszahl ist von so vielen äußeren und inneren Faktoren abhängig, daß wir nicht berechtigt sind, aus kleineren Schwankungen irgend welche Rückschlüsse zu ziehen. Wesentlich wichtiger erscheint uns die Tatsache, daß das Cor senescens, d. h. dieser Zeitabschnitt, durch eine angedeutete Celerität des Pulses ausgezeichnet ist. Den Entstehungsmechanismus dieser Besonderheit werden wir noch später zu erörtern haben. Bei den Funktionsprüfungen, in Form von 10 Kniebeugen, konnten wir zu keinen eindeutigen Resultaten gelangen. Uns scheint aber, daß diese Funktionsprüfung des Herzens nicht als ein Ueberschreiten gewohnter Belastungen angesehen werden kann und daher auch zu keiner Steigerung der Herzfrequenz führt. Das ergibt sich auch aus der Anamnese der 350 Leute, da von ihnen keiner bei normaler Belastung Beschwerden empfand. In der überwiegenden Mehrzahl der Fälle verläuft die Arteria radialis gerade. Das Verhalten des Blutdruckes geht aus der Tabelle eindeutig hervor. Man sieht daraus, daß es in den Lebensabschnitten des Cor senescens zu einer deutlichen Erhöhung des systolischen Druckes bei Unverändertbleiben oder nur leichtem Ansteigen des diastolischen Druckes kommt. Allerdings decken sich, wie aus der Tabelle hervorgeht, unsere Untersuchungen nicht ganz mit denen anderer Autoren. Unsere Durchschnittswerte liegen zum Teil wesentlich höher als die anderer Untersucher, von denen ebenfalls fast einheitlich ein Steigen des Blutdruckes mit dem Alter beobachtet wird.

Blutdruckwerte des Cor senescens

Autoren	Männer	Frauen
Brugsch	120 bis 130 mm Hg	—
Wilkner, zitiert bei Kylin	141 mm Hg	142 mm Hg
Amerikanische Versicherungsgesellschaft, zitiert bei Kylin	128 bis 134 mm Hg	—
Hochrein	125 bis 150 mm Hg	Etwas niedriger
Cor senescens	152/80 mm Hg	145/80 mm Hg

Diese allgemein angenommene Druckzunahme und, was uns vor allem wesentlich erscheint, die Erhöhung der Blutdruckamplitude und die damit verbundene Celerität des Pulses müssen wir auf ein Nachlassen der Aortendehnbarkeit und auf eine leichte Erhöhung des peripheren Widerstandes zurückführen. Es waren insbesondere die Untersuchungen von Hochrein, Wezler und Böger, die das Nachlassen der Windkesselfunktion der Aorta bewiesen. Das Nachlassen der Aortenelastizität vermindert aber das Blutangebot an die Coronararterien. Wir sind wohl berechtigt, in dieser Tatsache einen Grund für die verminderte Leistungsbreite des alternden Herzens erblicken zu können. Wird nämlich ein Cor senescens über das gewohnte Maß hinaus belastet, muß es eine Arbeit leisten, die einem Cor juvenile noch keine Anstrengung bedeutet, so zeigt sich seine verminderte Leistungsbreite. Es kommt zu einem beträchtlicheren Ansteigen der Pulsfrequenz, zum Fühlbarwerden dieser in Form von Herzklopfen, zu Beklemmungsgefühl usw., bis es zum Bild des später noch genauer zu besprechenden überanstrengten alternden Herzens, des Cor senescens defatigatum, kommt. Was die klinische Untersuchung des Herzens anbelangt, so finden wir in weit mehr als der Hälfte der Fälle eine angedeutete bis leichte Verbreiterung des Herzens nach links. Im Einklang damit stehen die Untersuchungen Rössles, der fand, daß das Herz an der Wende vom 4. bis 5. Jahrzehnt an Gewicht zunimmt. Dabei müssen wir einen Teil dieser Linksverbreiterung vielleicht auf die Querlagerung des Herzens zurückführen, da bei diesen Fällen ein Zwerchfellhochstand bei Adipositas bestand, der das Herz querlagerte. Der Spitzenstoß erscheint kräftig, zum Teil hebend. Die Auskultation ergibt, bei sonst normalem Befund, fast regelmäßig eine leichte Betonung des zweiten Aortentones.

Alle diese Phänomene müssen wir auf das Nachlassen der Windkesselwirkung der Aorta und auf die leichte periphere Widerstandserhöhung zurückführen.

Der Röntgenbefund bei unseren Patienten zeigt, den klinischen Befunden entsprechend, eine mäßige Linksverbreiterung des Herzens. Z d a n s k y, der ähnliche Beobachtungen erheben konnte, legt ein besonderes Gewicht auf die Zunahme der Herzlänge und glaubt, daß es sich dabei vor allem um eine Längsausdehnung der Kammern handelt.

Das Elektrokardiogramm des alternden Herzens

Im Verlaufe unserer Untersuchungen hatten wir uns auch die Frage vorzulegen, ob das alternde Herz sich nicht in bestimmten elektrokardiographischen Veränderungen zeige. Wir möchten gleich hier den unbedingt gültigen, aber leider nicht immer restlos befolgten Satz voranstellen, daß das Elektrokardiogramm, nach den Feststellungen von K r a y e r und S c h ü t z, nichts über die mechanische Leistung des Herzens aussagt. Es wären demnach, nach unserer eingangs hypothetisch gemachten Definierung des alternden Herzens, als ein Organ mit verminderter Leistungsbreite, keine gröberen elektrokardiographischen Aenderungen zu erwarten. Sollten solche, bei einem auch sonst klinisch und röntgenologisch normalem Herzbefund zu erheben sein, so müssen sie wohl auf coronare oder in geringerem Maße auch auf andere Erkrankungen zurückzuführen sein.

Das Schrifttum über das Elektrokardiogramm des alten, sonst gesunden Herzens erwähnt bei den meisten Autoren ein Verschwinden der in der Jugend gewöhnlich gut ausgeprägten respiratorischen Sinusarrhythmie. Der Sinusknoten scheint den extrakardialen Einflüssen fast vollständig entzogen zu sein (Altersisorhythmie nach G e l m a n n).

Die P-Q-Distanz zeigt beim alten Herzen nicht selten eine leichte Verlängerung über 0·20 Sekunden hinaus, worüber von den verschiedensten Autoren (H o c h r e i n, W a r n e c k e, U h l e n b r u c k, R a n d o n e und S c i a v i n a) immer wieder berichtet wird. Gleichzeitig damit finden sich Verbreiterungen der QRS-Gruppe über 0·10 Sekunden hinausgehend, neben leichten Aufsplitterungen der R-Zacke. Von besonderer Wichtigkeit scheint uns aber die Tatsache, daß aus dem rechtstypischen Elektrokardiogramm des Kleinkindes, mit zunehmendem Alter ein linkstypisches wird, was insbesondere S c h l o m k a durch Anwendung des von ihm entwickelten Typenindex nachweisen konnte (Abb. 1). Man muß wohl annehmen, daß diese Altersveränderungen des Elektrokardiogramms als Ausdruck einer funktionellen Umstellung des Herz- und Kreislaufsystems mit zunehmendem Alter zu werten sind. Von einer ganzen Reihe von Autoren wird im hohen Alter eine zunehmende Verkleinerung der

Ausschlagshöhe der R- und S-Zacke beschrieben, ebenso sollen die T-Zacken flacher und träger verlaufen. Die relative Q-T-Dauer wird einheitlich als verlängert angegeben. Alle diese beschriebenen Untersuchungen und Beobachtungen beziehen sich aber nur auf das alte Herz, und so gingen wir daran, die Elektrokardiogramme klinisch gesunder Menschen in den oben geschilderten Dezennien auszuwerten.

Unsere Befunde stützen sich auf die Elektrokardiogramme der oben erwähnten 350 Menschen, bei denen

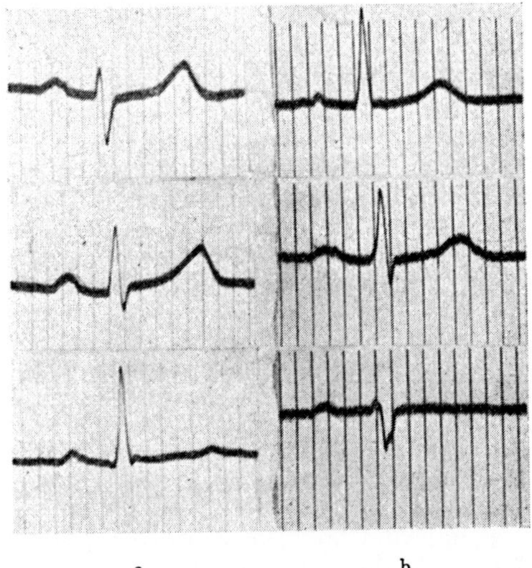

a   b

Abb. 1. Rechts- und Linkstyp des Elektrokardiogramms

die klinische und röntgenologische Untersuchung einen vollkommen normalen Herzbefund ergeben hatte.

Alle Untersuchten zeigten Sinusrhythmus, die respiratorische Arrhythmie läßt sich bei den meisten Fällen nachweisen. In 3% der Fälle konnten wir eine Verlängerung der P-Q-Distanz zwischen 0·21 und 0·24 Sekunden feststellen. Wir möchten dieses elektrokardiographische Zeichen nicht ohneweiters hinnehmen, sondern doch eher als Ausdruck einer coronaren, vielleicht nur funktionellen Durchblutungsstörung ansehen. Einer der Fälle zeigte auch bei mehreren Kontrolluntersuchungen im Verlauf von 3 Jahren bei einer früher negativen Anamnese, das Auftreten von stenokardischen Beschwerden.

Die P-Zacke sehen wir in keinem unserer Fälle, weder in ihrer Größe, noch in ihrer Breite, noch in ihrer Ausschlagsrichtung verändert. Die QRS-Gruppe finden wir in nicht ganz 20% der Fälle zwischen 0·08 und 0·09 Sekunden breit, in 2% der Fälle erreicht die QRS-Breite nicht ganz 0·10 Sekunden. Dieses Verhalten scheint uns deswegen von Wichtigkeit, da im Kindesalter eine QRS-Breite über 0·08 Sekunden als pathologisch bewertet werden muß. Leicht basisnahe Aufsplitterungen im aufsteigenden Schenkel von R 1 und R 2 fanden sich in 12% der Fälle. Gröbere Aufsplitterungen und Verknotungen der QRS-Gruppe konnten wir nur bei einem Falle feststellen, den wir wohl mit Sicherheit auf Grund dieses elektrokardiographischen Befundes als nicht herzgesund bezeichnen mußten. 70% der Fälle zeigten einen Linkstyp, 25% einen Normaltyp und die restlichen 5% eine Steilstellung der elektrischen Herzachse. Es bestätigte sich auch hier die S c h l o m k a sche Auffassung, daß sich das Elektrokardiogramm von schwach rechtstypischen Werten im jugendlichen Alter zu linkstypischen Werten im Alter verschiebt. Rechtstypus konnten wir in keinem unserer Fälle mehr feststellen. Er müßte ja auch bei einem Erwachsenen wohl als abnormer Befund angesehen werden. Veränderungen von S-T im Sinne einer Senkung in Ableitung 1 und 2 fanden sich in etwas mehr als 1% der Fälle. Dabei betrug die Senkung von S-T allerdings in keinem Fall mehr als $\frac{1}{2}$ mm. Senkung von $S\text{-}T_2$ und $S\text{-}T_3$ fand sich in nicht ganz 2% der Fälle. Auch hier überstieg die Senkung nicht das oben gezeigte Maß. Von den Elektrokardiogrammen mit Linkstypus zeigte zirka die Hälfte der Fälle ein positives T_3, die andere Hälfte ein negatives T_3 (Abb. 2a u. b). Die Auswertung der relativen Q-T-Dauer nach der Formel von H e g g l i n und H o l z - m a n n (Modifizierung der Fredericia-Formel) ergab in über 85% einen Wert, der sich innerhalb der normalen Streubreite verhält. 10% zeigten einen leicht, bis zu 3% über den äußersten Streuungsbereich hinausgehenden Wert, 1 Fall zeigte eine beträchtliche Verlängerung der Q-T-Dauer, ohne daß dafür ein Grund gefunden werden konnte. Die restlichen 5% der Fälle zeigten spurweise Verkürzungen der relativen Q-T-Dauer über die Streuungsbreite hinaus.

Das Elektrokardiogramm des alternden Herzens ist mithin durch den Linkstypus bei sonst unverändertem Ablauf der Kurve charakterisiert.

Wir glauben uns nach der Schilderung unserer Untersuchungsergebnisse berechtigt, für praktisch-klinische Zwecke das Cor senescens als einen wohlcharakterisierten Zeitabschnitt herauszustellen.

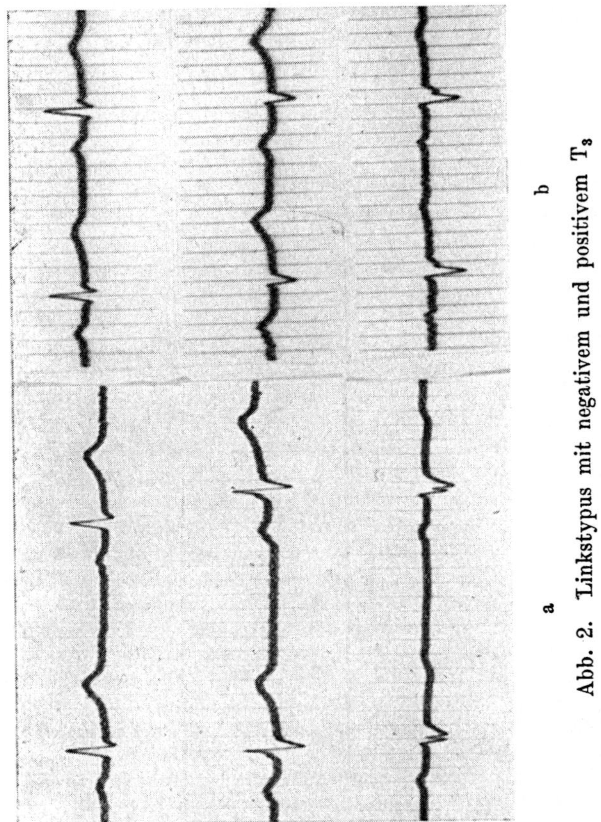

Abb. 2. Linkstypus mit negativem und positivem T_3

a   b

Zusammenfassung .

Das Cor senescens schlägt in einem normal alternden Körper, d. h. die Wechselbeziehung zwischen Corpus und Cor, ist normal. Es zeigt neben dem Ansteigen der Blutdruckwerte eine angedeutete Celerität des Pulses, Linksverbreiterung des Herzens, die sich klinisch und röntgenologisch erfassen läßt. Der zweite Aortenton wird lauter, das Elektrokardiogramm zeigt meist Linkstypus.

Damit ist das alternde Herz zwar klinisch umreißbar, stellt aber nach unseren Ausführungen keine Krankheit dar. Es benötigt daher auch keine Behandlung. Der Arzt soll in dem Träger eines Cor senescens nicht die Furcht vor dem Alter nähren, sondern dem bei ihm Rat suchenden Menschen als Berater Lebensregeln mit auf den Weg geben.

Auch diese sollen nicht zu straff angespannt werden, um in dem Ratsuchenden nicht das Gefühl einer Krankheit zu erwecken. Wir raten, etwas mit dem Kochsalzgehalt der Speisen und der Flüssigkeitsmenge herunterzugehen, um eine Wasserretention in dem im Alter leicht auftretenden Fettansatz zu verhindern. Nikotin ist in mäßigen Mengen erlaubt. Vielleicht ist auch darin ein gewisser empirisch gefundener biologischer Ausgleich zu erblicken, daß der Mann vom Zigarettenraucher im jugendlichen Alter über den Zigarrenraucher zum Pfeifenraucher im höheren Alter wird. Auch die Frage nach dem Geschlechtsleben beantwortet sich eigentlich von selbst. In der Anwendung der heute so häufig gebrauchten Testeshormone jedoch möchten wir etwas mehr zurückhaltend sein. Es gehört eben ein gewisser Verzicht zum biologischen Ablauf des Lebens. Entschieden betonen möchten wir aber, daß der Träger eines Cor senescens einen jährlichen Urlaub braucht, der tatsächlich der Erholung dienen soll. Wir sollen daher solche Menschen nicht in Bäder schicken, die ja mit ihren Kuren stets eine gewisse Ueberanstrengung mit sich bringen. Sie sollen in einem ihnen zusagenden Orte Ferien vom Ich suchen und finden. Vor allem soll der Arzt immer wieder dahin aufklärend wirken, daß es keinen Schutz gegen das Altern gibt und auch nicht geben darf.

Nach der Begriffsbestimmung des Cor senescens wollen wir nun darangehen, dieses umrissene klinische Normalbild gegenüber anderen Zustandsbildern abzugrenzen, die, und deshalb erscheint uns diese Abgrenzung besonders wichtig, einer Behandlung bedürfen oder bei denen fälschlich das Altern für das Versagen des Herz- und Kreislaufsystems angeschuldigt wird, wobei die auslösenden Ursachen an ganz anderer Stelle zu suchen sind.

Muß der Träger eines Cor senescens, also eines normal alternden Herzens, unter schwierigen äußeren oder inneren Verhältnissen arbeiten, so wird zwangsläufig sein Herz über das Maß seiner verminderten Leistungsbreite hinaus belastet, es wird zum Cor senescens defatigatum. Erleidet der Träger eines Cor senescens eine Krankheit, so wird sein Herz zum Cor senescens aegrotans. Schließlich und endlich müssen wir uns mit Krankheitsbildern auseinandersetzen, bei denen die Leistungsverminderung fälschlich auf das Altern allein zurückgeführt wird. Wir sprechen bei diesen Zustandsbildern, die ihre letzte Ursache in kardialen oder extrakardialen Störungen haben, vom Cor pseudosenescens.

Auch für das überanstrengte alternde Herz, das Cor senescens defatigatum, hat uns das Material der Herzstation eine Reihe von Fällen gegeben, deren

Differentialdiagnose des alternden Herzens

1. Das alternde Herz.
   Cor senescens.
2. Das überanstrengte alternde Herz.
   Cor senescens defatigatum.
3. Das kranke alternde Herz.
   Cor senescens aegrotans.
4. Das pseudoalternde Herz.
   Cor pseudosenescens.

Definition schon jetzt vorweggenommen werden kann. Das sind, wie oben gesagt, normal alternde Herzen, die unter schwierigen Verhältnissen zu arbeiten haben. Unter unseren Fällen haben wir auch Beobachtungen des Krankengutes des Reservelazaretts I A Wien, Soldaten, von denen unter den Eigenheiten des militärischen Dienstes Leistungen im Einsatz für das Vaterland verlangt werden müssen, die nicht ganz ihrer physiologischen Leistungsbreite entsprechen. Auch im Krankengut der Herzstation waren wir bestrebt, bei solchen wirklich Kranken stets die auslösende Ursache nachzuweisen, die hier in vielerlei Dingen bestehen kann. Vor allem aber sind es drei Ursachen, die zum überanstrengten alternden Herzen führen. Das ist zuerst die kurz dauernde körperliche Ueberanstrengung, dann die chronische körperliche Ueberanstrengung und die geistige Ueberarbeitung. Wir sehen dies insbesondere häufig bei Menschen, die nach jahre- bis jahrzehntelangem Aussetzen jeder sportlichen Betätigung wieder aktiv am Betriebssport teilnehmen. Anfänglich konnten sie die von ihnen verlangten Leistungen gut mitmachen, mußten dann aber rasch ein Erlahmen ihrer körperlichen Leistungsfähigkeit bemerken. Die äußere Untersuchung ergibt nichts Wesentliches, vor allem besteht keine Zyanose und Dyspnoe. Schon der Ruhepuls ist jedoch in den meisten Fällen beschleunigt und zeigt nach den üblichen Belastungsprüfungen ein rascheres Ansteigen. Die Blutdruckwerte sind nicht einheitlich, meist systolisch leicht erhöht. Im Elektrokardiogramm finden wir immer wieder neben leichten Veränderungen von S-T und T, vielleicht als Ausdruck der Ermüdung der Leistungsbahnen, Ueberleitungszeitverlängerungen.

B e i s p i e l: Der 48jährige K. M., der seit seiner Schulzeit keinen Sport mehr betrieben hat, nimmt nun am Betriebssport teil. An den ersten Uebungstagen kommt er bei den Turn- und Laufübungen gut mit, merkt aber dann ein langsames Nachlassen seiner Leistungsfähigkeit, Auftreten von Atemnot und Herzklopfen, so daß er, wie er sich ausdrückt, bei den einfachen Uebungen nicht mehr „mitkommt".

Bei der klinischen Untersuchung finden wir außer einer Ruhepulsfrequenz von 90 und einem Ansteigen des Pulses nach 10maligem Aufsetzen auf 110 Schläge in der Minute nichts Besonderes. Das Elektrokardiogramm (Abb. 3 a) zeigte eine Ueberleitungszeitverlängerung auf 0·27 Sekunden, ST ist in Ableitung 2 und 3 leicht gesenkt, die T-Zacke ist in Ableitung 2 abgeflacht, in 3 seicht negativ. Dem Patienten wurde Sportverbot aufgetragen und bei der Kontrolluntersuchung in 4 Wochen war das Elektrokardiogramm (Abb. 3 b) vollkommen normal geworden, der Ruhepuls beträgt nur mehr 75 Schläge und steigt nach 10maligem Aufsetzen nur mehr auf 85 Schläge in der Minute.

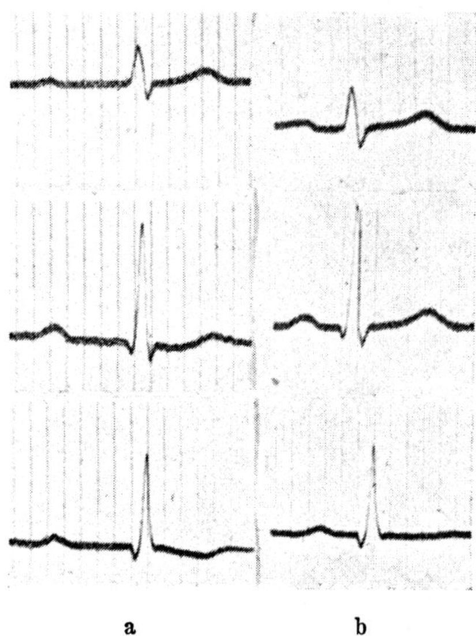

a   b

Abb. 3.   Cor senescens defatigatum

Die Anamnese und Untersuchung des Patienten muß zur Diagnosestellung die auslösende Ursache herausarbeiten. Die Prognose des Cor senescens defatigatum ist günstig zu stellen. Die Therapie besteht in dem Ausschalten der als schädlich erkannten Noxe und nicht in der Verabfolgung von Herz- und Kreislaufmitteln. Die vollständige Reparation braucht allerdings eine gewisse Zeit.

Befolgt der Träger eines Cor senescens defatigatum den ärztlichen Rat nicht, läßt er die schädliche Noxe weiter einwirken (übt er also z. B. den Sport weiter aus), dann resultiert meist eine bleibende Schädigung des Herzens, die eine dauernde Betreuung und Behandlung eines solchen Kranken erfordert. Wir möchten dieses Zustandsbild auch als Cor senescens obtritum bezeichnen. Von der eben beschriebenen Gruppe ist das kranke alternde Herz, das Cor senescens aegrotans, zu trennen. Unter diesem verstehen wir das Herz eines Menschen, der in dem von uns angegebenen Zeitraum eine allgemeine Erkrankung durchmacht. Die verschiedenen Infektionskrankheiten, aber auch vielleicht andere chronische Erkrankungen, werden sich mit ihren Belastungen für das Herz- und Kreislaufsystem an dem Cor senescens mit seiner verringerten Leistungsbreite stärker auswirken können. Neben der Myokarditis der verschiedenen Infektionskrankheiten ist hier vor allem auf das Problem der Coronarinsuffizienz hinzuweisen. Die Therapie des Grundleidens muß länger und intensiver betrieben werden, die Lebensregeln sind schärfer zu fassen. Führt das Grundleiden selbst zu einer Schädigung des Herzens, so wird aus dem Cor senescens aegrotans das Cor senescens aegrotum. Wir können uns bei diesem Kapitel kurz fassen, weil es in die bekannte Kardiologie übergeht.

Neben allen oben genannten Zuständen gibt es nun Erscheinungen am Herz- und Kreislaufsystem, die fälschlicherweise auf das Altern allein zurückgeführt werden. Wir sprechen bei diesen Zuständen von einem pseudoalternden Herz: Cor pseudosenescens.

Wir verstehen dabei unter Cor pseudosenescens ein Herz, dessen verminderte Leistungsbreite fälschlich auf das Alter geschoben wird, bei dem aber als Ursache dieser kardiale und extrakardiale Faktoren bei genauer Befragung und Untersuchung zu erkennen und damit zu behandeln sind. Diese Faktoren können unter Umständen schon im Cor juvenile ein Cor senescens vortäuschen. Von den extrakardialen Faktoren, die zu einer Verringerung der Leistungsbreite des Herzens führen können, ist zunächst einmal der Zwerchfellhochstand und damit der gastrokardiale Symptomenkomplex zu nennen. Das Emphysema pulmonum und die spastische Bronchitis können ebenfalls bei nicht genauer Befragung und Untersuchung ein alterndes Herz vortäuschen. Wichtig ist hier zu erwähnen, daß ein Rechtstypus im Elektrokardiogramm eines Menschen über 40 Jahre immer auf einen Prozeß hinweist, der das rechte Herz stärker belastet, mithin diagnostische Richtlinien geben kann. Das Zeitalter des Cor senescens ist auch das Alter der Coronarsklerose und der luischen Coronarstenose. Auch hier muß die genaue Untersuchung der Patienten die Differentialdiagnose stellen.

Die ärztliche Berechtigung zu unseren noch weiter zu betreibenden Untersuchungen gibt uns die Tatsache, daß es sich beim Cor senescens um die Herzen derjenigen

Männer handelt, die, auf der Höhe der Erfahrung stehend, für das Vaterland unersetzbar sind, und um die Herzen der Mütter, deren Kinder die sorgende Hand noch nicht entbehren können. Das Cor senescens stellt einen normalen Ablauf der Veränderungen am Herz- und Kreislaufsystem im Altern dar, der keineswegs berechtigt, die Angst vor dem Alter zu nähren. Die Kunst des Arztes besteht hier nicht im Behandeln, sondern in einer weisen Führung des bei ihm Ratsuchenden, die letzten Endes darin zu gipfeln hat, daß es eine der größten Künste jedes Menschen ist: mit Anstand alt zu werden.

Literatur: Aschoff: Pathologische Anatomie. Jena 1936. — Brugsch: Pathologie des Kreislaufes. Leipzig 1937. — Bürger: Z. Altersforsch., 1, 3, 1938. — Engel: Beitr. path. Anat., 48, 499, 1910. — Frey: Herz- und Gefäßkrankheiten. Berlin 1936. — Gelmann und Pusik: Z. Kreisl.forsch., 28, 570, 1936. — Hochrein: Herzkrankheiten. Dresden u. Leipzig 1940. — Derselbe: Z. Kreisl.forsch., 32, 836, 1940. — Kirch: Z. angew. Anat., 7, 234, 1920. — Krayer und Schütz: Z. Biol., 92, 453, 1932. — Kylin: Der Blutdruck des Menschen. Dresden und Leipzig 1937. — Randone und Sciavina: Arch. Sci. med., 68, 2, 1939. — Risak: Wien. klin. Wschr., 1941, 16, 355. — Rössle: Wachstum und Altern. München 1923. — Rössle und Roulet: Maß und Zahl in der Pathologie. Berlin 1932. — Schlomka: Z. Altersforsch., 1, 1939. — Schlomka und Kreutzmann: Z. Klin. Med., 129, 532, 1936. — Uhlenbruck: Die Herzkrankheiten. Leipzig 1939. — Warnecke: Z. Kreisl.forsch., 31, 391, 1939. — Wezler und Böger: Z. Kreisl.forsch., 28, 533, 1936. — Dieselben: Erg. Physiol. usw., 41, 293, 1938. — Wolff: De senectutis naturae, 1748. — Zdansky: Röntgendiagnostik des Herzens und der großen Gefäße. Wien 1939.

Gelenkerkrankungen
im vorgeschrittenen Alter

Von

Professor Dr. **G. Hohmann**

Frankfurt a. M.

Mit 7 Abbildungen

Die Orthopädie beschäftigt sich zwar vorwiegend und zunächst mit den Veränderungen des jugendlichen Alters, da sie in betonter Erfüllung der volksgesundheitlichen Forderungen des Staates im Sinne der vorbeugenden Krüppelfürsorge darauf zielt, die Anfänge und ersten Erscheinungen der sonst zum Krüppeltum führenden Krankheiten und Störungen am Haltungs- und Bewegungsapparat frühestens zu erkennen und zu beseitigen. Wenn das auch ihre Hauptaufgabe, und zwar die Tagesaufgabe ist, so kann sie natürlich auch nicht an den Erscheinungen des Alters vorübergehen, die sich am Haltungs- und Bewegungsapparat zeigen. Der kranke und körperbehinderte ältere und alte Mensch kommt eben zum Orthopäden und sucht die etwa noch mögliche Hilfe. Anderseits aber ist es für uns auch wichtig und bedeutet Vermehrung unserer Einsicht, wenn wir beim älteren, körperbehinderten Menschen erkennen, daß der vielleicht zu frühe Eintritt des Altersprozesses bedingt ist durch irgend einen Körperbaufehler, der, in der Jugend rechtzeitig erkannt, vielleicht hätte beseitigt werden können. So wäre dann möglicherweise der zu frühe Eintritt des Alters, die Abnutzung des Bewegungsapparates zu verhüten gewesen und dieser Termin hätte weiter hinausgeschoben werden können, was volkswirtschaftlich und staatsnotwendig ein Plus gewesen wäre. So schließt sich wieder der Kreis zwischen Jugend und Alter.

Theoretisch gibt es ein natürliches, physiologisches Altern, theoretisch gibt es auch einen physiologischen Tod, in der Praxis werden beide wohl nur selten festzustellen sein. Fast immer sind es Erkrankungen, die zu dem Altern und zu dem Absterben führen. Teils sind dieselben durch Anlage, Konstitution, Bildungs- und Entwicklungsfehler bedingt und haben sich auf dieser Grundlage im Laufe des Lebens eingestellt, begünstigt durch die Beanspruchung von Arbeit und sonstigen Störungen, welcher sie infolge ihrer Abweichung vom Normalen an sich nicht in genügendem Maße gewachsen waren. Teils sind sie erworben durch andere Krankheiten oder durch Verletzungen, welche sich nicht genügend ausgleichen ließen, sondern abnorme Formen, etwa der Gelenke, hinterließen. Eine Auswahl von Beispielen für diese verschiedenen zahlreichen Möglichkeiten werde ich im folgenden geben.

Für beide Gruppen von Ursachen der Altersstörungen der Gelenke gilt wohl das eine, daß immer eine erhöhte Abnutzung vorgelegen hat, ein vermehrter Verschleiß des lebendigen Baumaterials der Gelenke. Der gealterte Mensch bietet ja meist schon durch den äußeren Anblick die Zeichen des Verbrauches dar, den wir dann im einzelnen etwa an den Gelenken finden. Gang und Haltung sind verändert. Wie der Mensch den Kopf und die Schultern und den Rücken hält, d. h. nach vorn geneigt, wie sein vortretender oder vorhängender Bauch zeigt, daß er nicht mehr genügend von den Muskeln beherrscht wird, wie der Gang des muskelschwachen Menschen müde, langsam und schleppend mit leicht gebeugten Knien, schlürfend mit gesenkten Füßen ohne die elastische Abwicklung vor sich geht, oft unter Zuhilfenahme des Stockes, so denken wir an das delphische Rätsel der Sybille von dem Wesen, das am Morgen vier Beine, am Mittag deren zwei und am Abend drei benötigt, eben den Menschen.

Wir wollen die einzelnen Gelenke betrachten: Das Hüftgelenk als eines der wichtigsten, da auf ihm die Last des Körpers unter Uebertragung durch das Becken besonders ruht, für Stehen, Gehen, Sitzen in gleicher Weise notwendig, zeigt oft im Alter die Erscheinungen der chronisch deformierenden Arthrose. Meist beginnend jenseits des 50. Lebensjahres, oft auch schon früher, wobei der Betroffene sich erinnert, schon seit Jahren an „Rheumatismus" oder „Ischias" zu leiden. Oft ist er auf Grund dieser Diagnosen auch schon entsprechend, und zwar meist ohne Erfolg, behandelt worden. Der Mensch gibt mit dem kranken Bein nach, er hat Schmerzen, die er in die Kniegegend verlegt, wir finden eine charakteristische Einschränkung der Beweglichkeit im Hüftgelenk, die Abspreizung und die Rotation besonders nach einwärts ist gehemmt, während Beugung und Streckung noch unbehindert erscheinen. Dauert das Leiden an, dann kann er aber das Bein im Hüftgelenk auch nicht mehr bis zum Leib beugen und er kann es nicht völlig strecken, es hat sich eine gewisse Beugekontraktur entwickelt und damit ist das Bein auch etwas kürzer geworden. Machen wir nun das Röntgenbild, so können wir nicht nur die Diagnose des augenblicklichen Zustandes stellen, sondern oft auch die Ursache des Leidens erkennen. Entweder sehen wir einen angeborenen Bildungsfehler des Hüftgelenkes, von dem der Kranke bis dahin nichts gewußt hat, eine flache Pfanne und einen zum Teil aus derselben herausgetretenen Femurkopf, eine C o x a   v a l g a   l u x a n s, die Vorstufe der angeborenen Hüftluxation. Wir sehen den verschobenen Gelenkkopf, der gegenüber der flach gebliebenen, nicht voll ausgebildeten Pfanne zu groß ist und Druckerscheinungen am Pfannendach verursacht hat, mit Zackenbildung, Knochenverdichtungen und Aufrauhungen der Gelenkränder, also Zeichen der chronisch deformierenden Arthrose. Oder wir sehen, daß der Kranke in der Kindheit eine rachitische oder infantile Coxa vara erworben hatte, die ihm bis dahin keine Beschwerden verursacht hatte. Der verminderte Schenkelhalswinkel bedeutet für das Hüftgelenk eine abwegige Belastung und der Verschleiß dieses Gelenkes ist die Folge, oder eine kindliche Perthes-Erkrankung des Femurkopfes mit bleibender pilzförmiger Deformierung desselben oder eine Epiphysenlösung im Schenkelhals in der Adoleszenz mit folgender Coxa vara und vermehrter Außendrehung des peripheren Teiles können den gleichen Endzustand im Hüftgelenk bedingen, d. h. die chronisch deformierende Arthrose, die erst im späteren Leben Erscheinungen macht. Aber auch echte entzündliche Erkrankungen, die das Hüftgelenk einmal betroffen haben, wie etwa eine unspezifische Hüftgelenkentzündung oder ein Gelenkrheumatismus, können das Gelenk so schädigen, insbesondere den Knorpelbelag, daß eine deformierende Arthrose daraus entsteht. Hier ist im Röntgenbild die Enge des Gelenkspaltes durch den Schwund des Gelenkknorpels oft besonders charakteristisch. Auch schwere Verletzungen, die das Hüftgelenk einmal betroffen haben und, sei es die Kapsel, sei es den Knorpel, sei es die knöchernen Teile schwer beschädigt haben, rufen oft genug später die Arthrosis hervor.

So haben wir an diesem Beispiel des Hüftgelenkes gesehen, wie Bildungsfehler und Krankheiten, wie Verletzungen später die Altersverbrauchskrankheit, die Arthrose, bedingen können.

Dasselbe gilt für das K n i e g e l e n k. Hier sehen wir

oft noch einen anderen Faktor wirksam, das sind die Rück-
bildungsvorgänge im Körper, vor allem bei der Frau, die
im Zusammenhang mit einer dann auftretenden Fettleibig-
keit die so häufige Krankheit der Kniearthrose verursachen
können. B ö h l e r hat mit Recht vom K n i e d e r s c h w e -
r e n F r a u gesprochen. Da sehen wir nicht selten daneben
noch andere ursächliche Momente, die neben der Ueberlastung wirksam sein dürften, etwaige statische Abweichun-
gen, Achsenstörungen, wie ein O-Bein oder ein X-Bein, das
die Arthrose fördert.

Am F u ß ist es der schwer d e f o r m i e r t e P l a t t -
f u ß oder ein schlecht reponierter Knöchelbruch, der im
späteren Leben die Arthrosis mit zum Teil erheblichen
Schmerzen nach sich zieht, ferner sei hier die isolierte
Arthrose des Großzehengrundgelenkes erwähnt, die zu bi-
zarren Knochenwucherungen an diesem Gelenk und zu
einer Bewegungssperre in ihm mit entsprechender Geh-
behinderung führt. Die Periarthritis humero-scapularis, oft
durch ein Trauma ausgelöst, kann zur schweren Arthrose
mit Bewegungsstörungen führen, wenn sie nicht sachgemäß
und rechtzeitig behandelt wird.

Ich kann nicht alle Gelenke des Körpers hier Revue
passieren lassen, vielleicht sei noch auf die H a n d kurz
hingewiesen, die nach früheren, nicht ideal reponierten Ra-
diusbrüchen oft erhebliche Arthrosis deformans im Hand-
gelenk aufweist, ebenso die schlecht, d. h. mit Pseudarthrose geheilten Brüche des Naviculare der Hand oder die
Nekrose des Os lunatum.

Sie wollen nicht nur von den Zusammenhängen, sondern auch etwas von der Behandlung dieser Arthrosen
hören. Der Nihilismus mancher Aerzte ist ganz unangebracht und unbegründet.

Die B e h a n d l u n g muß ausgehen von dem patho-
physiologischen Zustand und Befund an dem Gelenk, wobei immer zu beachten ist, daß ein Gelenk nicht nur aus
Gelenkkopf, Pfanne und Kapsel besteht, sondern daß dazu
u. a. auch die Muskeln gehören, die Statik und die übrigen
Bedingungen seiner Funktion. Wir sprechen besser von der
p h y s i o l o g i s c h e n B e w e g u n g s e i n h e i t, d. h. dem
statisch-mechanisch-funktionellen Komplex, der in seiner
Gesamtheit betrachtet und erfaßt werden muß, wenn man
richtig handeln will. D. h. wir müssen zunächst danach
streben, etwaige statisch-mechanische Fehler auszugleichen
oder zu bessern, d. h. ein X- oder O-Bein beseitigen oder
seine schädlichen Einwirkungen auf das betreffende Gelenk
mildern. Hierzu gibt es operative oder mechanische Mittel,
wie Verbände oder Stütz- und Entlastungsapparate, Ein-
lagen u. dgl. Gelenkkontrakturen in Fehlstellung, wie eine

Adduktions-Beugestellung des Hüftgelenkes, eine Kniebeuge-stellung, ein Spitzfuß, eine Hand-Finger-Beugekontraktur, müssen beseitigt oder vermindert werden. Die Orthopädie hat hierfür viele Mittel an der Hand, die ich im einzelnen heute nicht beschreiben kann. Am Hüftgelenk kommt ent-weder eine Stützbandage in Frage, wie ich sie konstruiert habe und wie sie heute von vielen Orthopäden nach Be-richten mit Erfolg gegeben wird (Abb. 1). Sie entlastet das arthrotische Gelenk nicht wie der große schwere Hessing-Apparat, sondern stützt es und führt die Bewegung, d. h. sperrt die schmerzhafte Rotation und streckt die Beuge-kontraktur. Einzelheiten der Konstruktion sind aus meinem Buch: „Orthopädische Technik", Enke, 1941, zu ersehen. Am Kniegelenk kann man versuchen, in leichteren Fällen mit Ergüssen eine einfache Filzkappe mit elastischer Binde angewickelt tragen zu lassen (Abb. 2), in schwereren Fällen mit Kontraktur kann man einen Stützapparat geben. Bei Fußwurzelarthrose versuche ich ebenso wie bei Arthrose des Großzehengrundgelenkes am Schuh die vordere Rolle (Abb. 3), über welche die Abwicklung des Fußes beim Gehen leichter und schmerzfreier vor sich geht. Will man eine Bandage vermeiden, so kommt bei erheblicher Destruktion des Hüftge-lenkes die Versteifung durch Operation,

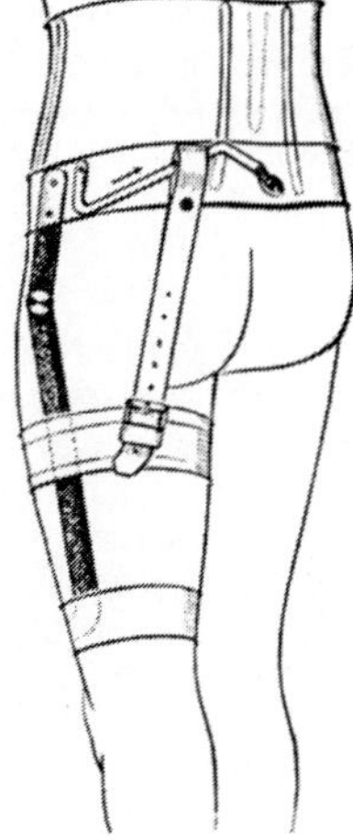

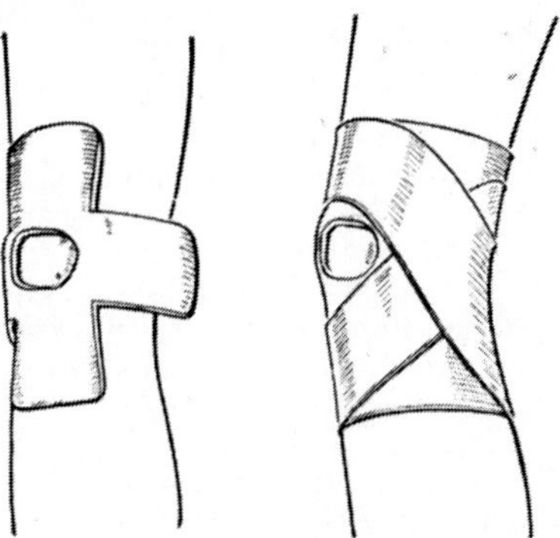

Abb. 1.
Hüftbandage nach
Hohmann
für chronisch
deformierende
Hüftarthrose

Abb. 2. Filzkniekappe bei Kniearthrose
mit Ergüssen

die Arthrodese, in Frage, sei es durch eine subtrochantere Osteotomie nach Murray, sei es durch eine Verriegelung des

Gelenkes mittels Knochenspan oder abgeschlagenem und
zur Ueberbrückung des Gelenkspaltes verlagertem Trochanter
major. Sind die Gelenkerkrankungen noch in erträglichen
Grenzen, so wenden wir alle uns zur Verfügung stehenden physikalischen Methoden an, die Bäder mit Bewegungen, vor allem Thermalbadekuren, wie Gastein, Wiesbaden
usw., Heißluftbäder, Diathermie, heiße Wickel mit Salz-
wasser, Enelbin oder Antiphlogistin, Fango usw. Diese Maßnahmen sollen eine a k t i v e H y p e r ä m i e in dem Gelenk-
komplex erzeugen, die Zirkulationsverhältnisse bessern, die
Absonderung der Gelenkschmiere in dem oft sehr trockenen
Gelenk fördern, die harten Muskeln, die oft durch Ueber-
arbeit rigide geworden oder bei Kontrakturen geschrumpft
sind, weicher und elastischer machen. Diese Maßnahmen
wirken schmerzstillend und funktionsverbessernd. Reichen
diese Mittel der äußeren Wärmeanwendung nicht aus, so
haben wir in der Röntgentiefenbestrahlung ein Mittel an

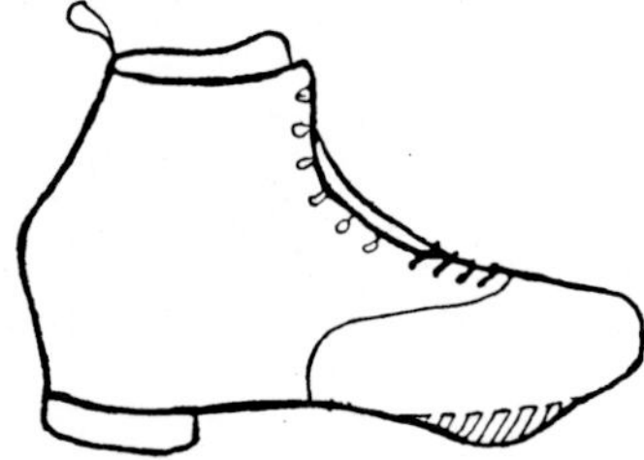

Abb. 3. Vordere Rolle am
Schuh bei Arthrose der
Fußwurzel und des
Großzehengrundgelenkes
(Hallux rigidus)

der Hand, das die Schmerzen, namentlich der größeren Gelenke, oft beseitigt und dann eine entsprechende physikalische und Uebungsbehandlung gestattet. Schutz des Gelenkes gegen Kälte und Nässe, Vermeidung von Ueberlastung
durch zu langes Stehen sind sehr wichtig. Der schadhaft
gewordene unelastische Gelenkknorpel verträgt die Dauer-
belastung schlecht. Das gilt für die Gelenke der unteren
Extremität. Direkte Massage am Gelenk wird nicht immer
gut vertragen, höchstens leichte Streichmassage, dagegen
ist Knet- und Streichmassage der zum Gelenk gehörigen
Muskeln zur Beseitigung der Muskelhärten günstig. Die
Unterwasserduschmassage (Subaqua-Trautwein) ist oft von
bester Wirkung. Der Bewegungsbehandlung kommt ein großer Anteil zu. Einesteils zur Beseitigung der Kontrakturen
durch schonende Dehnung mit Extensionsverbänden oder
manueller Behandlung oder mit den einfachen Rollenzug-
gewichtsübungen Fritz L a n g e s. Andernteils durch eine individuelle, an den jeweiligen Zustand und Funktionsausfall angepaßte a k t i v e G y m n a s t i k, die man nach
S p i t z y und v. B a e y e r unter Extension ausführen lassen

kann. Einzelheiten sind im Schrifttum (H o h m a n n -
S t u m p f: „Orthopädische Gymnastik", Thieme, 1933) zu
ersehen. Alle diese Mittel sind zweckmäßigerweise in Kombination anzuwenden, wobei die sorgfältige Beobachtung und
Ueberwachung des Arztes die richtige Dosierung im gegebenen Fall bestimmen muß. Also keine schematische und
maschinelle Pendelsaalgymnastik von ehedem, sondern individuelle, gut angepaßte n a t ü r l i c h e Uebungsbehandlung!
Unter dieser sehen wir viele subjektive Erscheinungen der
Krankheit zurückgehen und sehen objektiv auch oft eine
wesentliche Besserung eintreten: Zunahme der Beweglichkeit und Aufhören von Reizergüssen. Wir wissen, daß wir
das Rad der Entwicklung nicht rück-
wärts drehen, daß wir nicht wieder
normale Verhältnisse schaffen können, aber wir sehen oft genug, wie die
Natur selbst von sich aus Ausgleichs-
verhältnisse schafft, wie die aufgetre-
tenen Rauhigkeiten und Höckerchen
im Gelenk abgeschliffen werden, und
in diesem Bestreben müssen wir die
Natur unterstützen. Dabei kommt es oft
darauf an, den richtigen Zeitpunkt für
die eine oder andere Art der Behandlung zu bestimmen. Ein übermüdetes
Gelenk, das sich in einem Reizzustand befindet, bedarf zunächst der
Ruhe, die wir durch vorübergehende
Hülsen oder Bandagen oder Extensionsbehandlung im Bett geben, bis
die Zeit gekommen ist, wo wir mit
vorsichtiger Uebung beginnen dürfen.

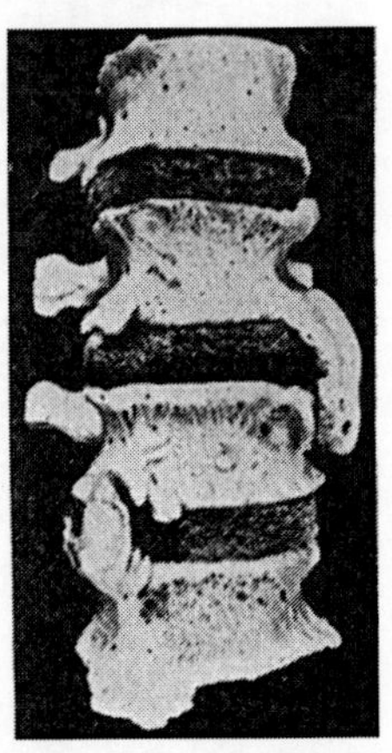

Abb. 4. Spondylotische
Zacken an der Wirbel-
säule

    Wir sahen an Beispielen die
Altersveränderungen des Bewegungsapparates, soweit er die Gelenke um-
faßt. Aber auch der H a l t u n g s a p p a r a t des Körpers, den man
mit Recht (v. B a e y e r) zum Bewegungsapparat rechnen muß,
d. h. die Wirbelsäule, zeigt ähnliche Abnutzungserscheinungen im vorgeschrittenen Alter. Wir kennen deren zwei vor
allen anderen, die S p o n d y l o s i s d e f o r m a n s und die
S p o n d y l a r t h r o s i s d e f o r m a n s. Bei der Spondylosis handelt es sich um einen Verbrauchszustand an den
Zwischenwirbelscheiben, diesen Knorpelbandscheiben, die
zwischen die einzelnen Wirbelkörper eingefügt sind und die
als elastische Gebilde eine Puffer- und Federwirkung haben,
um die Wirbel gegen die Stöße zu schützen. Verbraucht
sich ihre elastische Substanz, so werden sie erniedrigt,
sinken zusammen und ihre Federkraft hört auf; da sie mit

dem vorderen Längsband der Wirbelsäule verbunden sind,
entstehen hier ständig Zerrungen, und diese bewirken nun
das Entstehen von Knochenzacken an den vorderen Rändern der Wirbelkörper, den bekannten spondylotischen
Zacken (Abb. 4), die oft ein groteskes Bild auf der Röntgenaufnahme zeigen. Gleichzeitig lockert sich hierdurch der
Zusammenhang zwischen den Wirbeln. Dazu kommt die
oft gleichzeitig vorhandene zunehmende Schwäche der

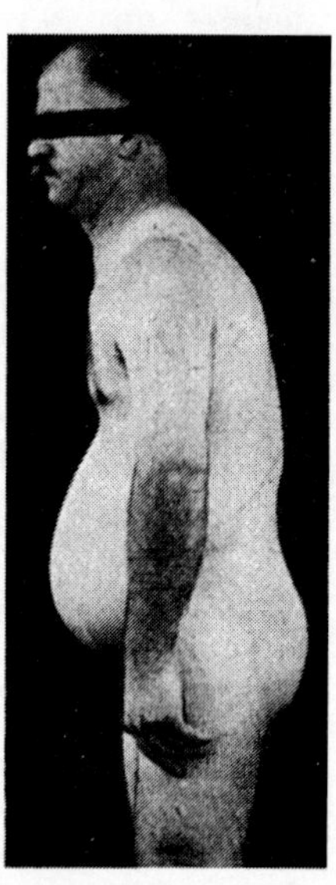

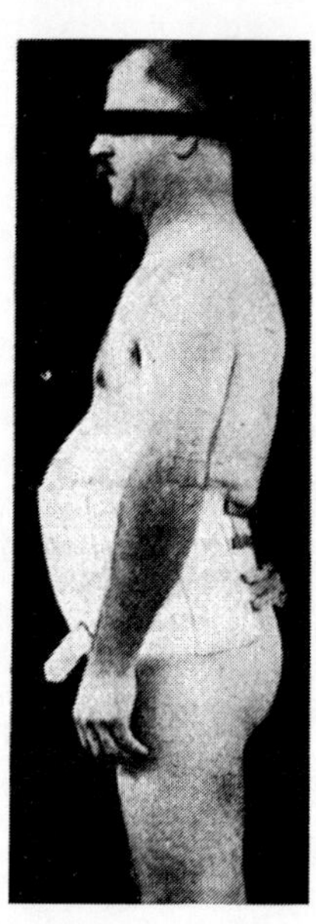

Abb. 5a. Haltungsverfall.
Vorhängender Bauch.
Kyphotische Haltung der
spondylotischen Wirbelsäule

Abb. 5b. Der Patient von
5a nach Anlegung einer
Kreuzstützbandage, welche
zugleich den Leib faßt und
zusammenhält

Rückenmuskeln in vorgeschrittenem Alter, wodurch es zu
einer Aenderung der Haltung des Körpers kommt. Der
Rücken wird krumm. Die Aufrichtung des Körpers ist erschwert. Er sinkt zusammen. Der Körper wird kleiner.
Gleichzeitig verfällt auch die Atmung bei dieser Körperhaltung, sie wird flacher. Das wiederum hat einen Einfluß
auf die knorpeligen Verbindungen der Rippen einesteils
mit den Wirbelquerfortsätzen hinten, andernteils mit
den Rippen vorn. Diese werden starrer, weil sie nicht mehr
wie sonst durch die tiefe Atmung in Gang gehalten werden.

Der ganze Brustkorb ist unelastisch, starrer geworden. Was das wiederum für den Kreislauf und Stoffwechsel bedeutet, wissen die Internisten. Der Atmungsverfall hängt mit dem Verfall der Körperhaltung eng zusammen (Abb. 5 a u. b). Der Bauch hängt vor, S c h e d e sprach sehr richtig von dem B a u c h   d e s   a l t e r n d e n   M e n s c h e n. Nun ist diese Abnutzung der Zwischenwirbelscheiben, die wir so oft im Alter sehen, an sich nicht immer an das Alter gebunden. Oft stellen wir sie schon viel früher fest und glauben als Ursachen davon Ueberanstrengung durch schwere körperliche Arbeit, Stöße bei übermäßigem Sport und bei anderen eine mangelhafte Anlage dieser Gebilde zu erkennen. Bei Ruhrbergleuten wurden in 35 bis 42% von verschiedenen Beobachtern Zacken- und Spornbildungen vom 4. Lebensjahrzehnt ab festgestellt. H o l f e l d e r fand bei Berufsringern fast regelmäßig eine Spondylosis deformans. Bei anderen wiederum ist es eine aus der Kindheit her bestehende Skoliose oder ein runder Rücken, wie die Adoleszentenkyphose, welche durch die abwegige Belastung und Beanspruchung die Bandscheiben ruinieren (Abb. 6). Die Folge ist eine erhebliche Lockerung des Gefüges der Wirbel, sie gleiten voneinander ab bei Skoliosen der Lendenwirbelsäule. Oft sehen wir diese tiefe Lendenskoliose sich aufbauen auf einem mißgebildeten keilförmigen 5. Lendenwirbel oder einer Hemmung infolge einseitiger Sakralisation. Dann und wann sehen wir auch wie bei einer angeborenen Spaltbildung im Zwischengelenkteil des Wirbelbogens sich eine Wirbelverschiebung, ein Wirbelgleiten nach vorn ausgebildet hat, die S p o n d y l o l i s t h e s i s, die oft erst im späteren Leben Schmerzen und Funktionsstörungen macht. Oft baut die Natur hier Stützvorrichtungen an, um auszugleichen. Auch eine Verschiebung von Wirbeln nach hinten infolge Bandscheibenverschleiß beobachtet man hin und wieder. So wirkt sich wiederum das Moment der angeborenen oder in der Jugend erworbenen Fehlform genau wie bei den Gelenken der Gliedmaßen im späteren Leben unerbittlich aus. Oder eine rachitische Sitzkyphose des Kindesalters, die nicht erkannt, nicht verhütet und nicht beseitigt wird, bleibt bestehen, wird starr und wirkt sich nun statisch auf die gesamte Wirbelsäule zwingend aus. Hat die Lendenwirbelsäule anstatt ihrer normalen Lordose infolge des Sitzbuckels eine kyphotische Biegung erhalten, so muß zur Aufrechterhaltung der Wirbelsäule der über dieser Kyphose liegende Abschnitt der Wirbelsäule, die Brustwirbelsäule anstatt ihrer normalen physiologischen Krümmung nach hinten eine ganz andere Krümmung, eine lordotische, erhalten. Diese Umkehrung der normalen physiologischen Krümmungen bedeutet nun, daß die gesamte

Wirbelsäule flach erscheint, wir sprechen von flachem Rücken oder, wie mein Mitarbeiter G ü n t z sich ausdrückt, von einer übermäßigen geraden Haltung, d. h. einer Wirbelsäule ohne die ausgesprochenen physiologischen Krümmungen. Eine solche Wirbelsäule aber ist den Anstrengungen des Lebens weniger gewachsen als eine normal gekrümmte, weil das federnde Element der sich ausgleichenden entgegengesetzten Krümmungen fehlt. Sie nutzt sich früh ab.

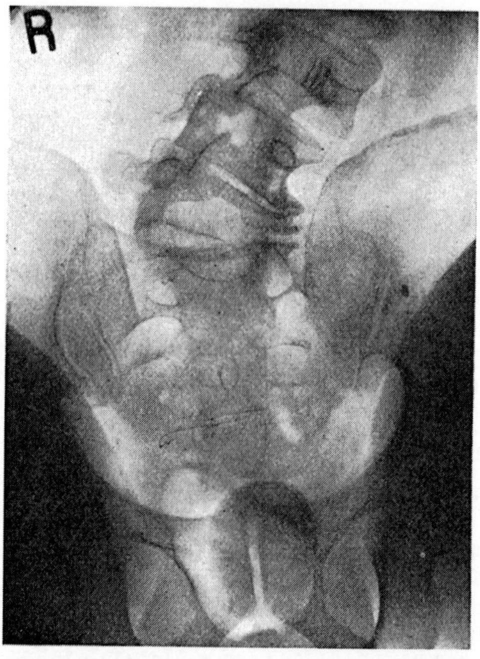

Abb. 6. Schwere tiefe Lendenskoliose mit spondylotisch-arthrotischen Zacken und schweren ischiasartigen Beschwerden

Ein flacher Rücken ist schwächer, neigt zu Schmerzen. Die Spondylosis kommt früher zur Erscheinung. An eine fixierte Kyphose schließt sich eine stärkere Lordose an. Die Schmerzen sitzen meist in dieser, die mit der Zeit sich fixiert, kontrakt wird und nicht mehr ausgleichbar ist. Eine besonders schmerzhafte Lokalisation der Spondylosis deformans, die noch nicht allzu bekannt ist, ist an der H a l s w i r b e l s ä u l e. Der Kranke hat Schmerzen, die vom Hals nach der Schulter und dem Nacken und von da in den Arm ausstrahlen, er stützt gern seinen Kopf in einer gewissen Haltung. Das Röntgenbild zeigt die Verschmälerung der Bandscheiben und spondylotische Zacken. Um den Reizzustand zu bekämpfen, hilft oft nichts, als den Kopf bzw. die Halswirbelsäule mit einer orthopädischen Kopfstütze zu halten und so die Wirbelsäule zeitweise ruhigzustellen. Oft ist der Erfolg überraschend.

In vielen Fällen sehen wir die Z w i s c h e n w i r b e l - g e l e n k e erkrankt, meist nach früheren rheumatischen Infekterkrankungen. Der Knorpelbelag an diesen Gelenken verschleißt genau so wie an den Gelenken der Gliedmaßen. Osteophyten treten auf, die Gelenke versteifen, wir haben das Bild der S p o n d y l a r t h r o s i s d e f o r m a n s.

Außer diesen beiden wohl häufigsten Erkrankungen des späteren Lebens sei noch ein Wort über die A l t e r s - p o r o s e der Wirbelsäule gesagt. Außer der mehr physiologischen senilen Porose der Knochen, wo der Knochen durch Vergrößerung der Binnenräume lockerer wird, rarefiziert, die Spongiosa grobmaschig erscheint, weil die Bälkchen sich verdünnen und zum Teil ganz schwinden, sehen wir bisweilen im höheren Alter Erkrankungen in der Wirbelsäule, die an das Bild der O s t e o m a l a c i e erinnern, wo der Knochen weich wird und die feste Knochensubstanz durch osteoides Gewebe ersetzt wird. Dadurch entsteht eine Formveränderung der Wirbelkörper, die sich keilförmig zusammendrücken, um so mehr als die abnehmende Muskelkraft der Rückenstrecker eine Haltungsveränderung bedingt. Der Rücken wird plötzlich krumm (Abb. 7). Er schmerzt. Gürtelschmerzen entstehen. Die Zwischenwirbelscheiben quellen auf infolge Degeneration, sie werden im Bereich der Lendenwirbelsäule bikonvex, während die durch Kalkschwund biegsam gewordenen Wirbelkörper bikonkav werden, sogenannte Fischwirbel, während die in der Brustwirbelsäule, die durch den Druck des nach vorn gekrümmten Oberkörpers stehen, keilförmig werden. Hier verkalken dann die Zwischenwirbelscheiben und die Wirbel verschmelzen später oft zu einem starren gekrümmten Stab, während die Rippen sich vorne zusammenschieben. Die letzte Ursache dieser Erkrankung des höheren Alters kennen wir noch nicht.

B e h a n d l u n g: Auch über dieser Pforte darf nicht stehen: Laßt alle Hoffnung fahren. Denn auch hier vermag der Orthopäde manche Hilfe zu bringen. Bei starken Schmerzen im Rücken, vornehmlich im Kreuz, infolge einer dieser genannten Erkrankungen, vor allem der Bandscheibenzermürbung, der Osteochondrose, ist es meist unerläßlich, die Wirbelsäule vorübergehend durch ein leichtes Stützmieder ruhigzustellen, um die schmerzhaften Zerrungen an dem Wirbelbandapparat zu verhüten. Erst wenn das

Reizstadium abgeklungen ist, darf man daran denken, mit vorsichtigen Uebungen die geschrumpfte oder geschwundene Rückenmuskulatur zu aktivieren und die darniederliegende Atmung zu vertiefen, alles mit sorgsamer individueller Dosierung. Wasseranwendungen, Unterwasserduschmassagen und Kalk-Phosphor- sowie Vitamingaben innerlich, bisweilen bei der schweren Osteoporose Hormonpräparate, wie Progynon und andere, helfen mit dazu, die schmerzhaften funktionellen Störungen zu bessern und allmählich zu beseitigen. Ein Geistlicher mit einer sogenannten Ischias, die 20 Jahre bestand und trotz Bädern und sonstigen Kuren nicht schmerzfrei wurde, wurde belehrt, daß eine schwere, tiefsitzende Lendenskoliose mit sekundärer Spondylarthrose die Ursache seiner Ischias war. Ein leichtes Stützmieder machte ihn schmerzfrei. Ich will diese Uebersicht — mehr soll sie nicht sein — schließen.

Wir sahen, wie Kindheit und Jugend oft in das Alter hineinragen. Die Sünden und Fehler der Jugend rächen sich im Alter. Die Gesetze des Körperaufbaues, der Körperentwicklung und der Körpererhaltung sind streng und unerbittlich vorgezeichnet.

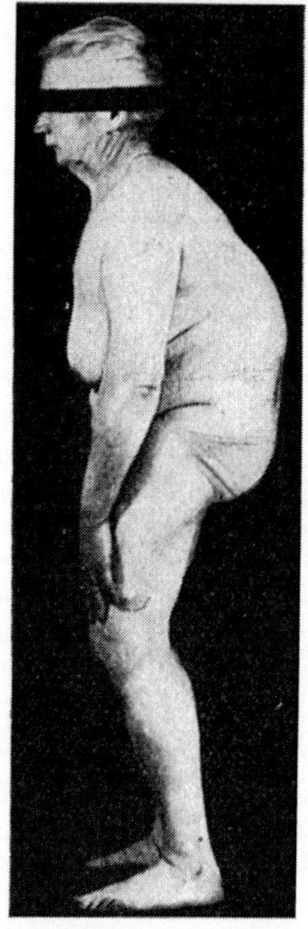

Abb. 7. Alte Frau mit osteoporotischer Kyphose der Wirbelsäule. Sie muß sich mit den Händen auf die Oberschenkel stützen, die Knie werden gebeugt gehalten

Nichts entgeht ihnen. Für uns als Aerzte, als Betreuer der Volksgesundheit heißt es darum doppelt aufmerksam auf die Körperentwicklung und Körperfehler der Kindheit und Jugend achten und im Sinne der vorbeugenden Krüppel- oder Körperbehindertenfürsorge alles tun, was in unseren Kräften steht, um die unausbleiblichen Folgen nach Möglichkeit zu verhindern.

Ueber Altersschwerhörigkeit

Von

Professor Dr. **Gustav Hofer**

Graz

Das Auftreten von Hörstörungen im vorgeschrittenen Alter ist eine allgemein bekannte Erscheinung. So wie das Auge und andere Sinnesorgane an Schärfe verlieren, so wird die Abnahme der Hörfähigkeit des Alternden als etwas durchaus Natürliches empfunden. Diese Abnahme der Hörfähigkeit betrifft besonders die hohen Töne, also etwa den Schall einer Klingel, den Gesang der Vögel oder das Zirpen der Grillen. In fortgeschrittenen Fällen leidet dann auch die Aufnahmefähigkeit für Umgangssprache. Ganz besonders aber macht sich diese Störung dann bemerkbar, wenn mehrere Personen durcheinander sprechen. Hierzu gesellen sich dann nicht so selten subjektive Ohrgeräusche verschiedenen Charakters, gewöhnlich solche hoher Tonqualität, aber auch ein Rauschen und Brausen wird empfunden.

Die Aerzte, die das Phänomen der Altersschwerhörigkeit oder Presbyacusis anfänglich in den Bereich ihrer Untersuchungen zogen, beschäftigten sich zunächst wohl nur mit der Klinik derselben. Zwaardemaker in Utrecht, ein um die Erkenntnis der Physiologie des menschlichen Hörorgans außerordentlich verdienter Physiologe, war es, der Untersuchungen an einem ausgedehnten Krankengut alternder Menschen anstellte. Das Ergebnis seiner Studien war zunächst die Aufstellung des presbyakusischen Gesetzes. Dieses Gesetz sagt etwa folgendes: 1. Der Umfang des menschlichen Gehörs verliert in der oberen Tongrenze bis zum Anfang des Greisenalters eine halbe Oktave, im Mittel eine Quarte oder eine Quinte. 2. Während des höheren Greisenalters nimmt die Einengung der Hörskala noch zu. 3. Der obere Grenzton liegt in der Jugend günstigstenfalls bei e^7, im hohen Alter etwa bei a^6 durchschnittlich Als extrem kommt auch eine Einengung bis zum g-Ton der ^{6}-gestrichenen Oktave bei sonst normal hörenden Greisen als Grenzton vor. Findet man denselben niedriger, so darf man anderweitige Krankheitszustände als vorhanden annehmen.

Nach Z w a a r d e m a k e r hat also jedes Lebensalter eine bestimmte obere Tongrenze, aus deren Höhe man, normale Verhältnisse vorausgesetzt, einen Schluß auf das Alter des Untersuchten ziehen kann.

Noch im gleichen Jahre hat Z w a a r d e m a k e r auf Grund von Untersuchungen von C u p e r u s sein presbyakusisches Gesetz sozusagen modifiziert. C u p e r u s fand nämlich, daß auch die untere Tongrenze bei alternden Menschen sich häufig wesentlich eingeschränkt zeigt. Diese Einschränkung der unteren Tongrenze soll nun, ähnlich wie die der oberen, mit zunehmendem Alter sich wesentlich vermehren. Die Frage der Einschränkung der unteren Tongrenze ist allerdings nach Z w a a r d e m a k e r nicht ganz im Sinne nach C u p e r u s aufzufassen, denn die Einbuße dieser unteren Tongrenze ist höchstens eine Sexte, um welche diese im Laufe des Lebens heraufrückt bzw. dem Hörrelief verlorengeht. Die Angaben von Z w a a r d e - m a k e r und C u p e r u s hatte nun der bekannte Münchener Otologe B e z o l d einer Kontrolle unterzogen und fand seinerseits, daß die von Z w a a r d e m a k e r angegebene Einbuße der hohen Töne beim alternden Menschen zwar nachweisbar sei, aber keineswegs so beträchtlich befunden werde als die Untersuchungen Z w a a r d e m a k e r s ergaben.

In weiterer Folge hat R i c h t e r die Untersuchungen von Z w a a r d e m a k e r einer kritischen Besprechung unterzogen. Wohl wird das klinische Untersuchungsergebnis Z w a a r d e m a k e r s teilweise anerkannt, doch im besonderen darauf verwiesen, daß die Prüfung der oberen Tongrenze mit den von Z w a a r d e m a k e r angewendeten Prüfungsinstrumenten doch gewisse Täuschungen zuließen. Die von ihm verwendete obertonfreie Galton-Pfeife sei einmal nicht sicher obertonfrei und gäbe die Tonqualität nicht ganz exakt wieder, weshalb die Schlüsse, die Z w a a r d e - m a k e r zieht, eben nur für die Prüfung mit der Galton-Pfeife ihre Geltung haben. Die Einwände R i c h t e r s sind heute in mancher Beziehung als richtig erkannt. Heute bedient man sich zur Bestimmung der oberen Tongrenze eines Einsaiteninstruments, des Monochords. Dieses besteht bekanntlich aus einer in einem niederen Metallrahmen ausgespannten Metallsaite, die durch Reiben mit einer in Aether oder Tetrachlorkohlenstoff getauchten Watte in longitudinale Schwingungen versetzt wird. Das Instrument ist obertonfrei bei dieser Anwendung und hat den Vorteil, daß es nicht nur zur Prüfung der Luftleitung des Ohres, sondern durch Aufstellen des Rahmenendes auf den Warzenfortsatz auch zur Prüfung der Knochenleitung Verwendung finden kann, der Knochenleitung, die die direkte Uebertragung des erzeugten Tones auf dem Knochenwege darstellt. Hier sind nun Unterschiede in der Perzeptionsfähigkeit des Prüflings vorhanden, die gar nicht so gering zu werten sind. An einer untenstehenden Prüfungstabelle eines Altersschwerhörigen zeigen sich diese Unterschiede ganz wesentlich. So ist z. B. bei der Prüfung der oberen Tongrenze der vorliegenden Hörprüfung die Luftleitung gar e^6, während die Knochenleitung noch ein a^6 vermittelt, also beinahe eine Quarte höhere Töne perzipiert, während auf dem zweiten Ohr der Unterschied kaum eine Terz beträgt. Es mag nun gerne zugegeben sein, daß in diesem vorliegenden Falle die Prüfung mit der Galton-Pfeife, deren Tonintensität durch Luft stärker ist, auch eine höhere Tongrenze als das e der ^{6}-gestrichenen Oktave vermittelt hätte. Die Tonintensität der Galton-Pfeife aber ist auf alle Fälle der direkten Knochenleitung mit dem Monochord nicht gleichwertig. Zusammenfassend läßt sich also wohl feststellen, daß die Einschränkung der oberen Tongrenze des Alternden mit dem gewöhnlich zur Verfügung stehenden Prüfungsinstrument nicht unbedingt auf einen Perzeptionsausfall allein sich gründen muß, sondern daß hier die Frage der Tonintensität mitunter eine ausschlaggebende Rolle spielt. (Tabelle.)

Sehr bemerkenswerte Ergebnisse erzielte der Schweizer S p o r l e d e r mit Untersuchungen an 100 Gehörorganen von Fünfzig- bis Neunzigjährigen eines Baseler Pfründnerhauses. Die Ergebnisse seiner Hörprüfungen lassen sich kurz dahin zusammenfassen, daß eine stetige Abnahme des Hörvermögens vom 50. Lebensjahre an die Regel sei, und daß man nach dem 70. Lebensjahr kaum jemals mehr ganz normal Hörende antrifft. Außer der Einschränkung der oberen Tongrenze erscheint die Verkürzung der Knochenleitung am Ohr durchaus für die Altersschwerhörigkeit typisch. S p o r l e d e r ging über die einfachen klinischen Untersuchungen als erster hinaus. Er untersuchte 6 noch während des Lebens genau analysierte Gehörorgane alter Männer nach deren Tode. Er konnte in keinem Falle mit Sicherheit schwere Krankheitsveränderungen im Labyrinth nachweisen, weder eine Atrophie der Schnek-

Hörprüfung
M. Fr., 18. Juli 1941, 68 Jahre

	Rechts	Links
Uhr......................	0	0
Konversationssprache.........	$1^1/_2$ m	$^3/_4$ m
Flüstersprache...............	30 cm	20 cm
C Luftlinie .... {	50″ Normal (110″)	50″ Normal (110″)
C Knochenlänge .... {	20″ Normal (55″)	20″ Normal (55″)
Weber	←	·
Rinne ....,......	positiv	positiv
Schwabach	verkürzt	verkürzt
Untere Tongrenze...........	G 48	G 48
Obere Tongrenze........... {	E[6] Luft vor A[6] Knochen	G[6]—A[6] Luft H[6] Knochen

kennerven oder Veränderungen am Labyrinth usw.
S p o r l e d e r schließt daraus, daß die Ursache der senilen
Schwerhörigkeit nicht im Innenohr selbst gelegen sein
könne, sondern weiter zentral, vielleicht in den zentralen
Bahnen des Hörnerven selbst zu suchen sei. Mit der Durchführung der anatomischen Untersuchung kam also zu Ende
des 19. Jahrhunderts ein neues Moment in die Erforschung
der Altersschwerhörigkeit, das in weiterer Folge dann eine
große Reihe von Autoren beschäftigte. Die E r f o r s c h u n g
d e r A l t e r s s c h w e r h ö r i g k e i t w a r a u s d e m Sta-
d i u m d e r r e i n k l i n i s c h e n N a c h w e i s e i n d a s
S t a d i u m d e r a n a t o m i s c h e n U n t e r s u c h u n g ge-
t r e t e n.

1916 hat K. W i t t m a a c k Studien über die degenerative Neuritis und Atrophie des Hörnerven veröffentlicht.
Diese Untersuchungen erstrecken sich auch auf die senile
degenerative Neuritis bei altersschwachen Hunden sowie
beim Menschen. Die Schlüsse W i t t m a a c k s gipfeln etwa
in folgendem: Der degenerative Prozeß am Gehörorgan
alternder Menschen bekundet sich in Form der degenerativen Prozesse des Ohres nichtentzündlichen Charakters
überhaupt. W i t t m a a c k unterscheidet: 1. die sogenannte
genuine Neuroepitheldegeneration. Es bestehen degenerative
Veränderungen an den Sinnesendstellen, in der Schnecke
und im Vestibulum; 2. degenerative Prozesse am Nerven-

stamm des Nervus acusticus und 3. in Form der sogenannten peripheren Cochlearisdegeneration, wobei das ganze periphere Neuron, also die Sinnesendstellen im Cortischen Organ, die feinen Nervenäste innerhalb desselben und die Ganglien im Rosenthalschen Kanal sich als mehr oder weniger degeneriert vorfinden.

O. Mayer veröffentlichte 1920 Befunde, die er bei der pathologisch-anatomischen Untersuchung der Osteofibromatose erhoben hatte. Er sah bei einer großen Anzahl solcher Leute in höherem Alter neben dem pathologischen Befund der Osteofibromatose Veränderungen an der Basilarmembran des Cortischen Organs. Diese Veränderungen zeigten sich vornehmlich im proximalen Anteil, also in der Basalwindung der Schnecke, als Verdickung derselben mit Kalkeinlagerungen. Er untersuchte 28 Fälle von Personen zwischen 60 und 84 Jahren. In 26 dieser Fälle fand sich die Veränderung der Basilarmembran, in 2 Fällen mußte diese Veränderung als die einzige Ursache der Schwerhörigkeit angesehen werden. Bei einem Individuum von 37 Jahren fehlte dieser Befund. Aus dieser Tatsache schloß Mayer, daß diese Veränderung der Basilarmembran durch das Alter bedingt und somit als Ursache für die Altersschwerhörigkeit in Betracht käme. Der Autor meint, daß die Altersschwerhörigkeit im engeren Sinne durch die Rigidität der Basilarmembran bedingt sei, die durch Atheromatose und Marasmus hingegen auf Veränderungen im Labyrinth und im Hörnerven.

1937 haben zwei finnische Autoren (H. v. Fieandt und Arnó Saxén) neuerlich die Untersuchungen der Altersschwerhörigkeit pathologisch-anatomisch aufgenommen. Nach der Auffassung dieser Autoren sind die Gründe, die bisnun einem wesentlichen Fortschritt in der Erkenntnis des Wesens der Presbyacusis entgegenstanden, folgende:

1. Es fehlt mit wenigen Ausnahmen die direkte Untersuchung am Gehörorgan der Altersschwerhörigkeit und, wo eine solche vorgenommen worden war, war sie vielfach als Nebenbefund erhoben worden.

2. Die „degenerative Neuritis" nichtentzündlicher Natur wurde als Sammelbegriff für alle Formen der Innenohrschwerhörigkeit geprägt, die nicht auf entzündlicher Grundlage entstanden.

3. Der Hauptstamm des Hörnerven wurde häufig als vornehmlich erkrankt befunden. Dies ist eine Täuschung, die durch die Einstreuung des bindegewebigen Gliaseptums in den Nervenstamm knapp vor Eintritt desselben in den inneren Gehörgang entsteht. Der Untergang von Nervenfasern und bindegewebiger Ersatz dieser im Hauptstamm liegt dieser Täuschung als Erklärung zugrunde. Die binde-

gewebige Unterbrechung des Nerven entspricht seinem normalen Aufbau.

Von 200 während des Lebens genau untersuchten
Altersschwerhörigen konnten im Verlaufe von einigen Jahren 44 nach ihrem erfolgten Ableben genau an den Gehörorganen beiderseits untersucht werden. Von diesen 44
schieden 11 Fälle aber aus, weil anderweitige Erkrankungen
das Bild der Altersschwerhörigkeit trübten. Es blieben 33
eingehend untersuchte Fälle übrig.

Es ist ein großes Verdienst der beiden Autoren, daß
sie ihre pathologisch-anatomischen Studien am Gehörorgan
Altersschwacher sozusagen nicht unvorbereitet angingen.
Sie hatten eine große Reihe von wesentlichen Verbesserungen in der Untersuchungstechnik ins Leben gerufen. So
gelang es ihnen, durch eine Kombination von Celloidinund Paraffineinbettung die Schnittserien dünner zu gestalten, und sie verbesserten auf diese Weise wesentlich
die Auflösungsmöglichkeit bei der mikroskopischen Untersuchung. Die Autoren modifizierten weiter die Imprägnationsmethode nach Bielschowsky, um die feinen Apparaturen der Epithelzellen studieren zu können. Die Untersuchung der Epithelzellen wurde hauptsächlich nach der
Richtung hin verfeinert, in den Zellen selbst die sogenannten Golgi-Apparate darzustellen, deren Funktion wohl
sicher mit der sezernierenden Tätigkeit der Epithelien in
Verbindung gebracht werden kann. Gerade das Studium
dieser sezernierenden Epithelien muß als ein ganz wesentlicher Fortschritt gewertet werden.

Unter Heranziehung dieser verbesserten Methode haben
die beiden Autoren an ihrem Prüfungsmaterial an 13 Fällen
einen ganz eigenartigen pathologischen Zustand festgestellt,
der folgendermaßen darzustellen wäre. Die Ganglienzellen
im Rosenthalschen Kanal und die feinen Nervenfasern fallen aus. Dieser Ausfall ist vornehmlich in der Basalwindung
der Schnecke nachzuweisen. Die Zahl der noch in den Knochenkanälen der knöchernen Spiralwindung vorhandenen
Nervenfasern ist dabei durchaus von der Zahl der Ganglienzellen im entsprechenden Gebiet des Rosenthalschen Kanales abhängig. Dieser Schwund der Nervenelemente in
der Basalwindung der Schnecke geht anderseits nicht Hand
in Hand mit einem Untergang von Nervenelementen am
zugehörigen Vestibularapparat und, was nun ganz besonders bemerkenswert ist, das Cortische Organ mit
seinen feinen Sinneszellen selbst erwies
sich von dem Schwund der Ganglienzellen
und Nervenfasern als vollständig unabhängig. Diese Tatsache beweist, daß das periphere Neuron
ebensowenig ein anatomisch-physiologischer wie ein ent-

wicklungsgeschichtlicher Begriff ist. Die Veränderungen am Nervenstamm des Hörnerven sind nicht einfach als selbständige Veränderungen zu werten, sondern höchstens als Folge des Unterganges der Ganglienzellen. Der Schwund der Nervenelemente und Ganglienzellen erweist sich weitgehend unabhängig etwa von Veränderungen am Gefäßsystem der Schnecke, und zwar sowohl der feinen als auch der gröberen Gefäßbezirke. Es stellt also diese als senile Atrophie des Ganglion cochleare bezeichnete Erkrankung eine richtige Aufbrauchkrankheit des Gehörorgans dar und nur diese ist somit als Presbyacusis im engeren Sinne zu werten. Das anatomische Substrat besteht in einem Untergang der Ganglienzellen und daraus folgend der Untergang der feinen und auch gröberen Nervenfasern.

In 19 Fällen fand sich ein ganz anderes Krankheitsbild an den untersuchten Gehörorganen der Altersschwerhörigen vor. Dieses Krankheitsbild charakterisiert sich primär durch die tiefgreifende Veränderung, welche die Blutgefäße im Innenohr befallen hat. Man sieht zunächst eine zahlenmäßige Verminderung der Blutgefäße oder eine Verdickung derselben, während die das Endothel umgebende mesenchymale Schicht zunimmt und das Lumen unregelmäßig einengt. Diese Veränderungen an Gefäßen sind die primäre Ursache für den ganzen Prozeß, der als angiosklerotische Innenohrdegeneration von den Autoren besonders hervorgehoben wird. Im einzelnen zeigen sich als Folge dieser Gefäßveränderungen folgende weitere schwere Veränderungen am Gehörorgan. Die im seitlichen Ductus cochlearis befindliche Stria vascularis verändert ihre Epithelschicht bis zur vollständigen Homogenisierung mit dem Endothel. An den Wänden des das Cortische Organ beherbergenden Ductus cochlearis verdichtet sich das Bindegewebe, das Epithel verändert sich und es kommt zu direkten Deformierungserscheinungen und Lageanomalien der Deckmembran des Cortischen Organs. Weiterhin leidet die Produktion der Labyrinthflüssigkeit. Die sogenannten Golgiapparate, die das sekretorische Epithel auszeichnen, sind vielfach verschwunden oder verkümmert. Es treten wesentliche Störungen der Absonderung von Labyrinthflüssigkeit ein. Dadurch wird der das Cortische Organ beherbergende Raum (Ductus cochlearis) von Kollapszuständen betroffen, in den die diesen Gang begrenzende Membran (Reißnersche Membran) einsinkt und sich vielfach mit den Wänden oder gar mit dem Cortischen Organ verwächst. Abgestorbene Zellmassen oder Exsudat überlagern vielfach die Epithelien des Cortischen Organs selbst oder die Wände. Ganz besonders bemerkenswert ist nun endlich, daß diese offenbar als

    G. Hofer:

Ernährungsstörung des Cortischen Organs und seines „Gehäuses" zu wertenden Veränderungen auch in hohem Grade bestehen können, während die zulaufenden feinen Nervenzweige zu den Sinnesendzellen und die Ganglionzellen voll erhalten sind. Das beweist, daß der Typus 1 der beschriebenen Altersveränderungen, die reine senile Atrophie des Ganglions und die auf Nutritionsstörung beruhende Angiosklerose, weitgehend voneinander unabhängig auftreten können. Die angiosklerotische Innenohrdegeneration ist eine Folge der Sklerosierung der das Innenohr versorgenden Blutgefäße. Hier kommt aber als ätiologischer Faktor möglicherweise eine allgemeine, durch genuine angiosklerotische Schrumpfniere, mit der diese Krankheitsform außerordentlich häufig vergesellschaftet ist, verursachte Toxinwirkung in Frage.

Eine dritte Gruppe zeigt keinerlei Veränderungen am Cortischen Organ und im dazu gehörigen Nervenapparat trotz bestehender hochgradiger Altersschwerhörigkeit. Diese dritte Gruppe, von den Autoren nur in einem einzigen Fall beobachtet, wird als durch Veränderungen am Zentralnervensystem bedingt angesprochen. Veränderungen an der Basilarmembran, wie sie Mayer beschrieb, konnten die Autoren in ihrem Material nicht nachweisen, sie schlossen daher, daß die Verdickung oder Verkalkung der Basilarmembran für die Altersschwerhörigkeit ein Charakteristikum nicht abgibt.

Vorstehende Befunde also kennzeichnen nach den beiden finnischen Autoren die Altersveränderung am Innenohr. Auf Grund dieser Befunde haben nun Fieandt und Saxén versucht, eine Uebereinstimmung von klinischen und anatomischen Befunden der Altersschwerhörigkeit herzustellen. So wollen sie einmal feststellen, daß als klinisches Symptom einer angiosklerotischen senilen Innenohrdegeneration gegenüber der reinen Atrophie des Ganglion spirale ein Schalleitungshindernis zu beobachten sei. Die Erscheinung des Schalleitungshindernisses ist ja eine Folge der im Ductus cochlearis bzw. im Lymphapparat vorhandenen krankhaften Zustände, kurz die Erkrankung aller Teile des Innenohres bis zum Perzeptionsorgan, dem Ganglion. Auch im Stimmgabelversuch tritt eine relative Ueberlegenheit der Knochenleitung bei dieser vaskulären Form der Degeneration deutlich zutage, anderseits ist der Hörbefund bei der durch isolierte Atrophie des Ganglion cochleare bedingten Altersschwerhörigkeit vornehmlich durch Verkürzung der Knochenleitung und Herabsetzung der oberen Tongrenze bedingt. Endlich spricht die klinisch-anatomische Gegenüberstellung dafür, daß bei Fällen von Altersschwerhörigkeit, in denen die untere Tongrenze auch stark gehoben erscheint und das Gehör für tiefere Töne also gleichzeitig stark herabgesetzt ist, für die Annahme, daß neben der senilen Atrophie des Ganglions usw. auch Schädigungen der zentralen Hörbahnen und -zentren vorhanden seien. Diese letztere Feststellung allerdings unter ausdrücklicher Voraussetzung, daß gleichzeitig bestehende Mittelohrdefekte ausgeschlossen werden können. Zum Schluß ihrer so eingehenden Untersuchungen kommen die Autoren zu der Feststellung, daß die Hörfähigkeit gelegentlich nicht nur gut, sondern sogar normal sein kann, obwohl das Cortische Organ stark verkümmert ist, ja die Haarzellen in demselben ganz fehlen, daß sich also Veränderungen finden können, die weitgehend genannt werden dürfen, ohne daß das Gehör einen wesentlichen Schaden erleidet. Sie streifen ein in den letzten Jahren vielfach in Diskussion stehendes Moment, wie weit das Cortische Organ überhaupt für das Gehör von essentieller Bedeutung sich erweist. Es gibt eine Reihe von namhaften Autoren (Wittmaack u. a.), die das Cortische Organ als einen dem Reizempfindungsapparat vorgelagerten „Schall- und Klanganalysator" ansehen, dem vor allem die feinere Differenzierung der Schallempfindung, der Schall- und Klangfarben usw. zukommt.

Wie aus der bisherigen Darstellung erhellt, kann das Krankheitsbild der Altersschwerhörigkeit sowohl anatomisch als auch klinisch nicht als eine Einheit angesehen werden. Vor allem fehlt uns die Kenntnis über die im Senium auftretenden Veränderungen des Gehirns und Zentralnervensystems nahezu vollständig. Anderseits sind auch unsere klinischen Unterscheidungsmöglichkeiten der als Aufbrauchkrankheit im weiteren Sinne aufzufassenden degenerativen Veränderungen an den vorgeschobenen Positionen des Gehörorgans (Ganglienzellen, Nervenfasern, Cortisches Organ) noch nicht geschlossen, sie gestatten aber immerhin einen gewissen Schluß auf die Veränderungen in diesen peripheren Teilen, was mithin als wesentlicher Fortschritt erkannt werden darf.

Was läßt sich über die Prognose der Altersschwerhörigkeit feststellen? So vielgestaltig das pathologisch-anatomische Bild der als Altersschwerhörigkeit ganz allgemein bezeichneten Hörausfälle, so ungleich muß auch der Prozeß gewertet werden. Wir haben es bei der Altersschwerhörigkeit schon auf Grund der uns heute bekannten Krankheitsveränderungen im Innenohr und am nervösen Apparat einerseits mit der Aufbrauchkrankheit im engeren Sinne dieses Wortes zu tun, anderseits aber mit vasodegenerativen Zuständen und endlich mit Veränderungen im Zentralnervensystem, seien sie primär-degenerativer oder sekundär-vasodegenerativer Art. Für alle diese Zustände kann ein hereditär-konstitutionelles Moment ohneweiters Geltung haben, es läßt sich aber weder aus dem Zeitpunkt des Eintretens der Altersschwerhörigkeit noch dessen zeitweiser geringerer oder stärkerer Progredienz mit Sicherheit der zukünftige Verlauf voraussagen. Hier werden noch viele klinische Erfahrungen und eingehendes Studium des vielgestaltigen Krankheitsprozesses notwendig sein.

Angesichts dieser unserer Kenntnisse über die Pathologie der Altersschwerhörigkeit mag es zunächst eigentümlich anmuten, die Frage der Therapie überhaupt anschneiden zu wollen. Alle die vielseitigen Maßnahmen, die man bei der Altersschwerhörigkeit zunächst zu dem Zweck ergriffen hat, um gleichzeitig vorhandenen Erkrankungen des schalleitenden Mittelohres wirksam zu begegnen, können wohl im strengeren Sinne des Wortes nicht als therapeutische Bemühungen um die Altersschwerhörigkeit bewertet werden.

In den letzten Jahren wurde aber doch versucht, der Altersschwerhörigkeit irgendwie therapeutisch zu begegnen. Vor 4 Jahren hat auf meine Anregung hin mein Assistent, Privatdozent Dr. Franz X. Koch* versucht, die Altersschwerhörigkeit durch Verabreichung von männlichem oder weiblichem Geschlechtshormon der Behandlung zuzuführen. Mit Recht bemerkt Koch einleitend, daß gleich von Anfang an kein totaler Erfolg erwartet werden konnte, es uns vielmehr daran lag, festzustellen, ob es überhaupt eine Möglichkeit gäbe, durch eine Hormonbehandlung das Hörvermögen oder aber zumindest die in vielen Fällen mit einhergehenden außerordentlich lästigen akzidentellen Ohrgeräusche irgendwie zu beeinflussen. Es ist richtig, daß man gerade bei der Beurteilung dieser Ohrgeräusche auf die Angaben der Kranken angewiesen ist, und ebenso richtig ist es, daß diese Angaben manchmal sehr überschwenglich gehalten werden.

Wir wissen, daß gerade die Sinnesorgane es sind, welche das Altern schon frühzeitig anzeigen. So wird im zunehmenden Alter bei verminderter Geschlechtsfunktion die Akkommodationskraft des Auges rasch nachlassen, und ähn-

---

* Z. Hals- usw. Hk., 42, 282, 1937.

lich sieht man ja an vielen Organen die Zeichen des Aufbrauches oder der Schwächung von einer gewissen Altersgrenze an. Unsere pathologischen Kenntnisse über die Altersschwerhörigkeit, die oben dargestellt wurden, lassen durchaus die Annahme zu, daß der reine Aufbrauch eine nicht zu unterschätzende Rolle spielt, und es ist theoretisch nicht von der Hand zu weisen, daß dieser Aufbrauch durch Ausfall hormonaler Momente im Alter begründet oder zumindest wesentlich gefördert wird. Von diesen theoretischen Erwägungen ausgehend, wurde nun eine ganze Reihe von Altersschwerhörigen und auch von Alternden mit vornehmlich subjektiven Geräuschen einer Verabreichung von männlichem oder weiblichem Geschlechtshormon ausgesetzt. Es fanden Anwendung das Proviron und Progynon, das Menformon, Erugon und Hombreol. Die Dosierung wurde bei dieser Hormonbehandlung sehr exakt überwacht. Das endokrine System ist, wie wir wissen, sehr verschieden ansprechbar, weshalb die Anfangsbehandlung unter größter Vorsicht eingeleitet werden muß, um einer zu frühen Gegenkörperbildung vorzubeugen. Die Präparate wurden intramuskulär zugeführt, anfangs jeden zweiten bis dritten Tag, später jeden fünften bis sechsten Tag. Die Ergebnisse dieser Hormonbehandlung ließen nun zunächst den Schluß zu, daß mehrfach b e s o n d e r s r a s c h d i e s u b j e k t i v e n Ohrg e r ä u s c h e v e r s c h w a n d e n, bis auf ganz wenige Versager; unter 20 Fällen konnten in einem Falle die subjektiven Ohrgeräusche nicht zum Schwinden gebracht werden. Eine kontrollweise mit Hormon behandelte luetische Innenohrschwerhörigkeit erwies sich dagegen als nicht beeinflußbar. Auffällig war, daß auch die Altersschwerhörigkeit selbst einer gewissen Besserung zugänglich war. Man konnte u. a. eine obere Tongrenze von c^4 auf c^5 oder in einem anderen Falle von c^6 auf c^7 einwandfrei steigen sehen. Auch für die Sprach- und Stimmgabelkontrolle waren einzelne B e s s e r u n g e n d e s G e h ö r s f e s t z u s t e l l e n. Diese Besserungen hielten durchschnittlich 1½ bis 2 Jahre an, manche viel länger, und in Fällen von Rezidiven genügten oft schon 3 Injektionen, um die wiedergekehrten Erscheinungen zum Schwinden zu bringen. Zu diesen therapeutischen Versuchen läßt sich nun abschließend etwa folgendes sagen: Es bestehen sicherlich Beziehungen vegetativ-humoraler Natur für die Bereitstellung der Sinnesorgane zu funktioneller Höchstleistung. Aus den geschilderten Resultaten geht hervor, daß Keimdrüsenhormone dabei eine Rolle spielen. Wie weit dies auf eine Wirkung dieses einzelnen Stoffes allein zurückgeht, entzieht sich vorderhand noch unserer Beurteilung; es ist wahrscheinlich, daß es nicht der alleinige Faktor sein muß, wenn auch ein maßgebender, wie der therapeutische Erfolg anzeigt; möglicherweise werden auch andere teils humorale, teils vegetative Teilfaktoren hier in die Waagschale fallen. Es kann aus der angeführten Behandlungsreihe geschlossen werden, daß in diesem Zusammenspiel eine auffallende Beziehung humoraler Keimdrüseneinflüsse zum Sinnesapparat besteht. Wir glauben, daß bereits gesetzte Veränderungen, wenn sie nicht zu schwerer Natur sind, mit anderen Worten, wenn sie noch reversiblen Charakter besitzen, auf diesem Wege zum Teil günstig beeinflußt werden können.

Literatur: Bezold: Einige weitere Mitteilungen über die kontinuierliche Tonreihe, insbesondere über die physiologische obere und untere Tongrenze. Z. Ohrenhk., 23, 254, 1892. — Cuperus und Zwaardemaker: Ueber das presbyakusische Gesetz an der unteren Tongrenze des Gehörs. Arch. Ohrenhk., 35, 299, 1893. — Fieandt und Saxén: Pathologie und Klinik der Altersschwerhörigkeit. Acta oto-laryng. (Schwed.), Suppl. XXXIII, 1937. — Koch, F. X.: Ueber Hormonbehandlung bei Innenohraffektion. Z. Hals- usw. Hk., 42, 282, 1937. — Mayer, O.: Das anatomische Substrat der Altersschwerhörigkeit. Arch. Ohr- usw. Hk., 105, 1, 1920. — Richter: Vergleichende Hörprüfungen an Individuen verschiedener Altersklassen. Arch. Ohrenhk., 36, 241, 1894. — Sporleder: Verhandlungsbericht. Arch. Ohrenhk., 47, 234, 1899. — Wittmaack: Weitere Beiträge zur Kenntnis der degenerativen Neuritis und Atrophie der Hörnerven. Z. Ohrenhk., 53, 1, 1907. — Zwaardemaker: Das presbyakusische Gesetz. Z. Ohrenhk., 24, 280, 1893. — Hofer, G.: Ueber Altersschwerhörigkeit. Med. Klin., H. 3.

Alterserkrankungen des Gehirns

Von

Professor Dr. **O. Pötzl**

Wien

Wer — wie ich — Gastein kennt und liebt, wird in seiner Erinnerung immer wieder zurückfinden zu der anmutigen Erscheinung, die eine Vase mit Rosen in Gasteiner Wasser bietet: Die Rosen halten sich im Gasteiner Wasser drei bis vier Wochen frisch, dreimal so lange als sonst. Wenn ich nun von den Alterskrankheiten des Gehirns sprechen soll, so drängt sich mir wieder diese Erinnerung auf: gibt es doch kaum ein Gebiet aus der Pathologie des Alterns, das so sehr auf Zusammenhänge zwischen dem A l t e r n d e r K o l l o i d e und dem A l t e r n d e r O r g a n i s m e n hinweisen würde, wie die Pathologie der senilen Involution des Gehirns. Dazu kommt weiter die Frage, ob es Einflüsse gibt oder ob solche wenigstens denkbar sind, die diese physikalisch-chemischen Alterserscheinungen des Organismus so aufhalten können, wie das Gasteiner Wasser das Welken der Rosen.

Von diesem Standpunkt aus werden Sie es verstehen, wenn ich meine Ausführungen mit der P a t h o l o g i e beginne und nicht mit der Klinik. Aus der Klinik der geistigen Veränderungen im Greisenalter will ich nur zur Erinnerung einige Punkte herausgreifen, die Ihnen gewiß bekannt sind: Die Charakterveränderungen und Stimmungsanomalien, die Störung der Merkfähigkeit und mit ihr die Störung der Erinnerung für die jüngste Vergangenheit, das

lebendige Auftauchen längst verjährter Jugenderinnerungen,
aber auch die zunehmende Störung der Orientierung im
Außenraum und die nächtlichen Delirien. Die letzteren hängen bekanntlich mit der im Greisenalter so häufigen Umkehrung der Schlafkurve zusammen, derzufolge der Schlaf
bei Tage erleichtert, in der Nacht erschwert und verkürzt
ist, ähnlich wie bei vielen postencephalitischen Zuständen.
Sodann spielt in die Delirien die Störung der Orientierung
und der Verlust aller Angelpunkte für die Gegenwart hinein, so daß frühere Situationen dazwischenkommen und
den Inhalt des Deliriums bilden; dazu kommt aber noch
ein dritter Faktor: die Bildung kleiner bewegter Halluzinationen im Raum (und auf der Haut), die ganz den Halluzinationen eines Delirium tremens gleichen, auch dann, wenn
der Kranke niemals ein Trinker war. Ich habe diese bekannten und geläufigen Züge des Krankheitsbildes der
Presbyophrenie bzw. der senilen Demenz herausgestellt, weil
gerade sie eine gewisse Parallele zu einschlägigen Befunden der Pathologie des senil veränderten Gehirns enthalten.

Ich zeige nun einige Bilder von jenem Grad der senilen
Hirninvolution, wie er mit s c h w e r e n Graden von senilen
Geistesstörungen parallel geht. Der Vergleich der Verbreitung der Atrophien im Hirnmantel führt zu einem wichtigen
Punkt: im allgemeinen sind Stirnhirn und Scheitelhirn besonders stark von der Atrophie befallen, weniger die Zentralregion. Dies gibt eine Uebereinstimmung in der Verteilung des Prozesses mit den gewöhnlichen Bildern der progressiven Paralyse, eine Uebereinstimmung, die schon A l z -
h e i m e r vermerkt hat und die neuerdings zu erbbiologischen Parallelbetrachtungen (P a t z i g) Anlaß gegeben hat.
Auf diesen Punkt wird später noch zurückzukommen sein;
vorläufig sei nur bemerkt, daß die hervorgehobene Uebereinstimmung scheinbar noch eingehender wird durch Betrachtung der atypischen Fälle: es gibt solche bei der Paralyse wie bei der senilen Demenz, in denen diese Verteilung
a n d e r s und im Sinne l o k a l i s i e r t e r, besonders stark
ausgeprägter Atrophien verschiedener Rindenregionen vor
sich geht; dies entspricht dem sogenannten L i s s a u e r -
schen Verlauf bei progressiver Paralyse, den erstmalig von
A. P i c k beschriebenen lokalisierten Atrophien mit Seelenblindheit, Aphasie usw. bei Fällen mit beginnender seniler
Demenz (ohne gefäßbedingte Herderkrankungen im Gehirn).
Natürlich besteht trotz dieser Parallele zwischen Paralyse
und seniler Demenz der grundlegende Unterschied, daß
die erstere mit entzündlichen Erkrankungen der Leptomeningen und Gefäßmäntel einhergeht, die letztere nicht; aber
auch für die Paralyse gilt bekanntlich, daß die wichtigste
und folgenschwerste Veränderung nicht die meningeale Ent-

zündung, sondern die P a r e n c h y m erkrankung der Hirnrinde ist.

Ich zeige weiter das histologische Bild einer Großhirnrinde aus Scheitellappenregionen, wie sie etwa der gezeigten makroskopischen Atrophie entsprechen würden. Sie
sehen (bei mittlerer Vergrößerung im Silberpräparat) eine
Menge rundlicher, durch Silberimprägnation schwärzlicher
Flecken, die sich fast ausschließlich in den äußeren Schichten der Großhirnrinde (besonders in der dritten Schicht)
häufen. Es sind dies die bekannten senilen Plaques, die,
erstmalig von R e d l i c h gefunden, aber nicht richtig gedeutet, seit den Untersuchungen von O. F i s c h e r Gegenstand eines besonderen Interesses der Neuropathologen bis
zur Gegenwart geblieben sind. R e d l i c h hatte sie für das
Substrat epileptischer Anfälle im Greisenalter gehalten, was
vielleicht nicht ganz unrichtig, aber viel zu spezialisiert ist.
Epileptische Anfälle sind bei diesem Hirnbefund selten;
der Befund der Plaques in der senilen Großhirnrinde ist
aber so häufig, daß man ihn lange Zeit als ganz charakteristisch für die p a t h o l o g i s c h e senile Involution des
Gehirns gehalten hat, wie sie der P r e s b y o p h r e n i e
parallel geht; als P r e s b y o p h r e n i e bezeichnete man
jenen Verlauf der senilen Geistesstörungen, in dem nächtliche Delirien und die Störung der Merkfähigkeit (also
Korsakowsche Symptome) vorherrschen. Die letztere Meinung hatte O. F i s c h e r vertreten, der in seinen ausgedehnten Untersuchungen solcher Fälle durchgängig diese
Plaques fand, in den Gehirnen „normaler" Greise hingegen
nicht. Die weitere Forschung hat allerdings auch diese
Anschauung F i s c h e r s einer Revision unterzogen (v. B r a u n-
m ü h l, G e l l e r s t e d t u. a.): Es hat sich gezeigt, daß eine
große Häufung von solchen Plaques wohl bei den bezeichneten senilen Psychosen die R e g e l ist, daß es aber auch
Ausnahmefälle gibt, in denen Plaques fehlen und die doch
schwere psychische Störungen der angedeuteten Art auf-
wiesen. Anderseits sind diese Plaques (D r u s e n) auch
in den Gehirnen von Greisen, die keinerlei psychische
Anomalien dargeboten hatten, „nicht so selten, wie man
gemeint hatte" (G e l l e r s t e d t). Für ihre diagnostische
Bedeutung gilt heute etwa folgende Formel: Das r e i c h-
l i c h e Vorhandensein solcher Drusen in der Großhirnrinde berechtigt b i s z u e i n e m g e w i s s e n G r a d e
die Annahme, daß senile Geistesstörungen (nicht gerade Presbyophrenie) bestanden haben, während das Fehlen dieser
Drusen n i c h t berechtigt, dies auszuschließen. Dasselbe
gilt von der noch zu besprechenden A l z h e i m e r schen
Fibrillenveränderung, die mit dem Befund der Drusen eng
verkoppelt ist. Der Hinweis auf diese Verhältnisse ist ärzt-

lich und forensisch wichtig, z. B. für die Beurteilung bei
angefochtenen Testamenten usw.

Die stärkere Vergrößerung zeigt Ihnen die S t r u k t u r
dieser Drusen, die, soweit sie hier dargestellt sind, zur
Gänze aus a r g e n t o p h i l e r Substanz bestehen. Sie sehen
mehrere Typen, so den „Radspeichentypus", vor allem aber
Bilder, in denen sich die Drusen teils aus körnigen, teils
aus fädigen Gebilden zusammensetzen, zum Teil auch eine
Art Kerngebilde aufweisen; es ist dies die Form, die zuerst
O. F i s c h e r beschrieben hat und deren entfernte Aehnlichkeit mit Aktinomycesdrusen er durch die Bezeichnung festgelegt hat: S p h a e r o t r i c h i a c e r e b r i m u l t i p l e x;
natürlich sind die senilen Drusen ungleich größere Gebilde
als Aktinomycesdrusen. Anfangs wurde sogar an eine para-
sitäre Natur dieser Drusen gedacht; aber bald zeigte sich,
daß davon keine Rede sein kann.

Die nächstliegende Auffassung über die Natur dieser
Gebilde — ich habe sie seit 1922 in meinen Vorlesungen
vertreten — ist, daß es sich hier um elektrische Entladun-
gen von Hirnkolloiden handelt, also um Erscheinungen
von Ausflockung oder Präzipitation an bestimmten Stellen
des interstitiellen Gewebes; diese Stellen wirken ähnlich
wie Keime in einer übersättigten Lösung; demgemäß handelt
es sich, wie ich einleitend vorweggenommen habe, um das
A l t e r n v o n K o l l o i d e n. Die auffallende Tatsache, daß
diese argentophilen Drusen (mit wenigen Ausnahmen) nur
in der Großhirnrinde, in dieser aber so reichlich und
häufig sich finden, hängt mit der protoplasmatischen Be-
schaffenheit der Makroglia gerade in der Großhirnrinde zusammen, also mit einer Struktur, deren besondere Empfindlichkeit gegen elektrische Entladung leicht angenommen
werden darf. Immerhin erscheint dies vielleicht zunächst
nur wie ein vager Vergleich; unabhängig davon hat erstmalig v. B r a u n m ü h l in grundlegenden Versuchen und
histo-pathologischen Forschungen seine eigene, im ganzen mit der vorstehend geäußerten Vermutung überein-
stimmenden Anschauungen objektiv erhärtet.

v. B r a u n m ü h l hat einerseits viele gestaltliche Eigenheiten dieser Drusen (K e r n h o f und K r a n z, zuweilen
selbst auch eine radiäre Zeichnung) dadurch nachbilden
können, indem er eine alte 10%ige Kupfersulfatlösung in
eine 10%ige Lösung von gelbem Blutlaugensalz eintropfen
ließ; anderseits schuf er eine neue Silbermethode, die
besonders klare und prägnante Bilder liefert und noch eine
besondere Form von „Primitivplaques" nachwies, Gebilde,
die eine Aufhellung im Zentrum und eine Aussparung im
Grundgewebe mit gezackten argentophilen Rändern zeigen.
Die Untersuchungen von v. B r a u n m ü h l ergaben viele

Anhaltspunkte dafür, daß die Drusen, einmal ausgefällt, nicht wachsen und daß schubweise ein gleichzeitiges Entstehen vieler Drusen für den Verlauf des Prozesses anzunehmen ist. v. Braunmühl gebraucht den Ausdruck Synäresis (Graham) für das, was früher gewöhnlich als Hysteresis bezeichnet worden war, also für Dehydratisierungsvorgänge in der dispersen Phase der hier gegebenen kolloiden Systeme, die zu einer Entmischung und zu Fällungen führen.

Von der Protoplasmahysteresis als Vorgang des Alterns hatte bekanntlich zuerst Ružička gesprochen und eine entsprechende Serumreaktion darauf aufgebaut. v. Braunmühl hat diese Idee auf das alternde Gehirn angewendet: dieses „verliert wohl in individuell wechselndem Maß die Fähigkeit, andere kolloide Stoffe, also auch Stoffwechselschlacken, in Lösung zu halten. Laufen die Verdichtungsvorgänge im kolloidalen System aus anlagemäßigen Gründen noch fehl ab, so mehren sich wohl auch die verschiedenartigen Abbauprodukte und gelangen in erhöhtem Maße zur Ausfällung" (v. Braunmühl). Ueber die Natur des in den Drusen gegebenen ausgefällten Hauptstoffes ist damit noch nichts festgelegt worden; seine Argentophilie sprach natürlich von vornherein für die Eiweißnatur.

Mit diesem Problem hat sich in den letzten Jahren besonders Divry (Lüttich) befaßt. Er fand unter 35 untersuchten Fällen 30mal Plaques auch in den vegetativen Kernen des Hypothalamus (Nucl. supraopticus, Paraventricularis, Tuberkerne usw.), teilweise auch an denselben Orten die Alzheimersche Fibrillenveränderung; in 27 Fällen fand er reichlichst Drusen in der Hirnrinde; nur in 2 Fällen (von seniler Demenz) fehlten sie gänzlich. Da die Kerngebilde solcher Drusen Metachromasie mit Methylviolett, Jod-, Jodschwefelsäure- und Kongorotreaktion gaben, erklärt Divry diese Kerngebilde als Amyloid. In letzter Zeit fand er (durch Anwendung von Eisenchlorür und Schwefelsäure im Schnitt) an denselben Gebilden eine Reaktion im Sinne von Tryptophan. Die „Substance trichosique", der körnige und fädige Anteil der Plaques, dessen Aehnlichkeit mit Aktinomycesfäden und -keulen O. Fischer beachtet hatte, zeigt nach Divry Analogien zum Fibrinogen A des Blutserums nicht nur durch die starke Argentophilie, sondern auch durch eine Tryptophanreaktion. Sie erscheint aller Wahrscheinlichkeit nach als Niederschlag im interstitiellen Milieu. Divry hält die Niederschläge in Gewebsmaschen bzw. an Gewebsstrukturen, die in drusenreichen Gehirnen häufig vorkommen, für Präzipitate im Sinne von Letterer oder für eine Ausflockung von Plasmakolloiden. Zwei Faktoren können daran beteiligt sein: eine Alteration des interstitiellen Milieu durch Stoffwechselstörungen und die kolloidale Labilität im Alter.

Was den ersteren Faktor betrifft, so fand d i M a u r o (1937) bei acht untersuchten Kranken mit seniler Demenz eine mangelnde Gleichmäßigkeit der Zuckerkurve mit Hypo- und Hyperschwankungen bis zu $2^0/_{00}$ in einzelnen Fällen; er bezog sie auf eine mangelnde Stabilität des neuro-hormonalen Systems und hielt sie für pathogenetisch wichtig. Die vorhin zitierten Grundanschauungen R u ž i č k a s konnten, soweit sie von einer Abnahme der Wasserstoff-ionenkonzentration in den Zellen handeln, die mit zunehmendem Alter eintrete, von L e h o t z k y an Hirnemulsionen nicht gestützt werden. Die Untersuchungen dieses Autors sprechen für eine primäre Rolle einer Atrophie der Nebennierenrinde beim Prozeß des Alterns, während die übrigen Störungen endokriner Drüsen eher sekundär sein sollen. Was den zweiten Faktor, also die Labilität der Hirnkolloide, betrifft, so haben B ü r g e r - P r i n z und J a - k o b bei ihren histo-pathologischen Untersuchungen besonders die Frage berücksichtigt, ob die verschiedenen Drusenformen innerhalb desselben Falles sich vorfinden, was in vielen Fällen zutraf, oder ob es auch Fälle gibt, in denen ein bestimmter Typus der Drusen (z. B. etwa der Radspeichentypus o d e r der fädige Typus) überwiegt. In der Tat fanden sich Fälle mit besonderem Ueberwiegen je einer der genannten Typen. Dies rechtfertigte abermals den Schluß auf das Vorkommen einer gleichmäßigen und vielleicht auch gleichzeitigen, bestimmt gearteten Ausfällung über weitere Partien, eventuell über den ganzen Hemisphären-mantel; es spricht also auch in dem Sinne der Anschauungen v. B r a u n m ü h l s, daß die Drusen, einmal gefällt, nicht mehr wachsen, und daß es im klinischen Verlauf „Drusenschübe" gebe.

Wenn also nach D i v r y der zentrale Teil vieler Drusen mit jener Eiweißsubstanz identisch ist, die von alters-her als A m y l o i d bezeichnet wird, so weisen die hervor-gehobenen Punkte doch auf Besonderheiten der Drusenbil-dung hin, die sie von der amyloiden Degeneration anderer Organe unterscheidet (Wachstum der amyloiden Nieder-schläge in anderen Organen!). G e l l e r s t e d t hat übri-gens Amyloid in anderen Organen des senilen Organismus nachgewiesen; D i v r y s Untersuchungen sprechen auch für die amyloide Natur von Niederschlägen innerhalb der Ganglienzellen, die an der A l z h e i m e r s c h e n F i b r i l-l e n v e r ä n d e r u n g Anteil haben; er weist auf diese Be-sonderheit hin, da das Amyloid ja in aller Regel inter-stitiell sich vorfindet. Ich zeige hier noch die A l z h e i m e r-sche Fibrillenveränderung mit ihren verklumpten, zusammengebackenen Neurofibrillen; ich wiederhole, daß diese Fibrillenänderungen und die Drusen in aller Regel (f a s t ausnahmslos) zusammen vorkommen und zusammen im Befund seniler Gehirne fehlen. Man darf also die A l z - h e i m e r sche Veränderung als Ausdruck analoger Fällungs- vorgänge i n n e r h a l b d e r G a n g l i e n z e l l e n und des nervösen Apparates betrachten, wie es die D r u s e n i n - n e r h a l b d e s g l i ö s e n A p p a r a t e s sind. Mit dem Amyloid haben übrigens die Drusen noch das eine gemein- sam, daß sie keine oder wenige Reaktionen der umliegen- den Zellen verursachen. B ü r g e r - P r i n z und J a k o b fanden zuweilen Mikrogliawucherung um die Drusen, viel häufiger aber nicht; sie schließen demgemäß auf verschie- dene Reaktionsbereitschaft der Mikroglia bei verschiedenen senilen Gehirnen; v. B r a u n m ü h l zeigte, daß benachbarte Ganglienzellen z. B. besonders argentophil inkrustiert wer- den und so in die Plaques sich einbeziehen usw.

Wenn es also nach einer immerhin wohlbegründeten Ansicht „Drusenschübe" im Verlauf der senilen Involution der Großhirnrinde gibt, so bleibt die Frage noch unbeant- wortet, welche klinischen Phasen und Symptome solchen Drusenschüben zuzuordnen sind. Wenn auch die zitierte Auffassung von O. F i s c h e r, die schon besprochen wor- den ist, auf keinen Fall r e s t l o s gilt, so ist vielleicht doch auch heute noch anzunehmen, daß Schübe mit Delirien und Korsakow-artigen Störungen der Merkfähigkeit in einer grö- ßeren Anzahl von Fällen diese klinischen Phasen bezeich- nen. Da sich Drusen — wenn auch quantitativ in ungleich geringerem Maße — auch im normalen Greisenalter fin- den, wäre daran zu denken, ob nicht auch in solchen Fällen besondere Episoden von stärkeren Gedächtnisstörun- gen und vor allem Schlafstörungen solchen Phasen ent- sprechen. Der Befund von D i v r y weist darauf hin, daß in einschlägigen Fällen immer auch der Hypothalamus in Silberpräparaten untersucht werden soll. Besonders geeignet, um solche — vorläufig nur zu vermutenden — Zusammen- hänge zu erweisen bzw. zu widerlegen, wären jene Fälle, in denen senile Delirien erstmalig nach einer Operation (z. B. einer Staroperation) oder nach einem Trauma (etwa einer Schenkelhalsfraktur) bei einem bis dahin geistig rüstig ge- wesenen Greis erstmalig eintreten und die Krankheit letal verläuft. Es wäre gerade in solchen Fällen von Inter- esse, zu sehen, ob der Hirnbefund auch hier dafür spricht, daß schon mehrere „Drusenschübe" stattgefunden hätten oder noch keiner usw. Bekanntlich sind die so charakteri- sierten Fälle eines Beginnes von Presbyophrenie zum Teil auch im Verlauf dadurch ausgezeichnet, daß zuweilen nach Erholung die presbyophrenen Symptome wieder auf Monate zurücktreten; diese Fälle werfen also auch die Frage auf, ob der Arzt tatenlos oder nur mit symptomatischer Behandlung, wie z. B. mit Behandlung der Schlafstörung den ersten Entwicklungen presbyophrener Symptome zuzusehen gezwungen ist, oder was etwa hier versucht werden kann.

Die Fälle, in denen sich die Drusen bei geistig rüstig und leistungsfähig verbliebenen Greisen gezeigt haben, verdienen hier auch insofern eine besondere Berücksichtigung, als sie auf eine gewisse Unstimmigkeit zwischen Morphophysiologie und Psychopathologie des Greisenalters hinweisen. Die geistige Rüstigkeit erscheint hier fast vergleichbar einer unterkühlten Schmelze oder einer übersättigten Lösung, bei der das Einbringen eines Kristallkeimes ein radikales, plötzliches Aendern des ganzen Aggregatzustandes bewirken kann. Die Fernhaltung solcher Keimwirkungen, also die Prophylaxe, mag das Gasteiner Wasser und die Gasteiner Kur bewirken, ähnlich wie das Frischhalten der Rosen; auf die „verjüngenden" Prozeduren, etwa der Dopplerschen Operation, hier besonders einzugehen, muß ich mir versagen. Die Frage ist nur, welche Maßregeln etwa sinnvoll sind, wenn man daran denkt, in einzelnen Fällen jene Verschiebung zum Teil wieder rückgängig zu machen, die den Sprung vom scheinbar geistigen rüstigen Greisenalter zur klinisch manifesten Presbyophrenie verursacht.

Aus dem vorhin Ausgeführten geht hervor, daß Behandlungen mit Cortin oder mit Corticosteron in erster Linie dafür in Betracht kommen; nur werden sie wohl lange Zeit, etwa durch 2 bis 3 Monate fortgesetzt werden müssen. Die Behandlung mit Injektionen des Vitamin B-Komplexes kann damit verbunden werden, weil ja häufig senile Neuritis besteht und diese Behandlung schon deshalb angezeigt ist. Da übrigens gerade bei der Presbyophrenie die Aehnlichkeit der Delirien und des Korsakow mit alkoholisch-polyneuritischen Psychosen ins Auge fällt und Behandlungen mit hohen Dosen des B-Komplexes bei den letztgenannten alkoholischen Psychosen entschieden wirksam sind, ergibt sich ein weiterer Grund, diese Kombinationen (etwa in intermittierenden Behandlungen) zu versuchen. Naturgemäß wird man in der Bewertung der etwaigen Ergebnisse vorsichtig und kritisch sein müssen.

Nach meinen eigenen Erfahrungen sind Insulinmastkuren, die ich in solchen Fällen wiederholt versucht habe, unwirksam; die erwähnte Labilität der Zuckerkurve scheint auch theoretisch eher gegen solche Versuche zu sprechen. Bei weiblichen Presbyophrenen ist wiederholt an einem mir zugänglichen Krankengut Follikelhormon in höchsten Dosen angewendet worden, in den mir bekannten Fällen ohne jeden bemerkbaren Erfolg. Neuerdings wurde (von D. E. Weiß) Animasa empfohlen (also Präparate aus Muscularis der Gefäßwand) und über gute Erfolge berichtet. Ich selbst habe darüber noch keine eigene Erfahrung, empfehle aber die Anwendung als Versuch für beginnende Fälle. Nur muß hier eine theoretische (nicht praktisch anzuwendende) Einschränkung gemacht werden: Animasa ist als Mittel angegeben worden, Arteriosklerose zu beeinflussen; Hirnarteriosklerose und die parenchymatöse Veränderung der Presbyophrenie, die ich hier besprochen habe, sind aber zwei grundsätzlich verschiedene Prozesse. Darauf wird noch später eingegangen werden müssen.

Was die symptomatische Behandlung der beginnenden senilen Geistesstörung betrifft, so ist vor allem die Schlafstörung und mit ihr die nächtlichen Delirien ein Hauptpunkt, der sich in der Regel sehr schwierig gestaltet. Daß hier leicht lösliche Schlafmittel mit Hauptwirkung auf die Großhirnrinde vor allem in Betracht kommen, also Paraldehyd 5·0, Amylenhydrat (in Klysmen, 4·0), versteht sich von selbst. Barbitursäurederivate sind zumeist nur in der bekannten Kombination mit Phenacetin (also z. B. als Somnacetin) wirksam und zulässig. Alkohol am Abend ist hier nicht verboten, sondern, namentlich schwarzes Bier, ein bekanntes, oft gut wirksames Hausmittel für den Schlaf. Im ganzen wird sich aber die Behandlung sehr individuell gestalten müssen; Grundsatz wird sein, den greisen Kranken so lange wie möglich in seiner gewohnten Umgebung zu belassen, da bekanntlich schon eine einschneidende Milieuveränderung hier Katastrophenreaktionen zur Folge haben kann. J. Lange, Grünthal u. a. weisen darauf hin, daß die Kranken so lange wie möglich ihre Gehfähigkeit pflegen müssen, indem sie zur Körperbewegung angehalten werden sollen, da sie sonst früher, als es sein muß, das Gehen geradezu verlernen. Auch das Bett halten die Kranken lange rein, wenn eine entsprechende achtsame Pflege sich mit ihnen befaßt, wie eben mit kleinen Kindern. Die forensische Bedeutung mancher beginnender Presbyophrenien (Sexualdelikte, kleine Diebstähle usw.) kann ich hier nur streifen. Es ist seit langem psychiatrische Gepflogenheit, wenn solche Delikte als Zeichen einer eklatanten Charakterveränderung sich erstmalig im Greisenalter einstellen, eine beginnende senile Geistesstörung anzunehmen bzw. anzuerkennen.

Ich habe im vorigen aus der Hirnpathologie der senilen Involution gerade die Drusen und die Alzheimersche Fibrillenveränderung besprochen, weil sie ein augenfälliges Test sind für die Vorgänge, die hier zu vermuten

sind. Ich komme aber jetzt darauf zurück, daß dieses Test
zwar richtig bewertet werden darf, wo es vorhanden ist,
daß es aber nicht immer vorhanden sein muß. In den Fällen,
in denen es fehlt, finden sich zumeist besonders ausgedehn-
tere Ausfälle von Ganglienzellen, ebenfalls in den oberen
Schichten der Großhirnrinde, zumal in der 3. Schicht; ter-
minale Bilder dieser Art zeigen dann überhaupt nur mehr
die 2. Schicht und die 7. Schicht als zusammenhängende
Bänder (G r ü n t h a l), während alle übrigen dazwischen-
liegenden Schichten die schwersten Ausfälle aufweisen. Dieser Auflösungsprozeß leitet sich zum großen Teil ein mit
einer Blähung der Ganglienzellen, die in ihrem Innern argen-
tophile Körnchen enthalten (v. B r a u n m ü h l, G r ü n t h a l
u. v. a.), ein Befund, der als charakteristisch bewertet wird.
Wo er vorherrscht, fehlen häufig Drusen und Fibrillenveränderungen im Sinne der A l z h e i m e r schen Bilder;
die schichtenmäßige Verteilung des Prozesses aber scheint
darauf hinzuweisen, daß analoge L ö s u n g s vorgänge wie
bei der erstgeschilderten Art der Prozesse hier sich innerhalb der Ganglienzellen abspielen. Die Verteilung ist oft so,
daß einzelne zellarchitektonisch einheitlich gebaute Rindenfelder schwer gelichtet sind, während benachbarte Rindenfelder von denselben Veränderungen weitaus mehr verschont bleiben. Dies ergibt bereits einen Uebergang zu jenen
Sonderformen der Hirninvolution, die heute als P i c k sche
Krankheit bezeichnet werden, in Anlehnung an die eingangs erwähnte, erstmals von A. P i c k beschriebene lokalisierte Hirnatrophie bei senilen Störungen, die sich klinisch
in Herderscheinungen offenbaren („apperzeptive Blindheit"
bei vorwiegender Erkrankung parokzipitaler und parietaler
Rindenfelder, A. P i c k; Aphasien von Schläfenlappencha-
rakter, A. P i c k, S t e r t z; ideomotorische Apraxie und
Echolalie, S t r a n s k y u. a.). Die Pathologie solcher Fälle
— namentlich einer v o r z e i t i g e n —, oft schon im
5. Lebensdezennium, in einzelnen Fällen noch früher ein-
setzender Hirninvolution wurde in den letzten zwei Dezennien fast in allen Ländern besonders eifrig studiert, zumal sich Verhältnisse zeigten, die auf E r b b e d i n g t h e i t
dieser Prozesse hinwiesen. Die Ergebnisse der Untersuchungen haben (für die meisten Autoren) etwa folgenden Standpunkt ergeben: Gerade bei den vorzeitig auftretenden und
bei den deutlich lokalisierten Atrophien hat sich eine Son-
derung in jene zwei Typen schärfer durchführen lassen,
von denen vorhin die Rede war. Man unterscheidet darum
heute einerseits als A l z h e i m e r sche Krankheit jene Befunde, in denen Drusen und A l z h e i m e r sche Fibrillenveränderungen den größtmöglichen Höhepunkt erreichen.
Solche Befunde haben sich (etwa — ganz vereinzelt —

vom Ende des 3. Lebensdezenniums an) bis ins späte Alter vorfinden lassen; ihre Klinik enthält epileptiforme Anfälle, Geistesschwäche bis zur tiefsten Verblödung, wechselnde Herderscheinungen; man kann sie für das diagnostische Bedürfnis des praktischen Arztes einigermaßen dahin charakterisieren, daß man sagt, es handle sich um Fälle, die eine Paralyse täuschend imitieren können, aber serum- und liquornegativ sind. Durch Lufteinblasung wurden die lokalisierten Atrophien auch intra vitam bis zu einem gewissen Grade dargestellt. Diesem Befund und Verlauf stellt man unter dem Namen der P i c k schen Krankheit (G a n s, K a h n, S p a t z, Karl S c h n e i d e r u. a.) Hirnbefunde gegenüber mit makroskopisch deutlichen Schrumpfungen, die besonders das Orbitalhirn und fast stets zugleich mittlere basale Teile des Schläfenlappens einnehmen und makroskopisch schon aufs deutlichste sichtbar sind. Ammonshorn und Querwindung der ersten Schläfenwindung bleiben dabei verhältnismäßig verschont; am stärksten geschrumpft ist der Schläfenpol. Die Verteilung der Veränderungen ist oft asymmetrisch, in einer Hemisphäre weit stärker ausgeprägt. Die Histo-Pathologie dieser Fälle ergibt keine Drusen, keine A l z h e i m e r sche Fibrillenveränderung, sondern maximale Auflösungen der Ganglienzellen mit Ausnahme der 2. und 7. Schicht (wobei die 4. Schicht oft lange erhalten bleibt), also Bilder, wie sie vorhin erwähnt worden sind. Besonders charakteristisch unter den (mannigfachen) pathologischen Zellen und ihr Gehalt an argentophilen Kugeln. v. B r a u n - m ü h l und von G r ü n t h a l beschriebene Blähung der Zellen und ihr Gehalt an argentophylen Kugeln. v. B r a u n - m ü h l hat denselben Befund auch an der Lissauer-Paralyse gefunden, was wieder für eine innere Verwandtschaft der Parenchymerkrankung bei der progressiven Paralyse und bei dieser „P i c k schen Krankheit" in Anspruch genommen wurde. Das Auftreten dieser Krankheit an Geschwistern, auch an eineiigen Zwillingen, wurde wiederholt beschrieben. K l i n i s c h nimmt diese sogenannte P i c k sche Krankheit einen eigenartigen Verlauf, den Karl S c h n e i d e r, der etwa 20 Fälle bis 1927 beschrieben hat, in drei Stadien einteilt: Für die erste Stufe sei eine triebhafte Hemmungslosigkeit mit läppischem Benehmen, Anfällen von Lachen und Weinen, Polyphagie, Stereotypien charakteristisch, ohne daß noch schwerere geistige Störungen beobachtet werden können. In der zweiten Stufe komme eine Störung der höheren geistigen Fähigkeiten (Kombination, Urteilsbildung, Situationsverständnis, Aufmerksamkeit) bei Zunahme der Stereotypien und beginnender Apathie. Die dritte Stufe lasse vor allem bei den Stirnhirnfällen die Antriebsstörungen so hochgradig werden, daß seelische

Aeußerungen kaum mehr möglich sind. Die Krankheit beginnt in der Mehrzahl der Fälle nach dem 40. Jahr, kann aber schon um das 30. oder anderseits erst nach dem 70. Jahr auftreten. Die Dauer schwankt von 2 Jahren bis über 10 Jahre. Der Ausgang ist oft durch schwere Störung des extrapyramidalen Nervensystems körperlich gekennzeichnet. Es gibt Fälle, die rasch und intensiv zu Ende gehen, und andere, die langsam und schleppend verlaufen.

Der holländische Autor G a n s hat das Verdienst, zuerst eine Gruppe von Fällen dieser Art hervorgehoben zu haben; er hat bei der anatomischen Untersuchung an ihnen das Fehlen der Drusen und A l z h e i m e r schen Fibrillenveränderung konstatiert und als Besonderheit die hochgradige lokalisierte Atrophie eines an der Mediane der Stirnlappen gelegenen Rindenfeldes hervorgehoben, das sich mit einem zellarchitektonisch einheitlich gebauten Rindenfeld deckt. Weitere Befunde, namentlich von S p a t z, haben besonders häufig das Orbitalhirn und die Schläfenlappenbasis hochgradig atrophisch gefunden. Man bezeichnet jetzt nur diese Gesamtheit von Krankheitserscheinungen und pathologischen Veränderungen als P i c k sche Krankheit. Diese Benennung muß beibehalten werden, obgleich die von P i c k selbst seinerzeit beschriebenen Fälle nicht diesem Typus angehören, sondern dem anderen Typus, der jetzt als A l z - h e i m e r sche Krankheit bezeichnet wird. Daß insbesondere das von P i c k beschriebene Syndrom von Seelenblindheit oder Aphasie mindestens großenteils mit Drusen und Fibrillenveränderungen einhergeht und daß deren Verteilung in einzelnen Rindenfeldern gehäuft, in anderen (so z. B. in der Arca striata, der engeren Sehrinde) sehr spärlich ist, haben Untersuchungen von mir sowie von H o r n und S t e n g e l gezeigt. Dies betrifft aber nur eine Benennungsfrage, da die beiden einander gegenübergestellten Typen wirklich scharf gesondert sind, und es namentlich bei dem jetzt als P i c k sche Krankheit zu bezeichnenden Typus immer noch fraglich ist, ob er wirklich der Gesamtheit der senilen Hirninvolutionen einfach zuzurechnen ist oder ob er als eine Heredodegeneration von eigenartiger systematischer Verteilung (etwa in seiner Art der H u n t i n g t o n schen Chorea vergleichbar) aufzufassen ist.

Eine Aehnlichkeit mit der H u n t i n g t o n schen Chorea ist in einzelnen Fällen der P i c k schen Krankheit durch die Degeneration der kleinen Zellen im Schweifkern (manchmal n u r in diesem, nicht in sonst gleich gebauten Putamen; G r ü n t h a l) gegeben; doch handelt es sich n u r um eine A e h n l i c h k e i t. Vereinzelte Autoren (F e r r a r o und J e r v i s) sprechen sich immer noch gegen die heredodegenerative Natur der P i c k schen Krankheit aus, spre-

chen von einer eigenartigen präsenilen K o n d i t i o n, in
der angiospastische Faktoren eine Rolle spielen sollen.
Es mag auch solche Fälle geben; für eine relativ große
Zahl von Beobachtungen aber ist die Erbbedingtheit wohl
klar; in einzelnen Fällen konnte ein dominanter Erbgang
vermutet werden. V e r h a a r d will gefunden haben, daß
(in Niederländisch-Indien) bei den Chinesen und Malaien
senile Demenz nicht selten sei, ebenso P i c k sche Krankheit, während er A l z h e i m e r sche Krankheit an diesen
Völkern nicht habe finden können. Er vermutet Stoff-
wechseleigentümlichkeiten als Ursache, die rassisch bedingt
seien. Bei der relativen Seltenheit der A l z h e i m e r schen
Krankheit scheinen mir solche Behauptungen immerhin noch
recht unsicher zu sein; ich registriere sie hier nur als
Ausdruck des allgemein vorhandenen Bestrebens, die beiden bezeichneten Typen voneinander zu sondern.

Allgemeinärztlich haben diese beiden Typen zunächst
wohl nur ein kasuistisches und diagnostisches Interesse, zumal sie sich bisher als therapeutisch unbeeinflußbar darstellen. Ihre Eigenart führt aber hinüber zur Betrachtung
der Erbfaktoren überhaupt, soweit solche für die senile
Hirninvolution i m a l l g e m e i n e n in Betracht kommen,
für jene Grade bzw. jene Art, wie sie die Begleiterschei-
nung der Presbyophrenie und der senilen Demenz sind.
Daß sich d i e s e senile Hirninvolution von der normalen
Involution des Seniums nur graduell unterscheidet, wurde
vorhin schon für Plaques und Fibrillenveränderung besprochen. Nach den sehr ausgedehnten und mustergültigen Untersuchungen von G e l l e r s t e d t an Gehirnen psychisch un-
auffälliger Greise gilt dies aber auch für den Ausfall von
Ganglienzellen, der auch in solchen Gehirnen oft s t r e c k e n -
w e i s e zu finden war. Neuerdings hat P a s q u a l i n i das
Gehirn eines 99jährigen, geistig rüstigen Greises untersucht und Vergleichsbefunde an senil Dementen gegen-
übergestellt; er fand keinen Unterschied in den Plaques,
aber bei seniler Demenz ungleich mehr Ausfälle an
Ganglienzellen, sowie Störungen und Verwirrung der Schich-
tung. So schließt er auf einen Involutionsprozeß, dem
jedes Gehirn früher oder später anheimfällt, der aber bei
gewissen Individuen auf Grund besonderer, zum Teil erb-
bedingter Momente t i e f e r g r e i f e n d e Veränderungen
hervorruft.

Die Frage nach diesen erbbedingten Momenten hat
neuerdings P a t z i g in einer großangelegten Betrachtung
aufgegriffen. Er kommt zu der Arbeitshypothese, daß Menschen mit der Anlage zur senilen Demenz im Falle einer
syphilitischen Infektion bevorzugt an progressiver Paralyse
erkranken. Sippentafeln stützen diese Arbeitshypothese.

Außer solchen von P a t z i g selbst liegen hierüber Beobachtungen von S c h o t t k y u. a. vor. T r o e g e r hatte unter Eltern von 100 Paralytikern eine gegenüber der Durchschnittsbevölkerung erhöhte Prozentzahl von seniler Demenz gefunden. H. L. W e i n b e r g e r hatte statistisch ermittelt, daß Geschwister von senilen Dementen im allgemeinen nicht älter werden als eine Durchschnittsbevölkerung. Daraus ist zu schließen (P a t z i g), daß die Erbfaktoren, die für die senile Demenz von Bedeutung sind, von den Erbfaktoren, die für die Erhöhung des Lebensalters in Betracht kommen, g e t r e n n t werden müssen. Die Erblichkeit der senilen Demenz haben W e i n b e r g e r und F. M e g g e n d o r f e r nachgewiesen; u. a. hat P a t z i g ein konkordantes eineiiges Zwillingspaar mit seniler Demenz beschrieben. M e g g e n d o r f e r hatte schon festgestellt, daß bei Trinkern die senile Demenz durchschnittlich um etwa 12 Jahre früher auftritt. Dasselbe gilt für die Paralyse. Für die senile Demenz hatte M e g g e n d o r f e r einen dominanten Erbgang oder das Zusammenwirken zweier oder mehrerer verschiedener, wahrscheinlich dominanter Erbanlagen angenommen.

Die — hier bereits besprochenen — Befunde bei seniler Demenz, A l z h e i m e r scher Krankheit, P i c k scher Krankheit und bei progressiver Paralyse im einzelnen heranziehend, kommt P a t z i g zu der Vermutung, daß ihnen allen die (zum Teil erbbedingte) Neigung zu synäretischen, hysteretischen Prozessen im Zentralnervensystem gemeinsam sei. Auf Grund des „genetischen Hirnmusters", d. h. der topischen Bereitschaft komme es im Anschluß an die Hysterese zu dem (diffusen oder mehr lokalisierten) Parenchymschwund in der Großhirnrinde. Plaques finden sich, wenn auch nur in vereinzelten Fällen, auch bei der senilen progressiven Paralyse (J a k o b). P a t z i g neigt dazu, in diesen senilen Paralysen „gewissermaßen den Uebergang" zu sehen, „zu den Phänotypen, bei denen es trotz der Syphilisinfektion zur präsenilen bzw. senilen Demenz und nicht zur Paralyse gekommen ist".

Einige Worte sind noch über die Stellung der senilen Demenz zur Arteriosklerose und ihre Folgeerscheinungen im Gehirn zu sagen. Schon A. P i c k und O. F i s c h e r haben darauf hingewiesen, daß Gehirnbefunde, in denen arteriosklerotisch bedingte Herderkrankungen neben der charakteristischen Rindenveränderung der senilen Drusen und Plaques zu finden sind, zum mindesten Seltenheiten sind. Die umfangreichen Untersuchungen verschiedener Autoren rechtfertigen den Schluß von P a t z i g: „Im einzelnen ist es wohl so, daß die Arteriosklerose das Bild der senilen Demenz zur progressiven Paralyse modifiziert, ohne dabei

selbst ätiologisch zu wirken." Die arteriosklerotischen G e -
f ä ß veränderungen, die sich an den Gehirnen mit seniler
Involution selbstverständlich in der großen Mehrzahl der
Fälle finden, gehören offenbar milden Formen der Arteriosklerose an; trotz der unbestreitbaren Aehnlichkeit vieler
Bilder von arteriosklerotischer und seniler Demenz sind
die beiden Prozesse doch klinisch, erbbiologisch und pathologisch voneinander zu trennen.

Ich sollte von den Alterserkrankungen des Gehirns
sprechen und habe doch nur von der senilen Hirninvolution
und von Prozessen gesprochen, die ihr nahestehen. Ich
hoffe dies dadurch rechtfertigen zu können, daß eben nur
diese Involution eine sichere Alterskrankheit ist. Von der
Hirnarteriosklerose kann man nicht sagen, daß sie n u r
eine Alterskrankheit sei; viele und besonders maligne Fälle
gehören dem 5. und 6. Lebensdezennium an. Von der
H u n t i n g t o n schen Chorea, die ja nur höchst selten sich
vor dem 40. Jahre manifestiert, kann als einer besonderen
hereditären Systemerkrankung in diesem Zusammenhang
nur nebenbei die Rede sein. Jene Hirnveränderungen, die
einer e c h t e n s e n i l e n C h o r e a zugrunde liegen, sind
noch nicht endgültig geklärt; am zutreffendsten erscheint
mir hier auf Grund eigener Untersuchungen die Anschauung von W i l s o n, die (v i e l l e i c h t neben Veränderungen in den Stammganglien) Rindenprozesse im Gebiet der
hinteren Zentralwindung (und des Thalamus) für die senile Chorea in Anspruch nimmt (Schrumpfung der hinteren Zentralwindung in einem von W i l s o n 1929 beschriebenen Fall). Von anderen senilen Syndromen müssen an-
hangweise erwähnt werden: die s e n i l e n V e r ä n d e r u n-
g e n d e s K l e i n h i r n s, die H y p e r o s t o s i s f r o n-
t a l i s i n t e r n a und die s e n i l e n P a r a p l e g i e n.

Senile Veränderungen des Kleinhirns hat R e i c h a r d t
sehr häufig gefunden, auch ohne allgemeine Hirnschrump-
fung. S c h u s t e r hat sie mit ataktisch-synergischen Störungen der Arme und Beine, des Stehens und Gehens der
Greise in Zusammenhang gebracht; G r ü n t h a l denkt auch
an einen Zusammenhang mit dem Zittern und Wackeln des
Kopfes von intentionalem Charakter; doch finden sich nach
G r ü n t h a l auch Kleinhirnschrumpfungen ohne deutliche
klinische Anzeichen. Als H y p e r o s t o s i s f r o n t a l i s
i n t e r n a hat M o r e l 1930 ein Syndrom beschrieben, das
sich stets im Alter und fast nur bei Frauen findet (Fett-
sucht der Ansatzstellen der Glieder, nächtliche Unruhe,
Polyphagie, Polydipsie, epileptiforme Anfälle). Die beglei-
tende Hyperostosis betrifft die Innenseite des Stirnbeines
und ist auf eine Störung des Kalkstoffwechsels zu beziehen. M o r e l fand in einigen Fällen im Hypothalamus

Zellausfälle. Die senilen Paraplegien entsprechen zumeist spinalen spastischen Syndromen, zum Teil auf atherosklerotischer Grundlage, zum Teil auf rein senilen Rückenmarksveränderungen beruhend. Bei gewissen Fällen, die zur Alzheimerschen Krankheit zu gehören scheinen, findet sich Degeneration der Pyramidenbahnen. Simchowicz sah bei senil Dementen mitunter die medialen Anteile der Hinterstränge (dorso-mediales Sakralbündel usw.) geschwunden. Schädigungen der Zentralrinde sind bei der Pickschen Hirnatrophie sehr selten; bekannt sind 2 Fälle von Spielmeyer (7. Lebensjahrzehnt) mit Verarmung des Sprachschatzes, Haftenbleiben, bulbären Sprachstörungen, bei denen sich Schrumpfungsvorgänge u. a. in der Zentralrinde fanden.

Schließlich ist auf das von Kraepelin erstmalig beschriebene „präsenile Irresein" hinzuweisen, das mehrere Verlaufstypen umfaßt: 1. Aeußerst heftige, vielfach rasch zum Tode führende ängstliche Erregungszustände mit melancholieartigem Beginn (z. B. im 47. bzw. 60. Jahr eingetreten). 2. Depressive Wahnvorstellungen und Angstzustände mit Uebergang in psychische Schwäche, meist im 5. Lebensdezennium auftretend. 3. Katatone Bilder mit einem Beginn, der etwa der zweiten Gruppe entspricht. 4. Eigentümliche Erregungszustände, oft von läppisch-manischem Charakter, die ebenfalls in schwere Verblödung übergehen. Die ersten drei Typen imponieren anfangs als Melancholie, unterscheiden sich aber späterhin durch einen — oft nicht vorhergesehenen — deletären Verlauf. Beginnen sie sofort als Spätkatatonie, so lassen sie sich eher diagnostizieren. Die Histo-Pathologie dieser Fälle besteht aus einer weit verbreiteten schweren Zellveränderung in der Großhirnrinde, im Streifenhügel, im Mandelkern mit Nißls schwerer Zellerkrankung. Grünthal hat einen besonderen Befund beschrieben, in dem die drei oberen Schichten in der gesamten Großhirnrinde Schrumpfungen und dunkle Färbung im Nißl-Bild zeigten, die unteren Rindenschichten aber Blässe, Quellungsvorgänge und Deformationen. Kreislaufstörungen spielen auch hier, mindestens in der Histo-Pathologie dieser Fälle keine besondere Rolle. Ich kenne solche Fälle aus eigener Erfahrung; man möchte sie maligne Melancholien nennen; ihre prognostische Bewertung ist sehr schwierig, da eben eine manifeste Arteriosklerose in solchen Fällen keine Rolle spielt. Im Vorbeigehen möchte ich noch bemerken, daß die periodischen Melancholien von Kranken, die zur Gruppe des manisch-depressiven Irreseins gehören, nach meiner Erfahrung fast immer auch im hohen Alter dieselbe günstige Prognose für den Einzelanfall zeigen wie die früheren Anfälle desselben Kranken; die Beobachtung solcher günstiger Abläufe, selbst im 8. Lebensdezennium noch, wirkt oft überraschend. Es scheint, daß die Konstitution, die dem manisch-depressiven Irresein zugrunde liegt, eine gewisse R e s i -s t e n z enthält, nicht etwa gegen arteriosklerotische Hirnveränderungen, wohl aber gegen die senile Hirninvolution jener schweren Grade, von denen hier die Rede war. Für die Schizophrenie gilt keineswegs das gleiche; an den Hirnen altgewordener Schizophrener fanden zahlreiche Autoren, darunter auch ich, nicht selten typische senile Plaques usw.

So zeigt die Betrachtung der schwereren Grade von seniler Hirninvolution immerhin konstitutionelle, konditionelle und bis zu einem gewissen Grade auch therapeutische Probleme auf, über die ich allerdings hier nur gedrängt einiges bringen konnte, das deren Einordnung in allgemeinere Zusammenhänge vorbereiten und erleichtern mag!

Der Alterskrebs

Von

Professor Dr. **B. Breitner**

Innsbruck

Ein Bericht über den Alterskrebs von chirurgischer Seite mag von manchem von Ihnen im Rahmen dieser Tagung als unangebracht empfunden werden. Denn weder die Fragen der verfeinerten Diagnostik, noch die neuerer kühnerer Eingriffe, noch jene einer glücklicheren Verbindung von Messer und Strahlenwirkung konnten das Problem des Alterskrebses aufhellen. Auch das Plakat einer Statistik gibt keinen anderen Einblick, als wir ihn seit den Schulbankjahren gewöhnt sind. Aber die Befassung mit einem chirurgischen Krankengut bedeutet doch wenigstens eine Unterstützung jener Forschungsmethoden, mit denen die Pathologen, die Physiologen, die Biologen einmal auch das Rätsel des Krebses unserem Verstehen näherbringen werden.

Schon das Wort „Alterskrebs" sagt uns, daß von einem ursächlichen inneren Zusammenhang zwischen Alter und karzinomatöser Erkrankung schlechthin nicht gesprochen werden kann. Der alternde Organismus mag einzelne biologische Bedingungen schaffen, die die Entwicklung eines Krebses fördern. Die V o r a u s s e t z u n g für die Entstehung der bösartigen Geschwulst sind sie keinesfalls.

Wir wissen seit langem, daß Karzinome auch beim Säugling beobachtet wurden (K l e m t). Und alle Reihenuntersuchungen haben uns gelehrt, daß die Zahl der Krebse nicht etwa mit den zunehmenden Lebensjahren in gleichlaufendem Anstieg begriffen ist. Aus der „größeren Ausgeglichenheit" der Zahlen über die Krebshäufigkeit der einzelnen Organe geht überraschenderweise hervor, daß die Neigung zur Erkrankung an Krebs „in der Jugend eine allgemeinere ist als im späteren Leben" (G u t m a n n). Und wir wissen überdies, daß gewisse Krebsformen für den jugendlichen Organismus bezeichnend sind, während diese im Alter selten gefunden werden.

Nun hat allerdings selbst dieser Begriff „Alter" in Beziehung zum Krebsvorkommen keine eindeutige Fassung erfahren. Der Krebs der Vorsteherdrüse ist eine ausgesprochene Erkrankung des Seniums, wenn auch Fälle in früheren Jahren vorkommen. Das für die bösartige Epithelgeschwulst der Brustdrüse errechnete, am meisten beteiligte Lebensjahrzehnt von 45 bis 55 Jahren weicht z. B. davon erheblich ab. Man hat daher versucht, von einem Krebs des Greisenalters und einem Krebs des höheren Lebensalters zu sprechen. Dadurch sollte die verschiedene Häufigkeit des Auftretens betont werden, aber auch der Gedanke zum Ausdruck kommen, daß für die einzelnen Krebsformen nicht nur ein abgestufter klinischer Verlauf, sondern auch verschiedene auslösende Ursachen behauptet werden können. Auf jeden Fall ist es seit langem klar, daß die mit dem Vorgang des Alterns naturgemäß verbundenen biologischen Vorgänge nicht die notwendige Grundlage für das Auftreten eines Krebses abgeben.

Allein die Tatsache, daß es gelingt, durch traumatische und chemische Irritation des Gewebes beim jungen Versuchstier ein Karzinom hervorzurufen, schließt für diese Form die hormonale Verbrauchtheit, die „endokrine Ebbe" (N i e h a u s) oder die Verschleißtheit der mesenchymalen Zellen aus. Die gewerblichen Krebse sind das entsprechende Seitenstück in der Humanpathologie. Dasselbe gilt aber auch z. B. für den Hodenkrebs des Adoleszenten, für das Mammakarzinom der jungen Gravida und für andere Krebsformen.

Wir können daher sagen: Wenn, durch irgend eine Ursache ausgelöst, ein Karzinom im Organismus zur Entwicklung kommt, dann verläuft es in der für die bösartigen Geschwülste bezeichnenden Form, ohne daß in den großen Linien der klinischen Erscheinungen oder im feingeweblichen Bild ein wesenhafter Unterschied erkennbar wäre. Die Erfahrung der experimentellen Krebsforschung, daß eine implantierte Geschwulst bei jugendlichen Tieren ein erheblich besseres Wachstum aufweist als bei älteren Versuchstieren, stimmt aber insofern mit dem Karzinom beim Menschen überein, als die Erkrankungserscheinungen im jugendlichen Organismus sich in der Mehrzahl der Fälle rascher und hemmungsloser zu entwickeln und abzuspielen pflegen, als in hohen Lebensjahrzehnten.

Auch der Umstand, daß beim weiblichen Geschlecht die allgemeine Krebsdisposition in der Jugend „besonders auffällig" ist, weist auf eine außerhalb der biologischen Bedingungen des Alters liegende Veranlassung zur Krebsentstehung hin. Es wäre denkbar, daß es die „frühzeitigen und intensiven hormonalen Einwirkungen und Störungen" (G u t m a n n) sind, denen der weibliche Organismus ausgesetzt ist. Damit wäre eine weitere Möglichkeit aufgezeigt, die unabhängig vom Vorgang des Alterns zur Auslösung einer krebsigen Erkrankung führen kann.

Ueberlegungen dieser Art lenkten seit langem zur Annahme, daß die Vorbedingung zur Entstehung eines Krebses in einer persönlichen B e r e i t s c h a f t liegen müsse. Fehlt diese Bereitschaft, dann wird auch das höchste Alter zu keiner bösartigen Neubildung führen. Ist sie gegeben, dann bedarf es nur einer auslösenden Ursache, um die karzinomatöse Entartung irgendwann während des Lebens zur Erscheinung zu bringen.

Diese Bereitschaft wurde verschiedentlich zu erfassen gesucht. Aber mochte man welche Umstände immer als fördernd für die Entstehung eines Krebses anschuldigen — von der allgemeinen Alkalose, über die Störung des elektrolytischen Gleichgewichtes, die Schwefelarmut, den Vitaminmangel einzelner Zellgruppen, das Erlahmen des Retikuloendothels u. v. a. —, dem Faktor Zeit fiel dabei immer eine entscheidende Rolle zu. Das war nun für alle jugendlichen Karzinome nicht anwendbar, sollte nicht die gänzlich unerwiesene Annahme einer frühzeitigen Vergreisung herangezogen werden.

Es war daher naheliegend, die persönliche Bereitheit als ein E r b g u t anzusprechen und eine nach den M e n d e lschen Regeln übertragene Keimschädigung als die Vorbedingung für die Entstehung eines Karzinoms zu erklären. Die experimentelle Krebsforschung unterstützte diese Auffassung wesentlich. Am bekanntesten sind die langjährigen Tierversuche von Maud S l y e, die Mäusestämme in vielen Generationen verfolgen konnte. Hier geschah ein tiefer Einblick in das Wesen des Krebses. Es hat sich gezeigt, daß die Krebszelle eine Zelle mit anderen Genen ist, die die gleichen Chromosomenabweichungen auf ihre Tochterzelle forterbt. Diese Zelle hat einen besonderen Stoffwechsel und sie hat die Fähigkeit, in der Kultur Krebszellen aus sich zu erzeugen. Maud S l y e hat nun nachgewiesen, daß die Tumorempfänglichkeit ebenso wie die Tumorunempfänglichkeit durch entsprechende Kreuzungen geradezu in Reinheit — bis zu 100% — gezüchtet werden kann. Diese Züchtungsmöglichkeit geht so weit, daß eine bestimmte Organanfälligkeit in den Nachkommen gesetzmäßig zu erzielen ist.

Die Erforschung menschlicher Stammbäume führte — bisher allerdings nur in einer kleinen Zahl von Beobachtungen — zu Feststellungen in ähnlicher Richtung. Die Familie Broca, die Familie Napoleons sind bekannt. Die Fälle von Fischer-Wasels, Wells, Peller u.v.a. erscheinen nicht minder eindringlich. Aber wir sind weit entfernt, hier sichere Voraussagen machen zu können. Der große Stammbaum von van Dam hat wenigstens etwas durchaus Beruhigendes an sich: von 13 Elternpaaren, von denen beide Eltern an Krebs gestorben sind, stammen 46 Kinder. Kein einziges von diesen erkrankte an Karzinom, trotzdem sie ein hohes Alter erreichten.

Eine völlig befriedigende Erklärung konnte also auch mit der Annahme einer vererbten Krebsbereitschaft nicht gegeben werden, wenn auch die Bedeutung der Vererbung nicht unterschätzt werden darf. Man suchte daher eine erworbene Bereitschaft aufzudecken, ohne indes darin über Vermutungen hinauszukommen. Die Vielheit der Erklärungsversuche erinnert an die zahllosen Theorien, mit denen man die Entstehung des Kropfes zu deuten versuchte. Und wie hier die Annahme verschiedener Ursachen ein Verständnis wenigstens anbahnte, müssen wir — so verschieden der pathologische Vorgang auch ist — durchaus unterschiedliche Gründe für die Entstehung der Krebsbereitschaft und der Krebsentwicklung voraussetzen.

Eines ist dabei sicher: der Vorgang des Alterns bedeutet an sich für einige Krebsformen eine der möglichen Grundbedingungen. Und wenn es nichts anderes wäre als der von Freund erwiesene allmähliche Verlust der karzinolytischen Fähigkeit des Serums, so ist dieser Umstand allein eine der faßbaren Möglichkeiten, den Vorgang des Alterns mit der Entstehung des Karzinoms in einen ursächlichen Zusammenhang zu bringen.

Als auslösendes Moment nimmt man heute allgemein die Einwirkung lang dauernder Reize verschiedener Art an. Dies ist die beste Erklärung dafür, daß der Krebs im höheren Lebensalter gehäuft beobachtet wird. Der Organismus erkrankt demnach im höheren Alter nicht ausschließlich deshalb an Krebs, weil das Alter als solches die Vorbedingungen dazu schafft, sondern weil die Auswirkung der Reize im cancrogenen Sinn nach der Anschauung vieler Forscher eine lange Latenzzeit erfordert (Bang, Leitch).

Das Schreckgespenst des Alterskrebses verliert damit das Drohende seiner Unentrinnbarkeit. Denn bei Vermeidung der schädigenden Reize wäre auch das Karzinom nicht zu befürchten.

Vielleicht werden in der Tat einzelne dieser Reize zu Recht beschuldigt, an der Entstehung des Karzinoms beteiligt zu sein. Aber für die Möglichkeit ihrer Auswirkung ist die persönliche Bereitschaft Vorbedingung. Und in der Erkenntnis dieser sind wir doch nur auf Vermutungen angewiesen.

So wird es dem Alternden zum geringen Trost, daß es nicht die Zahl der Lebensjahre als solche ist, die zur Entstehung des Krebses führt, sondern daß wir die lange Dauer der Reizeinwirkung dafür verantwortlich machen müssen. Aber für ihn ist es die Lebensuhr, die abläuft, und es ist ohne Bedeuten für ihn, ob das Alter an sich oder eine Häufung von „Reizen" den Zeiger an jene Stelle rückt, an der er — vielleicht! — dem Karzinom zum Opfer fällt.

Die Krebsbereitschaft müssen wir nach unserem heutigen Wissen als etwas Unvermeidbares, Schicksalhaftes auffassen. Die Vermeidung der Reize mag unserem persönlichen Verhalten unterliegen. Die Furcht allein vermag den Krebs nicht zu bannen. Die Unbedenklichkeit und Freiheit des Lebens kann ihn nicht rufen. Ehe wir einen Einblick in die Tatsachen der Vererbung und einen wissenschaftlichen Nachweis der angeborenen oder erworbenen Krebsbereitschaft haben, sind alle Forderungen an unsere Lebensart im Hinblick auf die Heraufbeschwörung eines Karzinoms theoretischer Natur. Die größere oder geringere Gläubigkeit, die leitbare oder ungestümere Veranlagung wird sie zum Dogma erheben oder zur Seite stellen. Denn nur für eine bestimmte Reihe von Krebsen kommt dem Faktor Zeit eine entscheidende Bedeutung zu. Und nur bei diesen kann in klarer Anwendung des Begriffes von „Alterskrebs" gesprochen werden.

Ein Versuch, das Wesentliche des wissenschaftlich Feststehenden über den Alterskrebs zu nennen, könnte vielleicht die folgende Fassung verantworten:

Die meisten Krebse kommen im höheren Alter gehäuft vor. Dabei bestehen deutliche Unterschiede zwischen den Karzinomen einzelner Organe. Die Häufigkeit der krebsigen Erkrankungen steigert sich nicht gleichlaufend mit den Lebensjahren, trotzdem für einige Krebsformen das eigentliche Greisenalter eine Hochzahl von Erkrankungen aufweist.

Die Beobachtungen über das Auftreten des Krebses und die experimentelle Krebsforschung führen zu der Annahme, daß zum Zustandekommen einer karzinomatösen Erkrankung eine persönliche Bereitschaft und eine besondere auslösende Ursache notwendig sind.

Nach der Verteilung auf die einzelnen von Krebs befallenen Organe muß geschlossen werden, daß die Krebsbereitschaft in der Jugend eine allgemeinere ist als in höheren Jahren. Da nun für den Krebs beim Jugendlichen alle jene Umstände in Wegfall kommen, die biologisch mit dem Vorgang des Alterns verknüpft sind, muß außer den durch den allgemeinen Lebensprozeß bedingten auslösenden Ursachen noch eine andere Möglichkeit der Auslösung der Erkrankung gefordert werden.

Man hat diese vor allem in der Vererbung gesucht, ohne bis heute zu entscheidenden Einblicken zu kommen. Die experimentelle Krebsforschung hat allerdings gezeigt, daß Krebsempfindlichkeit und Krebsunempfindlichkeit planmäßig gezüchtet werden können.

Die besondere Anfälligkeit des weiblichen Geschlechtes für den Jugendkrebs hat zur Mutmaßung geführt, in der frühzeitigen und betonten hormonalen Einwirkung eine weitere auslösende Ursache anzunehmen.

Die gewerblichen Krebse und die Ergebnisse des Tierversuches rücken die Einwirkung besonderer und lang anhaltender Reize für eine Reihe von Krebsen als Entstehungsursache in den Vordergrund.

Aus alldem geht hervor, daß auch bei der Annahme einer in ihrem Wesen noch nicht bekannten Krebsbereitschaft verschiedene Umstände als ätiologisches Moment in Frage kommen.

Der Vorgang des Alterns mag durch eine Reihe von Begleiterscheinungen, die etwa in der Abnahme der karzinolytischen Fähigkeit des Serums, in der endokrinen Unausgeglichenheit u. a. gelegen sein können, die Empfänglichkeit für eine krebsige Erkrankung steigern. Die Ursache für diese stellt er nicht dar.

Es scheint erwiesen, daß für die Krebse gewisser Organe die lange Dauer einwirkender Reize notwendig ist, um in einem empfänglichen Körper ein Karzinom in Erscheinung treten zu lassen. Bei fehlender ererbter Krebsbereitschaft könnten die genannten biologischen Erscheinungen des Alters vielleicht eine Art erworbener Krebsbereitschaft darstellen. Dann wären die dauernd einwirkenden Reize und das Fortschreiten des Lebensalters gleichlaufend in der Entstehung des Karzinoms wirksam.

Ein milderer Verlauf des Karzinoms im höheren Alter im Vergleich mit einem in der Jugend auftretenden Krebs scheint erfahrungsgemäß vorzukommen.

Im feingeweblichen Bild zeigt der Krebs im höheren Alter keine Besonderheiten gegenüber dem Karzinom in der Jugend.

Der Alterskrebs ist mithin eine der Erscheinungsformen des Krebses. Er kommt zustande teils wie eine Reihe jugendlicher Krebse auf dem Boden einer ererbten persönlichen Bereitschaft, ohne daß die Einwirkung besonderer Reize erweisbar wäre; teils als Auswirkung lang anhaltender Reizeinwirkungen, wobei gewisse biologische Geschehnisse des alternden Körpers als erworbene Bereitschaft gelten können.

Der Altersbrand

Von

Professor Dr. **W. Denk**

Wien

Die Forschungen auf dem Gebiet der Gefäßerkrankungen haben in den letzten Jahren unsere Kenntnisse wesentlich erweitert. Die Lehren, welche die praktische Medizin aus zahlreichen klinischen und Laboratoriumsarbeiten ziehen konnte, kommen in erster Linie den durch endarteriitische Prozesse bedingten Zirkulationsstörungen zugute, zum Teil aber auch jenem Leiden, welches als Altersbrand bezeichnet wird.

Nach der früher allgemein herrschenden Ansicht entsteht der Altersbrand durch eine kardial bedingte Kreislaufschwäche bei arteriosklerotischen Veränderungen, durch Thrombosierung im Bereich der Kapillaren und kleinen Arterien oder Thrombosen der großen Gefäße an der Stelle von atheromatösen Geschwüren. Diese Erklärung trifft sicher für einen Teil der Fälle zu, namentlich in den höchsten Altersklassen. Bekanntlich kommt aber der Brand auch bei viel jüngeren Menschen recht häufig vor, und ist dann zumeist durch endarteriitische Prozesse bedingt. Schwierig wird mitunter die Feststellung der ursächlichen Erkrankung bei den Altersklassen zwischen 50 und 60 Jahren und besonders bei den 60- bis 70jährigen, denn es kann ein relativ junger Mann frühzeitig gealtert, und umgekehrt ein Hochbetagter hinsichtlich seiner Gefäße noch jugendlich sein, mit anderen Worten, es kann ein 50jähriger einen arteriosklerotischen, also echten Altersbrand, und anderseits, wenn auch viel seltener, ein 70jähriger eine Gangrän auf der Basis endarteriitischer Veränderungen bekommen.

In jüngster Zeit hat D e n e c k e eine sehr gute und übersichtliche Einteilung der durch endarteriitische Prozesse hervorgerufenen Gefäßerkrankungen vorgeschlagen und die Arteriose von der Arteriitis unterschieden. Die letztere ist, wie D e n e c k e auf Grund zahlreicher Probeexzisionen aus kleineren Arterien im prägangränösen Stadium festgestellt hat, charakterisiert durch eine unspezifische Entzündung sämtlicher Gefäßwandschichten mit folgender lokaler, verschieden ausgedehnter Thrombosierung. Ueber die Aetiologie läßt sich noch nichts Sicheres aussagen. Klinisch finden sich hierbei leichte Temperaturerhöhungen (auch ohne Gangrän), Vermehrung der Leukozyten im Blut und Beschleunigung der Blutkörperchensenkung. Schon früher wurden vielfach Uebergangsstadien oder Mischformen von Endarteriitis und Arteriosklerose angenommen, und es ist nicht unwahrscheinlich, daß die Arteriitis im Sinne D e n e c k e s bei manchen Fällen von Brand in den höheren Altersklassen, namentlich bei den 50- bis 60jährigen, die ursächliche Rolle spielt. Es scheint mir auch durchaus denkbar zu sein, daß die oft stark auseinandergehende Einschätzung des Wertes konservativer Operationsmethoden beim sogenannten Altersbrand darauf zurückzuführen ist, daß die einen vorwiegend Kranke operiert haben, bei denen Gangrän auf der Basis einer Arteriitis entstanden ist, während jene, welche mit den Erfolgen der Eingriffe am sympathischen Nervensystem oder der Arteriektomie (siehe weiter unten) nicht zufrieden waren, vorwiegend Arteriosklerotiker operierten. Denn darüber sind sich fast alle einig, daß bei der Arteriosklerose der Gefäßkrampf eine ganz untergeordnete Rolle spielt; daher können krampflösende Eingriffe nur wenig oder gar nicht wirksam sein.

Die letzte Ursache der Gangrän ist nicht die Thrombose allein. Wir sehen nicht allzu selten einen Verschluß selbst im Bereich der Arteria femoralis ohne Brand verlaufen, solange nur die Kollateralen funktionieren. Sobald aber diese, sei es durch organische Veränderungen oder reflektorischen Krampf verschlossen sind, und dadurch die Blutversorgung der peripheren Extremitätenabschnitte ungenügend wird, tritt der Brand in Erscheinung.

Neben dem Ausfall der kollateralen Gefäße spielen für das Zustandekommen bedrohlicher Zirkulationsstörungen nach den Untersuchungen der letzten Zeit auch die arterio-venösen Anastomosen eine Rolle. Amerikanische Autoren haben festgestellt, daß der Sauerstoffgehalt des Venenblutes in Extremitäten, deren Arterien erkrankt sind, gegenüber gesunden beträchtlich erhöht ist. Je hochgradiger die klinisch nachweisbare Zirkulationsstörung ist, um so höher sind die Sauerstoffwerte im Venenblut. Auch Sunder-Plaßmann hat sich mit der Frage der arterio-venösen Anastomosen bei Endangiitis obliterans beschäftigt und glaubt, daß das frühzeitige Fehlen des Pulses bei der Erkrankung nicht nur durch den lokalen organischen Gefäßprozeß bedingt ist, sondern ebensosehr durch die maximale Oeffnung umfangreicher arterio-venöser Anastomosen.

Das Fehlen des peripheren Pulses ist durchaus nicht immer das Zeichen eines ausgedehnten organischen oder spastischen Gefäßverschlusses. Der Puls fehlt auch dann in der Peripherie, wenn nur wenige Zentimeter der Hauptarterie verschlossen sind und diese Strecke durch die gut entwickelten Kollateralen überbrückt ist. Im Arteriogramm sieht man in solchen Fällen durch das kollaterale Gefäß auch den Hauptstamm unterhalb der Obliteration wieder gefüllt, bisweilen selbst die Arteria tib. posterior oder dorsalis pedis, und doch fehlt der Puls in diesen Gefäßen. Die Pulswelle pflanzt sich nämlich durch die relativ engen Kollateralen nicht mehr in das viel weitere Hauptgefäß fort, sondern strömt dann in diesem kontinuierlich wie in einer Vene.

Neben der Arteriographie, welche die besten Aufschlüsse über Sitz und Ausdehnung der Gefäßerkrankung gibt, läßt auch die Oszillometrie den Grad der Durchblutungsstörung weitgehend erkennen.

Der Altersbrand verläuft unter recht verschiedenen klinischen Bildern. Im wesentlichen unterscheiden wir zwei Typen: den kalten und den heißen Brand. Der erstere ist gekennzeichnet durch Blässe, livide Verfärbung und Kälte des Fußes. Das Blut strömt in den Kapillaren, wie kapillarmikroskopische Untersuchungen ergaben, langsam, träge, die roten Blutkörperchen bewegen sich „kriechend". Tieflagerung des Beines erleichtert bisweilen die heftigen Schmerzen, so daß manche Kranke die Nächte sitzend verbringen.

Beim heißen Brand ist die Hautfarbe düsterrot, blaurot, der Fuß heiß, die Schmerzen steigern sich bei Tieflagerung des Beines und bei Wärmezufuhr. Die Kapillaren sind in solchen Fällen in beiden Schenkeln maximal erweitert, eine Strömung ist in ihnen nicht mehr nachweisbar, es herrscht vollkommene Stase. Die entzündlichen Erscheinungen sind teils Folgen der Gangrän, teils handelt es sich um perivasale Entzündungen auch bei Fehlen von Nekroseherden (Sunder-Plaßmann). Die Prognose dieser Erkrankungsform ist fast immer schlecht. Die Gangrän tritt rasch auf und schreitet rasch fort, die Oberschenkelamputation ist fast immer unvermeidlich.

Ebenso wie der Verschluß der Kollateralen die auslösende Ursache der Gangrän ist, wird er auch als die Ursache der Dauer- oder Ruheschmerzen angesehen (Leriche, Sunder-Plaßmann). Gelingt es, durch therapeutische Maßnahmen den spastischen Verschluß der Kollateralen, falls ein solcher vorliegt, zu lösen, so läßt auch der Ruheschmerz nach. Die Linderung des Dauerschmerzes durch Tieflagerung des Beines ist, wie auch Sunder-Plaßmann beobachtet hat, als alarmierendes Symptom anzusehen, welches energische therapeutische Maßnahmen erfordert, um die drohende Gangrän zu vermeiden. Dies gilt allerdings in erster Linie für die durch endarteriitische Prozesse bedingten Zirkulationsstörungen.

Die Therapie der arteriosklerotischen und arteriitischen Prozesse im hohen Alter hat mehrere Aufgaben zu erfüllen: Bekämpfen der Schmerzen und der Zirkulationsstörungen, wenn möglich Verhinderung der Gangrän, Lokalisierung derselben, wenn sie bereits vorhanden ist, und schließlich die Abtragung der Nekroseherde oder der ganzen erkrankten Extremität. Vollständige Nikotinabstinenz, Vermeidung aller Kälteschäden und körperliche Schonung sind unerläßliche allgemeine Maßnahmen. Besonders zu betonen ist die Notwendigkeit eines absoluten Nikotinverbotes. Konzessionen rächen sich immer und dürfen daher nicht gemacht werden.

Zur medikamentösen Bekämpfung der Schmerzen kommen in erster Linie die gefäßerweiternden Mittel in Betracht, da ja die Dauerschmerzen besonders durch die spastischen Kontraktionen der kollateralen Gefäße hervorgerufen werden. Von den vielen spasmolytischen Präparaten seien nur das Natrium nitrosum, Padutin, Azetylcholin, Papaverin, Eupaverin, Priscol und das Spasmocibalgin genannt. Diese Präparate wirken individuell verschieden gut und müssen oft gewechselt werden. Bei vorwiegend sklerotischen Gefäßveränderungen sind diese Mittel wenig wirksam.

Wir haben wiederholt von intraarteriellen Eupaverininjektionen (0·03 bis 0·06 Eupaverin in die Art. femoralis) gute Erfolge gesehen. Ebenso ist die Novocainblockade des lumbalen Grenzstranges mitunter von guter Wirkung auf den Schmerz. Leider hält sie nur kurze Zeit an und nur ausnahmsweise tritt nach 1 bis 2 Injektionen eine länger anhaltende Schmerzfreiheit ein.

Wollfe hat ein enzymfreies Pankreashormon hergestellt, welches eine stimulierende Wirkung auf den Parasympathicus ausübt. Von 40 Fällen von arteriosklerotischer Gangrän konnte er 27 vollständig zur Heilung bringen, 9 Kranke mußten amputiert werden. Einige der geheilten Fälle sind durch mehrere Jahre hindurch beobachtet und rückfallfrei geblieben. Neben der Behandlung mit Pankreashormon sind aber auch alle anderen gebräuchlichen Maßnahmen angewendet worden.

Neben den spasmolytischen Präparaten sind zur Schmerzbekämpfung Antineuralgika, hingegen Narkotika nur mit großer Vorsicht anzuwenden. Dolantin bewährt sich hier zufolge seiner schmerzstillenden und gefäßerweiternden Wirkung sehr gut, doch darf es wegen der Suchtgefahr nur kurze Zeit gegeben werden.

Die medikamentöse Schmerzbekämpfung ist deshalb von besonderer Bedeutung, weil es ja beim Altersbrand doch gelegentlich immer wieder gelingt, die Demarkation der brandigen Partien abzuwarten. Die nekrotischen Teile können sich spontan abstoßen oder werden entfernt und die übrige Extremität bleibt erhalten. Diese schmerzhafte Periode durchzuhalten muß dem Kranken durch entsprechende Linderungsmittel ermöglicht werden. Nur unerträgliche und unbeeinflußbare Schmerzen, Lymphangitis, Schüttelfröste, Fieber und sichtlicher Verfall des Kranken verlangen die frühzeitige Ausführung der Amputation. Die weiblichen Sexualhormone haben bei arteriosklerotischen Zirkulationsstörungen keinen Erfolg. Auch bei den endarteriitischen Prozessen ist ihre Wirkung sehr fraglich. Man soll daher keine Zeit mit ihrer Anwendung verlieren.

Neben der medikamentösen Behandlung sind physikalische Maßnahmen oft von sehr günstiger Wirkung auf die Schmerzen und den Krankheitsprozeß. Das Druck-Saugverfahren, Wechselbäder, Radium- oder Jodbäder, wirken bisweilen recht gut. Die Kurzwellen- und Diathermiebehandlung sollte nie verabsäumt werden. Hingegen wird die lokale Hitzeanwendung, namentlich in Form des Lichtbogens, fast immer schlecht vertragen und die Schmerzen dadurch nur verstärkt. F r e e m a n n hat darauf hingewiesen, daß die örtliche Erhitzung nicht nur eine Gefäßerweiterung, sondern auch einen erhöhten Sauerstoffverbrauch zur Folge hat und daß dieser bei mangelhafter Erweiterungsfähigkeit der Gefäße für die Extremität gefährlich werden kann. Die optimale Temperatur bei lokaler Wärmeanwendung liege zwischen 30 und 34⁰ C.

Die operativen Maßnahmen richten sich sowohl gegen die Schmerzen als auch gegen die Zirkulationsstörung als solche. Die periarterielle Sympathektomie wird sowohl in ihrer ursprünglichen Form (L e r i c h e, B r ü n i n g) als auch ihrer Modifikation (Phenolisierung nach Doppler), bei arteriosklerotischen Zirkulationsstörungen nur mehr ausnahmsweise ausgeführt. Wohl kann bei nicht allzu weit vorgeschrittener Erkrankung gelegentlich einmal durch diesen kleinen Eingriff eine vorübergehende Besserung, vielleicht auch Schmerzfreiheit erzielt werden, aber das ist nicht die Regel, sondern eher die Ausnahme, anderseits hält der Erfolg meistens nicht lange an. Trotzdem kann man beim Versagen der medikamentösen Behandlung einen Versuch mit der periarteriellen Sympathektomie machen. Bei fortschreitender Gangrän, Lymphangitis oder Lymphadenitis ist dieser Eingriff kontraindiziert.

Laewen hat vor einigen Jahren die Ischiadicusvereisung zur Schmerzbekämpfung empfohlen. Ein Erfolg ist nur dann zu erwarten, wenn die Vereisung mit dem von Laewen angegebenen Apparat durch 30 Minuten durchgeführt wird. Die Vereisung durch Aufspritzen von Chloräthyl hat keine schmerzstillende Wirkung.

Die lumbale Grenzstrangresektion ist unter gewissen Voraussetzungen imstande, Schmerzen und Zirkulationsstörungen in weitgehendem Maße günstig zu beeinflussen. Sie wirkt namentlich dann, wenn die Erscheinungen des Brandes auf arteriitische bzw. endarteriitische Veränderungen zurückzuführen sind und der Spasmus der Kollateralen einen wesentlichen Anteil an den Krankheitssymptomen hat. Hingegen läßt die Grenzstrangresektion bei den, auf der Basis der Arteriosklerose entstandenen Zirkulationsstörungen fast immer im Stich. Die Novocainblockade des lumbalen Grenzstranges läßt den Erfolg der Operation mit großer Wahrscheinlichkeit voraussagen. In der Regel wird aber der Allgemeinzustand der Kranken mit Altersbrand den immerhin nicht kleinen Eingriff der lumbalen Grenzstrangresektion nicht ratsam erscheinen lassen.

Wie die arteriographischen Untersuchungen ergeben haben, sind die thrombotischen Gefäßverschlüsse sowohl bei der Endarteriitis als auch bei der Arteriosklerose in der Regel nur auf relativ kurze Strecken beschränkt. Nach Leriche wirken diese obliterierten Gefäßabschnitte wie ein Nerv, von dem ein gefäßkonstriktorischer Reiz ausgeht. Durch Resektion der obliterierten Arterie wird dieser Reflex unterbrochen und der Gefäßkrampf gelöst. Leriche berichtete 1935 über 34 Arteriektomien bei arteriosklerotischen Zirkulationsstörungen mit 18 guten oder sehr guten Erfolgen. Die im Schrifttum niedergelegten Erfahrungen sind widersprechend. Rieder hält von der Arteriektomie nicht viel, Polony und Reboul haben bis zu vierjährige Heilungen damit erzielen können. Meine eigenen

Erfahrungen sind nicht gut; die Klinik Schönbauer ist mit den Erfolgen der Arteriektomie auch bei Sklerose zufrieden. Offenbar sind die verschiedenen Meinungen darauf zurückzuführen, daß verschiedene Stadien der Erkrankungen, vielleicht auch verschiedene Formen der Gangrän dem Eingriff unterworfen wurden. Da der Effekt der Operation auf der Lösung des Gefäßkrampfes beruht, kann man auch hier durch vorausgeschickte Proben die Wirksamkeit mit einer gewissen Wahrscheinlichkeit erkennen.

Seit ungefähr fünf Jahren wurde in mehreren Fällen von beginnender endarteriitischer Gangrän durch die Thyreoidektomie ein oft überraschender Erfolg erzielt und eine Rückbildung der Zirkulationsstörung beobachtet (Mandl, Stocker, Laszlo, Winkelbauer). Im Jahre 1940 hat Wieden über 2 Fälle von arteriosklerotischer Gangrän (kleine Nekroseherde) berichtet, bei denen durch die Thyreoidektomie rasche und vollständige Heilung erzielt werden konnte. Dieser Erfolg wird mit der durch die Ausschaltung der Schilddrüse eintretenden Herabsetzung der Stoffwechselgröße und des Sauerstoffbedarfes des Gewebes erklärt.

Alle bisher erwähnten operativen Eingriffe haben die Bekämpfung der Schmerzen und der Zirkulationsstörungen und damit die Erhaltung der Extremität zum Ziel. Es müssen jetzt noch jene Operationen besprochen werden, welche zum Zweck der Beseitigung nekrotischen Gewebes in Betracht kommen, also die Abtragung der nekrotischen Zehen mit Erhaltung des Fußes und die Amputation des Unter- oder Oberschenkels.

Bis vor kurzem bestand keine Möglichkeit, jene Fälle zu erkennen, bei denen eine Wundheilung nach Abtragung der nekrotischen Zehen mehr minder knapp oberhalb der Demarkationslinie zu erwarten war. Man war auf gut Glück angewiesen. Heute können wir durch die Arteriographie klare Operationsanzeigen stellen. Wenn die Arterien des Fußes durch kollaterale Gefäße gefüllt sind, dann genügt fast mit Sicherheit die Abtragung der nekrotischen Zehen. Ebenso können wir durch das Arteriogramm jene Fälle erkennen, bei denen eine hohe Unterschenkelamputation genügt oder eine Oberschenkelamputation die einzige Möglichkeit darstellt.

Wie schon früher angedeutet, soll man sich ohne zwingenden Grund mit der Abtragung nekrotischer Gliedabschnitte nicht zu sehr beeilen, sondern nach Möglichkeit die Demarkation abwarten. Um diese Zeit für den Kranken erträglich zu gestalten, sind alle jene therapeutischen Maßnahmen anzuwenden, die oben besprochen worden sind, namentlich für Schmerzlinderung zu sorgen. In dieser Behandlungsperiode sind die Nekrosen austrocknend zu behandeln, wozu sich am besten Pulververbände eignen. Nur unbeeinflußbare Schmerzen oder die früher erwähnten Zeichen fortschreitender Infektion geben die Anzeige zur raschen Beseitigung der gangränösen Herde.

Prophylaxe ist immer besser und erfolgreicher als Therapie. Dies gilt auch für den Altersbrand. Sobald sich die ersten Zeichen einer Zirkulationsstörung an den Beinen zeigen, muß mit aller Energie jede zusätzliche Schädlichkeit (Nikotin, körperliche Anstrengung, Kälte) vermieden und die zweckentsprechende Behandlung durchgeführt werden. Die Krankheitseinsicht läßt aber namentlich im Beginn des Leidens, solange stärkere subjektive Beschwerden fehlen, sehr oft zu wünschen übrig. Aber gerade in diesem Stadium kann viel erreicht und durch Anwendung der notwendigen Maßnahmen manche Extremität vor dem Verlust bewahrt werden.

Literatur: Denecke, K.: Arch. klin. Chir., 201, 339, 1941. — Freemann, N.: ZO. Chir., 99, 39, 1940. — Harpuder, K., Stein, J. D. und Byer, J.: ZO. Chir., 102, 535, 1941. — Joung, A.: Intern. Chir.-Kongr. Kairo 1935, Verhandlungsbericht, S. 267. — Laszlo: Zit. nach Wieden. — Leriche, R. und Fontaine, R.: Intern. Chir.-Kongr. Kairo 1935, Verhandlungsbericht, S. 95. — Dieselben: Arch. klin. Chir., 186, 338, 1936. — Polony und Reboul, H.: Mém. Acad. Chir., Paris, 65, 928, 1939. — Rieder, W.: Arch. klin. Chir., 186, 351, 1936. — Stocker: Zit. nach Wieden. — Sunder-Plaßmann, P.: Zbl. Chir., Nr. 27, S. 1234, 1941. — Wieden, L.: Arch. klin. Chir., 200, 135, 1940. — Winkelbauer, A.: Arch. klin. Chir., 193, 715, 1938. — Wolffe, J.: Am. J. Surg., 43, 109, 1939.

Sozialpolitische und sozialmedizinische Aufgaben und Leistungen des Staates für den alternden und erwerbsunfähigen Menschen

Von

Professor Dr. **M. Gundel**

Wien

Es liegt dem Arzt im allgemeinen nicht, sich eingehender mit den Aufgaben und Leistungen des Staates für den alternden und erwerbsunfähigen Menschen zu beschäftigen. So gering leider in wissenschaftlicher Hinsicht schon das Interesse vieler Aerzte für die Krankheiten des alten Menschen ist, so selten wird auch im allgemeinen die hohe Bedeutung der sozialpolitischen und sozialmedizinischen Arbeit des Staates anerkannt, die dieser den altgewordenen Volksgenossen widmet. Der Arzt aber, wie wir ihn heute als Gesundheitsführer sehen, hat die Pflicht, sich mehr auch mit diesen Problemen sozialmedizinischer und sozialpolitischer Natur zu beschäftigen.

Während die gesundheitliche Lebensführung der erwerbstätigen Erwachsenen vom Staat mehr gesteuert wird, müssen der Staat und die Volksgemeinschaft sich sehr eingehend mit der Sorge für das Greisenalter befassen, da ja die große Masse der alten, arbeitsunfähigen Menschen ihren Lebensunterhalt aus Ruhegehältern, Altersrenten oder öffentlichen Unterstützungen bestreitet. Der selbständige berufstätige Anteil der Bevölkerung schrumpfte in den letzten Jahrzehnten mehr und mehr zusammen. Von je 100 Einwohnern waren, im wesentlichen durch die zunehmende Industrialisierung bedingt, im Jahre 1933 nur noch 17·6 der Gruppe der Selbständigen zugehörig, während es noch im Jahre 1882 genau doppelt soviel, nämlich 37·0, waren. Von je 100 Einwohnern im Deutschen Reich waren im Jahre 1882 nur 4·7 berufslose Selbständige (also im wesentlichen Rentenempfänger, Pensionäre und Rentner), im Jahre 1933 hingegen bereits 13·5. Bei dem zahlenmäßigen Dominieren der nichtbesitzenden Schichten im Volke wird die Altersversorgung der Arbeitsunfähigen eine das Volksganze und die Volksgemeinschaft immer stärker berührende Hauptaufgabe. Es wird ja immer weniger dem einzelnen möglich, für sein Alter vorzusorgen. Die Altersversorgung des deutschen Volkes ist eine unerhört große Aufgabe, der ja gerade in den letzten Monaten dank der Initiative des Führers und des von ihm beauftragten Reichsorganisationsleiters Dr. L e y eine besondere und überaus erfolgversprechende Förderung zuteil wird. Es besteht kein Zweifel an der Notwendigkeit, daß die Volksgemeinschaft für den alten Menschen zu sorgen hat, nachdem dieser sein Leben lang für das Volk gearbeitet hat.

Der klassische griechische Ausspruch: „Armut und Alter zusammen sind schwer zu ertragen", ist eine allgemeingültige Feststellung geworden. Kein Gemeinwesen, das es sich angelegen sein läßt, für das Wohl auch derjenigen seiner Mitglieder zu sorgen, die sich ohne ihr Verschulden aus irgend welchen Gründen nicht aus eigener Kraft zu behaupten vermögen, wird daran vorübergehen können, daß es insbesondere die Erreichung eines bestimmten Lebensalters ist, die den Menschen hilfebedürftig machen kann. Es gilt dies naturgemäß erst recht und ganz besonders für die auf der Grundlage nationalsozialistischer Weltanschauung fußende Volksgemeinschaft unseres Reiches. Sie nimmt ja die Jugend, den schaffenden Menschen und denjenigen gleichermaßen in ihre Hut und Fürsorge — im wahren Sinne dieses Wortes —, der nach einem langen Arbeitsleben der Ruhe und Schonung, der seelischen und wirtschaftlichen Betreuung bedürftig ist.

Sicherlich ist der Blick unserer heutigen Zeit, deren Aufgabe der Kampf um die Sicherung des Lebensraumes des deutschen Volkes ist, besonders stark auf die Jugend dieses Volkes und auf den jetzt im Arbeitseinsatz befindlichen Menschen ausgerichtet. Doch diese vitalsten Notwendigkeiten bedeuten keineswegs, daß die Sorge für das Alter vernachlässigt oder gar vergessen würde. Besonders deutlich wird dies durch den bedeutenden Fortschritt aufgezeigt, den die Altersfürsorge in der Ostmark seit dem Jahre 1938 in aller Stille gemacht hat.

Versorgung, Sozialversicherung und öffentliche Fürsorge als die drei Hauptarten staatlicher Vorsorge für wirtschaftlich bedürftige Volksgenossen stimmen darin überein, daß sie vielfach die Erreichung eines bestimmten Lebensalters zu den Voraussetzungen für das Eintreten ihrer Leistungen bestimmen. Hierbei aber begnügen sich Sozialversicherung und Versorgung im allgemeinen damit, an die Tatsache eines bestimmten Lebensalters die Vermutung der Hilfsbedürftigkeit schlechthin zu knüpfen. Es wird also hierbei nicht das Bestehen einer solchen Hilfsbedürftigkeit selbst besonders nachgeprüft. Beispielsweise hat nach den Bestimmungen der Reichsversicherungsordnung und ohne den Nachweis der Erwerbsunfähigkeit oder der Bedürftigkeit jeder Volksgenosse Anspruch auf die Invalidenrente, der die Wartezeit erfüllt und das 65. Lebensjahr vollendet hat. Sinngemäß gilt das gleiche auch für die Angestelltenversicherung und für die Knappschaftliche Pensionsversicherung. Genau so ist ferner die Elternversorgung nach dem Gesetz über die Versorgung der Militärpersonen und ihrer Hinterbliebenen bei Dienstbeschädigung im Rahmen des Reichsversorgungsgesetzes aufgebaut. Als bedürftig gilt, wer erwerbsunfähig ist oder als Mutter das 50. Lebensjahr und als Vater das 60. Lebensjahr vollendet und keinen Unterhaltsanspruch gegenüber Personen hat, die imstande sind, ausreichend für ihn zu sorgen. Wir erkennen bei dieser Formulierung bereits Unterhaltsansprüche eines Versorgungsberechtigten, die ja auch in durchaus gesunder Entwicklung seit dem Jahre 1933 bzw. 1938 von wachsender Bedeutung geworden sind. Das Versorgungsrecht schlägt die Brücke zwischen der Sozialversicherung und der öffentlichen Fürsorge. Hierbei ist die öffentliche Fürsorge jene Form staatlicher Hilfeleistung, die in allen ihren Aeußerungen eine weitestgehende Anpassung von Art und Maß ihrer Betreuung an die Gegebenheiten des einzelnen Falles aufweist. Es kann aus diesem Grunde keineswegs überraschen, wenn gerade das Fürsorgerecht eine ganze Reihe von Vorschriften trägt, die sich im besonderen mit der Stellung alter Personen beschäftigt.

Wenn wir uns jetzt zunächst der allgemeinen Fürsorge zuwenden, dann haben wir in diesem Begriff jene Form der Betreuung zu verstehen, die in Ermangelung besonderer Voraussetzungen immer dann eintritt, wenn eine fürsorgerechtliche Hilfsbedürftigkeit vorliegt. Der Begriff der fürsorgerechtlichen Hilfsbedürftigkeit wird in dem § 5 der Reichsgrundsätze über Voraussetzung, Art und Maß der öffentlichen Fürsorge umschrieben, und zwar in der folgenden Weise:

Hilfsbedürftig ist, wer den notwendigen Lebensbedarf für sich und seine unterhaltsberechtigten Angehörigen nicht aus eigenen Kräften und Mitteln beschaffen kann und ihn auch nicht von dritter Seite, insbesondere von Angehörigen, erhält.

Es ist verständlich, daß einer der Hauptfälle, in denen die Unmöglichkeit besteht, den notwendigen Lebensbedarf aus eigenen Kräften ausreichend zu beschaffen, die durch Alter hervorgerufene Verminderung oder Aufhebung der menschlichen Arbeitskraft darstellt. Es ist durchaus verständlich, daß die in der öffentlichen Fürsorge wegen hohen Lebensalters betreuten Personen damit auch die zahlenmäßig stärkste Gruppe darstellen.

Die Unterstützung besteht vielfach in der Gewährung laufender Barleistungen. Bei der Bemessung dieser Barleistungen spielt das Alter insofern eine wichtige Rolle, als der Fürsorgerichtsatz, der für die Festsetzung der Unterstützungshöhe als Anhaltspunkt dient, oftmals wegen der durch das Alter bedingten besonderen Wartungsbedürftigkeit überschritten wird. Besonders dann ist dies fast regelmäßig der Fall, wenn es sich um alleinstehende Hilfsbedürftige oder um hilfsbedürftige Ehepaare handelt, die ausschließlich oder doch vorwiegend auf die öffentliche Fürsorge angewiesen sind. Durch laufende Pflegezulagen erfahren die Barleistungen der öffentlichen Fürsorge dann eine Erweiterung, wenn die Pflegebedürftigkeit ärztlicherseits besonders nachgewiesen ist oder der Hilfsbedürftige das 70. Lebensjahr bereits vollendet hat.

Gewaltige Mittel sind eingesetzt und eine umfassende Vorsorge ist in der öffentlichen Fürsorge für die gesundheitliche Betreuung des alten Menschen getroffen. Nach einer vor kurzem erfolgten Regelung im Reichsgau Wien kann der kranke Hilfsbedürftige die Behandlung jedes der KVD angeschlossenen allgemeinen oder Facharztes in Anspruch nehmen. Hierbei unterliegt er bei der Wahl des Arztes keiner Beschränkung. Auch die erforderlichen Arzneien werden vom behandelnden Arzt verordnet. Hierbei ist eine Beschränkung auf bestimmte Arzneien und Spezialitäten nicht vorgesehen, wenn auch dem Arzt natürlicherweise lediglich eine wirtschaftliche Verschreibungsweise zur Pflicht gemacht wird. Ueber diese Hilfen hinaus werden auf Antrag des behandelnden Arztes unter Anhörung eines besonderen Vertrauensarztes vom Fürsorgeverband weitere Hilfen bewilligt, so unter anderem Heilbäder, sonstige Heilbehelfe und nötigenfalls Zahnersatz.

Gerade Aerzten ist bekannt, eine wie große Bedeutung auch der Einrichtung der Hauskrankenpflege zukommt. Sie macht es vielen alten und pflegebedürftigen Menschen möglich, in der ihnen gewohnten häuslichen Umgebung zu bleiben, ohne die Aufnahme in die geschlossene Fürsorge in Anspruch nehmen zu müssen. Es ist ja oft verständlich, daß sich alte Leute nur schwer zum Eintritt in ein Altersheim entschließen können. Und diese Aufnahme sollte ja auch im allgemeinen nur dann erfolgen, wenn der körperliche, geistige oder sittliche Zustand besondere Maßnahmen erfordert.

Die öffentliche Fürsorge ist unausgesetzt bestrebt, durch ihre erzieherische Arbeit die Volksgenossen mehr und mehr mit dem Gedankengut einer wahren Familiengemeinschaft zu durchdringen. Hierin liegt eine Leistung beschlossen, die in ihren Auswirkungen dem Alter ganz besonders zustatten kommt. Wenn es gelingt, die mitten im Leben stehende und schaffende Generation zu anständiger Begegnung und Achtung gegenüber dem Alter zu erziehen und ihr die Einhaltung ihrer rechtlichen und sittlichen Pflichten zu einer Selbstverständlichkeit zu machen, dann werden mehr greise Menschen als bisher im Schoße ihrer Familie einen glücklichen und sorglosen Lebensabend verbringen können. Wie sehr es gerade der öffentlichen Fürsorge darauf ankommt, den Zusammenhalt in der Familie zu fördern und zu stärken, zeigt eine Reihe von Einzelvorschriften des Fürsorgerechtes klar auf. So soll z. B. Frauen keine Erwerbsarbeit zugemutet werden, wenn ihnen die Pflege von Familienangehörigen besondere Pflichten auferlegt. Eine Trennung von Familienangehörigen soll immer dann vermieden werden, wenn sie für die dadurch Betroffenen eine besondere Härte darstellt. Die Erben eines Hilfsbedürftigen sind von einer Haftung für den gemachten Fürsorgeaufwand befreit, wenn sie den Fürsorgempfänger bis zu seinem Tode unentgeltlich, wenn auch in Erwartung eines Vorteiles von Todes wegen, in ihrem Haushalt gepflegt und versorgt haben usw.

Es ist nun keineswegs so, daß die öffentliche Fürsorge das Bewußtsein der Familienangehörigkeit und Familienzugehörigkeit bei unseren Volksgenossen nur aus Gründen eigener finanzieller Entlastung zu stärken bemüht ist. Sehr oft im Gegenteil! In erheblichem Umfange macht sie besondere Aufwendungen, sie läßt kleinere Vermögen außer Ansatz und rechnet Arbeitsverdienste überhaupt nicht oder nur teilweise auf ihre Fürsorgeleistungen an. Sie ist überhaupt bemüht, so lebens- und volksnah wie nur irgend möglich zu arbeiten und sich jeder bureaukratischen Engstirnigkeit fernzuhalten. So soll die Fürsorge beispielsweise

bei alten Leuten die vorherige Verwertung kleiner Vermögen oder Vermögensteile nicht verlangen, wenn dadurch
die Not des Hilfesuchenden oder seiner unterhaltsberechtigten Angehörigen erheblich verschärft würde. Gehen Personen trotz vorgerückten Alters oder trotz starker Beschränkung ihrer Erwerbsfähigkeit einem Erwerb nach, so
soll die besondere Tatkraft, die diese Menschen dabei auf-
wenden müssen, darin ihre Anerkennung finden, daß von
der Fürsorge ein Teil dieses Arbeitsverdienstes außer Ansatz gelassen wird.

Die bisher erwähnten oder skizzierten Vorschriften
haben ihre allgemeine Geltung in der öffentlichen Fürsorge. Trifft aber das Merkmal der Vollendung eines bestimmten Lebensalters etwa mit dem der Kleinrentner- oder
der Sozialrentnereigenschaft zusammen, dann sind die Voraussetzungen für die sogenannte gehobene Fürsorge gegeben. Die Mehrleistungen dieser gehobenen Fürsorge haben
darin ihren sozialpolitischen Grund, daß es sich durchweg
um Menschen handelt, die durch den wirtschaftlichen Er-
trag eines langen Arbeitslebens oder durch eine vor der
Geldentwertung der Nachkriegsjahre geschaffenen Altersvorsorge ihren Lebensabend sorgenfrei gestaltet zu haben
glaubten und nun ohne ihr Verschulden dennoch auf die
öffentliche Fürsorge angewiesen sind. Diese Volksgenossen
erhalten die öffentliche Fürsorge nicht nur in einem größeren Umfange, sondern auch unter erleichterten Voraussetzungen. Ueben sie trotz der Vollendung eines bestimmten Lebensalters noch eine Erwerbstätigkeit aus, dann bleibt
der Arbeitsverdienst zu einem sehr wesentlichen Teil oder
überhaupt außer Ansatz. Ein gemeinsamer Runderlaß des
Reichsministers des Innern und des Reichsarbeitsministers
hat erst kürzlich die Behandlung des Arbeitsverdienstes von
Kleinrentnern usw. wesentlich gebessert. Erwähnt sei noch,
da es von entscheidender Wichtigkeit ist, daß die sogenannte
Gleichstellung von Hilfsbedürftigen mit den Kleinrentnern
dem Fürsorgeverband ein Mittel in die Hand gibt, die Ver-
günstigungen der gehobenen Fürsorge auch solchen hilfsbedürftigen Volksgenossen zuzuwenden, die sich zwar keine
Altersvorsorge schaffen konnten wie die Kleinrentner, die
aber gleichwohl wirtschaftlich gelebt haben und ohne ihr
Verschulden auf die öffentliche Fürsorge angewiesen sind.
Die Fürsorgeverbände haben hier die Möglichkeit, auch
in der Altersfürsorge nach gewissen Auslesegrundsätzen
vorzugehen.

Welche Breitenwirkungen allen Maßnahmen zukom-
men, die in der öffentlichen Fürsorge zugunsten alter hilfsbedürftiger Personen getroffen werden, geht aus den folgenden kurzen statistischen Hinweisen hervor, wobei wir

als Beispiel aus der Jetztzeit die Verhältnisse der Millionenstadt Wien als einen der Reichsgaue anführen dürfen:

Eine mit dem Stichtag des 31. März 1941 in Wien vorgenommene Zählung hat ergeben, daß von 63.719 Hauptunterstützungsempfängern — das sind Haushaltsvorstände oder alleinstehende Hilfsbedürftige — nicht weniger als 49.374, d. h. 77·5%, das 60. Lebensjahr vollendet haben. Von der Gesamtzahl der Hauptunterstützungsempfänger entfallen auf die Altersstufe 61 bis 65 Jahre 18%, 66 bis 70 Jahre 22·7%, 71 bis 75 Jahre 18·2% und auf die Altersjahrgänge über 75 Jahre 18·7%. Besonders hoch ist der Anteil alter Personen auch in der Kleinrentnerhilfe und in der Kleinrentnerfürsorge, denn hier beträgt der Prozentsatz der Unterstützungsempfänger über 75 Jahre nicht weniger als 30·5% bzw. 28·3%.

Es ist nicht meine Absicht, im Rahmen dieser Ausführungen eine umfassende Darstellung der an sich überaus interessanten und bedeutungsvollen Statistik zu geben, die aufzeigt, in welchem Ausmaß öffentliche Mittel für diese Aufgaben seitens des Staates zur Verfügung gestellt werden. Immerhin sei aber bemerkt, daß am 1. Januar 1938 in der Invalidenversicherung im Reichsgebiet 2·5 Millionen Invalidenrentner und 0·9 Millionen Hinterbliebenenrentner, insgesamt demnach 3·4 Millionen Rentenempfänger gezählt wurden. Der Aufwand für das vorangegangene Jahr 1937 belief sich auf 1·1 Milliarden Reichsmark. Dem Aufwand in der Rentenversicherung steht beispielsweise in der öffentlichen Fürsorge im Jahre 1937 ein Aufwand von 711 Millionen RM gegenüber, der sich auf die folgenden Unterstützungsfälle verteilt: In der gehobenen Fürsorge waren 795.000, in der allgemeinen Fürsorge waren 680.000 und Arbeitslose wurden damals 258.000 Fälle gezählt. Insgesamt handelt es sich hierbei also um 1,733.000 Fälle oder 4,240.000 Personen, die im Rahmen der öffentlichen Fürsorge gefördert wurden. Da entsprechende Angaben aus der Ostmark noch nicht vorliegen, darf ich lediglich hinsichtlich des Wirkungskreises der Landesversicherungsanstalt Wien-Niederdonau bemerken, daß gegenwärtig ein Stand von rund 65.000 Altersfürsorgerentnern mit einem Monatsaufwand von 2 Millionen RM geführt wird. Als Sonderform der staatlichen Wohlfahrtspflege in der Ostmark ist ferner die Auszahlung laufender Unterhaltsrenten nach dem ehemaligen österreichischen Kleinrentnergesetz nach dem Jahre 1929 anzusehen. Demnach erhalten rund 32.000 Personen in den Reichsgauen der Ostmark eine laufende Zuwendung und überdies werden alljährlich Sonderaktionen von der staatlichen Kommission des Kleinrentnerfonds in Wien durchgeführt, durch welche rund 7000 Kleinrentner erfaßt werden. Der Aufwand für diese laufenden und einmaligen Zuwendungen beläuft sich pro Jahr auf rund 7·7 Millionen RM.

Um das Bild von einem unserer großdeutschen Gaue aufzuzeigen, darf ich noch wenige Zahlen aus dem Gebiet der öffentlichen Fürsorge im Reichsgau Wien nennen:

Im Jahre 1940 wurden an Barleistungen der gehobenen Fürsorge, der Kleinrentnerfürsorge und der Fürsorge für Gleichzustellende in Wien 6·9 Millionen RM aufgewendet. Hierzu gesellt sich der Aufwand in der allgemeinen Fürsorge mit 13·1 Millionen RM. Beide Beträge ergeben zusammen die Summe von rund 20 Millionen RM — ein Betrag, der sich auf 24.000 Fälle der gehobenen und 34.000 Fälle der allgemeinen Fürsorge verteilt. Der Haushaltsplan für das Jahr 1941 sieht eine weitere Erhöhung dieser Ausgaben um 1·5 Millionen RM vor, was insbesondere mit der Einbeziehung zahlreicher Hilfsbedürftiger in die Unterstützungsgruppen der gehobenen Fürsorge zu erklären ist. Der Vollständigkeit halber sei zum Schluß noch angeführt, daß der Fürsorgeverband Wien aus Mitteln des Reiches im Jahre 1940 an Kleinrentnerreichszuschüssen und Reichssonderzuschüssen einen Gesamtbetrag von 560.000 RM zur Auszahlung brachte.

Die soeben genannten Zahlen zeigen, in welch außerordentlichem Umfange seitens des Staates und der Gemeinden Mittel der öffentlichen Hand eingesetzt werden müssen und in welch außerordentlich großer Zahl in der Jetztzeit Menschen auf diese Hilfe angewiesen sind. Hierbei ist aber zu berücksichtigen, daß all die anderen Vorkehrungen des Staates und der Gemeinden noch keine Erwähnung gefunden haben, die sich mit jenen alten und nicht mehr arbeitsfähigen Volksgenossen beschäftigen, die kränklich und hilfsbedürftig sind, denen mit den Mitteln der offenen Fürsorge nicht wirksam genug geholfen werden kann und die darum anstaltsbedürftig sind. Hierbei sei bemerkt, daß eine Einweisung in die geschlossene Altersfürsorge gegen den Willen der Hilfsbedürftigen nicht geschehen kann. Es sei denn, daß der Hilfsbedürftige nach amtsärztlicher Bestätigung wegen seines Zustandes zu einer geordneten Willensäußerung nicht fähig ist. Auf jeden Fall kommen für die Altersheime Geisteskranke, Andersrassige und Asoziale nicht in Frage, da für deren Verwahrung andere Anstalten bestimmt sind. Die für die Hilfsbedürftigen geschaffenen Heime zeigen in den verschiedenen Gauen des Großdeutschen Reiches ein ganz verschiedenartiges Bild, so daß ich mich darauf beschränken darf — unter Hinweis auf ferner noch bestehende konfessionelle und private Altersheime — nur die Einrichtungen des Reichsgaues Wien, soweit sie im Besitz der öffentlichen Hand sind, kurz darzustellen. Die Stadt

Wien besitzt gegenwärtig 9 Altersheime, von denen 2 auch Privatabteilungen für Selbstzahler führen, dazu noch ein weiteres Altersheim, das ausschließlich für selbstzahlende Mittelständler bestimmt ist. Diese Altersheime werden jetzt, soweit es die Kriegsverhältnisse nur irgendwie zulassen, ausgebaut in der Richtung, daß sie zu wirklichen Heimen für die alten Menschen werden. So sorgen wir neuerdings für eine ständige Ausschmückung der Räume, für ihre wohnlichere Gestaltung, wir sind bemüht, dank der Unterstützung der KDF-Organisation der DAF künstlerische Abendveranstaltungen durchzuführen usw.

Die bedeutendste Anstalt im Reichsgau Wien ist das Wiener städtische Altersheim in Lainz, eine Schöpfung Karl L u e g e r s, mit einem Belagraum für rund 5700 Pfleglinge. Bei der idealen Lage am Stadtrand der Stadt in unmittelbarer Nachbarschaft der Wälder des Lainzer Tiergartens verfügt dieses Altersheim, das unter ärztlicher Leitung steht, über 10 Krankenabteilungen mit 42 Aerzten und 464 Pflegerinnen. Sechs medizinische Abteilungen, je eine chirurgische, neurologische und Tuberkuloseabteilung sowie ein Asyl für offentuberkulöse Kranke und eine Aufnahmeabteilung sind vorhanden, während für andere Zwecke die Anstaltsapotheke des benachbarten großen Wiener städtischen Krankenhauses Lainz sowie seine Prosektur in Anspruch genommen werden. Bei der wachsenden Bedeutung der Alterskrankheiten, über die wir nachher noch kurz zu sprechen haben werden, erscheint es uns betrüblich, daß in wissenschaftlicher Hinsicht diese vorbildlichen Einrichtungen in der Gegenwart praktisch überhaupt nicht genutzt werden. Nirgendwo in Großdeutschland wie aber auch kaum anderswo in Europa sind derartige Möglichkeiten gegeben, um die Erforschung der Alterskrankheiten zu fördern und die Erkenntnisse therapeutischer Möglichkeiten zu vertiefen. Aus diesem Grunde beschäftigen wir uns seit einigen Wochen mit der Planung, die klinischen Abteilungen dieses Altersheimes Lainz zu einem Institut zur Erforschung der Alterskrankheiten auszubauen.

In den anderen städtischen Altersheimen mit Ausnahme des ausschließlich für Sieche bestimmten Altersheimes Währing befinden sich nur gehfähige Alterspfleglinge, da diese Anstalten keine Spitalseinrichtungen, sondern nur Krankenzimmer besitzen. Allerdings hat jedes dieser Altersheime einen Hausarzt, doch kommen ernst erkrankte Pfleglinge nach Lainz. Die weiteren Altersheime befinden sich entweder im alten Stadtgebiet, wie das Altersheim Baumgarten für 1105 Frauen und das Altersheim Zwischenbrücken für 683 Männer, oder sie liegen in den Landbezirken Wiens, wie das Altersheim Liesing für 713

Frauen, das Altersheim Himberg für 250 Männer und das Altersheim Groß-Enzersdorf für 170 Frauen. Zwei weitere Altersheime liegen im Gebiete des Gaues Niederdonau, und zwar das Altersheim Mauerbach für 480 Männer und das Altersheim St. Andrä an der Traisen.

Seit Mitte vorigen Jahres sind wir dazu übergegangen, in einzelnen Altersheimen auch Privatabteilungen für selbstzahlende Pfleglinge einzurichten. Die Notwendigkeit ist ohneweiters gegeben, da eine große Anzahl von alten und gebrechlichen Menschen mangels pflegefähiger Familienangehöriger ein eigenes Heim nicht führen können, obschon die finanzielle Grundlage vorhanden ist. An eine bestimmte und bessere Lebenshaltung gewöhnt, bedeutet ihre Einweisung in die geschlossene Altersfürsorge eine grundlegende Veränderung ihrer bisherigen Lebensweise. Ihre Pension oder Rente reicht aber nicht aus, um ihren Lebensabend in einem Privatheim zu beschließen. Um diesen alten Menschen zu helfen, haben wir die Privatabteilungen für Selbstzahler geschaffen, die sich für gehfähige Alterspfleglinge in einem eigenen Pavillon im Altersheim Lainz und für Pflegebedürftige im Altersheim Währing befinden. Ausschließlich für Selbstzahler bestimmt ist ferner noch das Altersheim Klosterneuburg mit einem Belag von gegenwärtig 120 Betten. Die Verpflegskosten in diesen Privatabteilungen betragen je nach den Pflegebedingungen, wie Pflegeschwierigkeiten, Einzelunterbringung oder Unterbringung zu zweien oder dreien in einem Zimmer, 3 bis 4 RM je Kopf pro Tag. Die Art des Eigenheimes bleibt dadurch gewahrt, daß die selbstzahlenden Pfleglinge eigene Möbelstücke in das neue Heim mitnehmen dürfen, ihre eigenen Kleider tragen und sowohl hinsichtlich ihres Besuches als auch des Ausgehens Erleichterungen gegenüber anderen Altersheimen und Insassen genießen. Diese Privatabteilungen finden bei der Wiener Bevölkerung außerordentlichen Anklang, zumal sich hieran auch übrigens ein wohnpolitisches Problem knüpft.

In organisatorischer Hinsicht sei noch bemerkt, daß die Altersheime der Stadt Wien untereinander in einem engen organischen Zusammenhang stehen. Das Altersheim Lainz ist die Zentralaufnahmeanstalt. Jeder eingewiesene Alterspflegling wird zunächst in die Aufnahmeabteilung dieses Altersheimes eingewiesen und dort während einer fünftägigen Quarantäne einer genauen klinischen Untersuchung unterzogen. In dieser Zeit werden die notwendigen sozialfürsorgerischen Erhebungen fortgesetzt und der fürsorgerechtliche Tatbestand geklärt. Die aufgenommene Krankengeschichte geht mit dem Pflegling auf die Kranken- oder Belagsabteilung, in die er nach Beendigung der Quarantäne versetzt wird. Bei der Verteilung auf die verschiedenen

Altersheime werden die besonderen Wünsche der Pfleglinge und ihre sozialen Verhältnisse weitgehendst berücksichtigt. (Im Altersheim Lainz verbleiben hauptsächlich solche Personen, deren Ehegatte sich schon in dortiger Pflege befindet, da außer diesem nur das Altersheim Baumgarten Ehepaarzimmer besitzt. Ferner verbleiben in Lainz solche Alterspfleglinge, bei denen nach dem ärztlichen Befund trotz ihrer augenblicklichen Rüstigkeit zu erwarten steht, daß sie in absehbarer Zeit auf eine Krankenabteilung versetzt werden müssen.)

Die öffentliche Fürsorge gewährt den Betreuten in den Altersheimen neben der Unterkunft eine ausreichende und zur Zeit wirklich gute Verpflegung, die Erneuerung der Kleider und Wäsche, die Heilbehandlung sowie ein Taschengeld für kleinere Einkäufe. Kleinrentner erhalten außerdem die ihnen gebührende Kleinrentnerhilfe.

Ich habe die Wiener Verhältnisse etwas eingehender geschildert, da sie nach meinen Erfahrungen für das Gesamtreich in vielfacher Hinsicht beispielgebend sind. Es ist selbstverständlich, daß sich das Leben der Pfleglinge in den Altersheimen nach einer bestimmten Hausordnung regelt. Für die Zerstreuung und geistige Betätigung sorgen Rundfunk, Zeitschriften, Tageszeitungen, Büchereien, musikalische Vorführungen sowie Anstaltsfeste. Wir bemühen uns in der letzten Zeit verstärkt, dem einzelnen alten Volksgenossen durch wohnlichere Gestaltung seines Heimes und liebevolle Behandlung einen ruhigen und behaglichen Lebensabend zu bereiten. Jene zänkischen oder unverträglichen Leute aber, die ihr mehr oder minder ausgeprägtes asoziales Verhalten auch in der Anstalt fortsetzen, die die Gewohnheit haben, alle möglichen Stellen der Partei und des Staates mit unberechtigten Beschwerden und Schreiben zu belästigen, werden entweder in andere Anstalten versetzt oder haben auch ihre Entlassung zu gewärtigen.

In den Altersheimen der Stadt Wien waren mit dem Stichtag des 1. Mai 1941 6395 Pfleglinge untergebracht. Es wird interessieren zu hören, daß der Gesamtaufwand, d. h. der Personal- und Sachaufwand, der Stadt Wien für ihre Altersheime im Jahre 1940 7,900.980 RM betrug. Allein für die Krankenbehandlung im Altersheim Lainz belief sich der Sachaufwand in diesem Jahre 1940 auf 150.110 RM.

Ich muß damit rechnen, daß manche meiner bisherigen Ausführungen nicht das besondere Interesse eines sich vorwiegend aus Aerzten zusammengesetzten Leserkreises gefunden hat, da das Schwergewicht des in der Praxis stehenden Arztes sich immer noch fast ausschließlich dem einzelnen Kranken zuwendet. Und doch ist es notwendig, sich mit den geschilderten Zuständen als Arzt eingehend auseinanderzusetzen und sich auf Grund der vorliegenden Tatsachen immer wieder mit den sozialen Zukunftsaufgaben der Medizin zu befassen. Die Betrachtung der sicherlich allgemein bekannten Bevölkerungspyramide lehrt, daß eine sehr ausgesprochene Ueberalterung unserer Bevölkerung vorhanden ist. Diese in sozialer Hinsicht sich fast katastrophal auswirkende Ueberalterung wird erst nach vielen Jahrzehnten überwunden werden können. In allen zivilisierten Ländern ist das durchschnittliche Lebensalter der Menschen erheblich angestiegen, ohne daß jedoch das Leistungsalter der Menschen hiermit Schritt gehalten hätte. Die erhebliche Verlängerung der Lebenserhaltung ist im wesentlichen auf die erfolgreiche Bekämpfung der Säuglingssterblichkeit, besonders auf die Erfolge der Seuchenbekämpfung und auf die Fortschritte der Heilkunde bei der Erkennung und Behandlung der Krankheiten zurückzuführen. Diese großen Erfolge konnten leider aber nicht erreichen, daß das Leistungsalter der Menschen wesentlich verändert wurde. Gewisse Aufbrauchskrankheiten, wie die Herz-, Gefäß- und Nervenkrankheiten, scheinen zudem eine wachsende zahlenmäßige Steigerung möglicherweise infolge von Zivilisationsschäden zu erfahren. Man bedenke doch nur, was es bedeutet, wenn im Jahre 1936 das 54. Lebensjahr als mittleres Krankheitsinvalidisierungsalter festgestellt wurde, und daß vor dem 65. Lebensjahr 56% invalidisiert wurden (H. H e b estreit). Diese Tatsachen führen zu den bekannten schwierigen sozialpolitischen Auswirkungen, da die volleistungsfähigen Jahrgänge von 20 bis etwa 55 für eine ständig wachsende Zahl von alten, nicht mehr volleistungsfähigen Menschen zu sorgen haben. Die Beanspruchung der Sozialversicherung wird immer größer, rigorose Abwehrmaßnahmen erscheinen angezeigt, und eine der wichtigsten Zukunftsaufgaben der gesamten Medizin ist die Notwendigkeit, das Leistungsalter des Menschen heraufzusetzen. Schon eine Verschiebung des Leistungsalters um nur etwa 5 Jahre nach oben verbreitert gewaltig die tragende Schicht bei gleichzeitiger Verringerung der zu versorgenden Jahrgänge — ein Bemühen, das naturgemäß für das Problem der Altersversorgung von erheblicher Wichtigkeit ist. Die Notwendigkeit einer Verlängerung des Leistungsalters ergibt sich aus folgenden Gründen:

1. Aus politischen Gründen: Ein Arbeiter, der an seinen Kameraden das Absinken der Leistungsfähigkeit und das oft damit verbundene Absinken des sozialen Niveaus vor Augen hat, wird auf die Dauer nicht zufrieden sein.

2. Aus bevölkerungspolitischen Gründen: Ein Mensch, der erkennt, daß er für ein drittes und viertes Kind nicht mehr ausreichend und lange genug (Berufsausbildung) sor-

gen kann, wird nur schwer zu einer Bejahung von drei und mehr Kindern zu bringen sein.

3. Aus wirtschaftlichen Gründen, damit die nötige Zahl von Arbeitskräften für die wirtschaftlichen Zukunftsaufgaben zur Verfügung steht und

4. aus sozialpolitischen Gründen, damit für die Volksgenossen, für die im Alter oder aus sonstigen Gründen gesorgt werden muß, in ausreichendem Maße gesorgt werden kann (H. Hebestreit).

In diesem Zusammenhang gewinnen unsere Ausführungen über die sozialpolitischen und sozialmedizinischen Aufgaben und Leistungen des Staates für den alternden und erwerbsunfähigen Menschen eine Betrachtungsweise, die jedem Arzt aufzeigt, welche besondere Zukunftsaufgaben der Medizin gestellt sind. Neben der sich ständig steigernden Sorge für den alten und erwerbsunfähigen Menschen mögen sich Wissenschaft und Praxis vereinen, um in zusammenhängender Gemeinschaftsarbeit sich allen jenen Problemen stärker als bisher zuzuwenden, die die Gesundheit und die Leistungsfähigkeit des einzelnen deutschen Menschen erhalten und fördern und um damit der Gesamtheit durch Heraufsetzung des Leistungsalters große Dienste zu erweisen. Mit H. Hebestreit ist übereinstimmend festzustellen, daß die wissenschaftliche Heilkunde, die im 19. Jahrhundert die großen Aufgaben der Seuchenbekämpfung und der Krankheitserkennung und Krankenbehandlung weitgehend gelöst hat, jetzt mehr denn je daran arbeiten sollte, das Leistungsalter des Menschen zu verbessern und damit ihrerseits an dem großen sozialen Aufbauwerk unserer und kommender Tage mitzuwirken.

Alterskrankheiten der Lunge
(Altersemphysem und Alterspneumonie)

Von

Professor Dr. **G. W. Parade**

Innsbruck

Mit 1 Abbildung

Es bedarf keiner besonderen Begründung, die Alterskrankheiten der Lunge hier vor Ihnen in einem Sondervortrag darzustellen; machen doch die Erkrankungen dieses Organs nach einer kürzlich von N e b e n d a h l publizierten Statistik einen sehr hohen Prozentsatz der Todesursachen bei Männern und Frauen über 60 Jahre aus. Sie marschieren an dritter Stelle, und zwar unmittelbar hinter den Neubildungen, während an erster Stelle bekanntlich die Krankheiten der Kreislauforgane stehen. Und wenn man sich unter den im hohen Alter zum Tode führenden Lungenleiden die Spezialdiagnosen etwas näher ansieht, so kann man wieder feststellen, daß interessanterweise die Pneumonie die Hälfte der Todesursachen an den Atmungsorganen ausmacht. Die Lungentuberkulose spielt nach dieser gleichen Statistik keine größere Rolle mehr als Todesursache, und das wohl deshalb, weil sie ihre Opfer schon in jüngeren Jahren fordert. Bei der Darstellung der Lungenerkrankungen im Alter werde ich daher auf die Auseinandersetzung mit der Pneumonie, schon wegen der Häufigkeit, nicht verzichten können. (So bedeutungsvoll nun sicherlich die Rolle der Lungenentzündungen in der Todesursachenstatistik der alten Leute ist, so müssen doch anderseits solche statistischen Angaben mit Kritik aufgenommen werden, da bekanntlich die Lungenentzündung im Alter nicht ganz selten nur der Schlußstein eines ganz anderen krankhaften Prozesses ist und manchmal vom Arzt zur unmittelbaren Todesursache erklärt wird, während die eigentliche Erkrankung doch eine ganz andere ist.) Wir werden außerdem auf eine viel seltener unmittelbar zum Tode führende, dafür aber um so häufiger im Alter auftretende Störung eingehen: das Emphysem im Alter. Mit diesen beiden wichtigen Krankheitsbildern sind die Altersleiden der Lunge keineswegs erschöpft; doch verbietet es schon die beschränkte Zeit, auch noch auf andere Alterskrankheiten näher einzugehen.

Ich sagte bereits, daß das Emphysem im Alter recht selten eine unmittelbar zum Tode führende Krankheit ist. Nicht ganz selten besteht es, ohne dem Träger wesentliche Beschwerden zu verursachen, zum anderen aber wird es zum Ausgangspunkt erheblicher Erscheinungen, und die Folgeerscheinungen sind es, welche den Tod herbeiführen.

Worum handelt es sich beim Altersemphysem, was wissen wir heute über die Entstehung dieses Leidens und welche Folgen hat dieses Leiden?

Schon bei der Beantwortung der Frage: W o r u m h a n d e l t e s s i c h b e i m A l t e r s e m p h y s e m? stoßen wir auf gewisse Schwierigkeiten. Der pathologische Anatom trennt nämlich ein besonderes „s e n i l e s E m p h y s e m" von dem diffusen, substantiellen Emphysem ab, das im Alter überaus häufig ist, aber auch gelegentlich, wenn auch etwas seltener, im mittleren Lebensalter beobachtet wird oder in diesem Lebensabschnitt seine Grundlegung erfährt. Beim sogenannten „senilen Emphysem" ist die Lunge bei Eröffnung des Thorax nicht gebläht, sondern eher klein, sie fällt im Gegensatz zum diffusen, substantiellen Emphysem zusammen, während die diffus geblähte Lunge bekanntlich nicht kollabiert. Im feineren Bau zeigen aber beide Emphysemarten grundsätzliche Uebereinstimmung, indem die Lunge bei beiden von Emphysembläschen übersät ist, die beim Altersemphysem durch Schwund der interalveolären Septen zustande gekommen sind. Beim Greisenemphysem der Pathologen scheint der Schwund des Lungengewebes das Primäre der ganzen Erkrankung zu sein; denn die Zeichen der übermäßigen Blähung sind bei der Sektion nicht nachzuweisen, im Gegenteil: die Lunge neigt eher zur Atrophie. Im Prinzip wird aber hier wie dort die atmende Oberfläche durch den Schwund des spezifischen Lungen-

gewebes hochgradig eingeengt, so daß der Gaswechsel gestört werden muß. Immerhin beschäftigt den Kliniker das
senile, wie es auch mit Recht genannt worden ist, „atrophische" Emphysem viel weniger. In Anbetracht der an
und für sich im Alter bereits vorliegenden Einschränkung
der Oxydationen macht sich dieses Emphysem klinisch in
der Regel so lange weniger bemerkbar, als es nicht durch
Bronchitis, pneumonische Prozesse oder Herzstörungen kom-
pliziert wird. Ich halte es für sehr wahrscheinlich, daß das
senile Emphysem in die diffuse Lungenblähung übergehen
kann, und zwar dann, wenn z. B. durch konstante Drucksteigerung in den Alveolarräumen, etwa bei Bronchitis, eine
Ueberblähung der Lunge zustande kommt. Dann liegt aber
das klassische, substantielle Emphysem vor, wie es der
Kliniker kennt. Das reine atrophische Emphysem dürfte
somit vom Pathologen viel häufiger als vom Kliniker dia-
gnostiziert werden.

Während wir die Ursache des atrophischen Emphysems
somit in einer senilen Involution des Lungengewebes sehen,
sind die Vorstellungen über die Entstehung
der klassischen, sogenannten substiellen
Lungenblähung im fortgeschrittenen Alter, also jenes
hochgradigen, mit einer starken Zunahme der Residualluft der Lunge einhergehenden Emphysems, das bei der
Thoraxeröffnung nicht kollabiert, noch durchaus verschiedene. Wir haben schon gesehen, daß das primäre Vorliegen eines atrophischen Emphysems die Grundlage zur
Entwicklung des diffusen Emphysems abgeben kann, wenn
die Druckerhöhung und Ueberdehnung der Alveolen hinzukommt. Unter Berücksichtigung der verschiedenen, sich strei-
tenden Theorien zur Genesedeutung des diffusen Lungen-
emphysems glaube ich aber, daß man die Abnahme der
elastischen Kräfte der Lunge und des ganzen Brustkorbes
für die Entwicklung dieses Leidens verantwortlich machen
muß; das soll heißen: nicht die Rippenknorpeldegeneration
Freunds ist die primäre Ursache des Elastizitätsver-
lustes, auch nicht die Alterskyphose Loeschckes, vielmehr befallen die Elastizitätsveränderungen zugleich Wirbelsäule, Rippenknorpel und vor allem das Lungengewebe
selbst. Es handelt sich offenbar um eine Systemerkrankung des zunehmenden Alters, und zwar bestimmter Gewebe, offenbar „bradytrophen" (Bürger) Charakters. Bei
den Entstehungsbedingungen dieses Emphysems dürften
wohl auch erbliche Momente von Bedeutung sein. Daß chronische Druckerhöhungen des Thoraxbinnenraumes, wie sie
vor allem bei lang dauerndem Husten, auch bei Asthma,
viel seltener bei bestimmten Berufen, wie Glasbläsern oder
Blasmusikern, vorkommen, die Ueberdehnung der Alveolen

und die Entstehung des diffusen Emphysems zu begünstigen
vermögen, ist wohl sicher. L o e s c h c k e hat nun darauf
hingewiesen, daß bei seinem Kyphosenemphysem die Wirbel-
säulenverkrümmung schon deshalb das genetische Primat
zu beanspruchen habe, weil sich die gleiche emphysematöse Veränderung der Lunge auch ausprägt, wenn die Kyphose durch Einbruch eines Wirbelkörpers, z. B. nach Trauma oder tuberkulöser Karies, entsteht. Und dies ist auch
bei Jugendlichen der Fall! So überzeugend diese Argumen-
tierung ist und so wenig an der konsekutiven Entwicklung
eines Emphysems zu zweifeln ist, so muß doch vom klinischen Standpunkt entgegengehalten werden, daß die Ky-
phosenemphyseme des Alters oft verhältnismäßig wenig Beschwerden verursachen, somit also nicht das enthalten,
was der K l i n i k e r unter dem Begriff des Emphysems versteht. Zudem läßt das Kyphosenemphysem sehr oft große
Teile der Lunge von der Blähung frei: es bestehen also gerade
hier Kompensationsmöglichkeiten, die das Auftreten von Beschwerden hintanzuhalten vermögen. Dem Kliniker drängt
sich immer wieder der Blähungszustand der gesamten
Lunge, somit also der Elastizitätsverlust a l l e r Alveolarräume dieses Organs, in den Vordergrund, und die Ueber-
füllung der Lunge mit Luft, die in diesem Organ gewissermaßen gefangen ist und trotz krampfhaften und zeitlich
verlängerten Expiriums nicht abgeatmet werden kann, ist es,
die die Führung im klinischen Bilde inne hat. Der Grad
dieser Ueberblähung ist nicht allein abhängig von der Stärke
der kyphotischen Wirbelsäulenkrümmung. Was das Emphysem im klinischen Erscheinungsbild häufig besonders kenn-
zeichnet, ist vor allem die Komplikation durch die Bronchitis,
ohne die die Lungenblähung, auch wenn sie ziemlich ausgeprägt ist, zumindest in Körperruhe, oftmals verhältnismäßig wenig Beschwerden macht. Charakteristisch ist zum
anderen bei ausgeprägtem Emphysem die Dyspnoe, die um
so stärker ist, je weniger beweglich das zuweilen schon
geschädigte oder degenerierte Zwerchfell (H i t z e n b e r g e r)
ist, eine Tatsache, die auf die großen Möglichkeiten der
therapeutischen Beeinflussung dieses quälenden Zustandes
durch rechtzeitiges Zwerchfelltraining hinweist.

Ueber d a s, w a s s i c h b e i m s u b s t a n t i e l l e n
E m p h y s e m i n d e r L u n g e s e l b s t a b s p i e l t, sind
wir recht gut orientiert. Wir wissen, daß das elastische Gewebe eine starke Dehnung und Rarefikation erfährt, es zer-
bröckelt, reißt ein, und die durchrissenen Faserbündel
schnurren zu unregelmäßigen, wirren Haufen zusammen.
Nebenher bilden sich neue elastische Fäserchen, die eine
Art Notgerüst schaffen. Auch das Alveolarepithel lockert
sich und degeneriert fettig (A s c h o f f). Durch das Zu-

sammenfließen vielen Alveolen kommt es zur Entwicklung
großer Hohlräume, in denen die Atemluft, wie Beitzke
gezeigt hat, viel schlechter zirkuliert als beim Normalen.

Ueber die Folgen der Lungenblähung für den
gealterten Menschen seien hier nur einige Momente kurz
skizziert. Der Schwund der Lungenkapillaren ist gleichbe-
deutend mit der Einengung der Lungenstrombahn und führt
zur Ueberlastung der rechten Kammer. In gleichem Sinne
wirkt die lang anhaltende Streckung der Lungenkapillaren,
eine Folge des dauernden Inspirationszustandes der Lunge;
sie muß zur Druckerhöhung in der Arteria pulmonalis
und damit ebenfalls zur Rechtsüberlastung führen (vgl.
auch die Untersuchungen von Wagner). Infolge der Einschränkung der Atemexkursionen fällt die Pumpwirkung der
Atmung auf den venösen Kreislauf fort. Der Ausfall des
wichtigen Hilfsmotors der Atmung bürdet wiederum dem
rechten Herzen eine erhebliche Mehrarbeit auf. Oft entwikkeln sich gerade in der nun überlasteten und hypertro-
phierten rechten Kammer stärkere coronarsklerotische Veränderungen. Mit diesen mag vielleicht der gelegentlich vor-
kommende Sekundenherztod in Zusammenhang stehen. Zu
alledem kommt der Anstieg der Kohlensäure in den erwei-
terten und schlecht gelüfteten Alveolen, fernerhin die Verringerung der Sauerstoffaufnahme, d. h. also die Entwicklung einer chemisch bedingten, vom Atemzentrum ge-
steuerten Dyspnoe. Daß die Verhältnisse besonders katastrophal werden müssen, wenn vom Emphysematiker körperliche Anstrengungen verlangt werden, liegt auf der Hand.
In diesem Augenblick macht sich die Einschränkung der
Atemreserven bemerkbar, eine Folge der stark gesteigerten
Residualluft. Ich deutete bereits an, daß eine hinzutretende
Bronchitis das Zustandsbild des Emphysems bedeutend ver-
schlimmern muß, ja zuweilen eine latent bestehende und
ohne erhebliche Beschwerden einhergehende Blähung der
Lunge überhaupt erst in den Vordergrund rückt. Und wie
selten vermissen wir schließlich und endlich die Bronchitis
in Begleitung des Emphysems! Hier besteht ein Circulus
vitiosus. Das Emphysem öffnet geradezu der Bronchitis,
die mit der Zeit chronisch werden muß, Tür und Tor!
Infolge der geringen Expirationskraft vermag der Emphysematiker den Bronchialschleim und vor allem die in die
Bronchien einmal eingedrungenen Entzündungserreger
schlecht herauszubefördern; dazu kommt noch die im Alter
zunehmende Verringerung der Selbstreinigung der Bronchialschleimhaut, zum Teil wohl als Folge der Atrophie
des Flimmerepithels! Sind die Bronchien erst einmal von
zähem Sekret verstopft, so verlegen sie die Expiration
noch mehr, erhalten die Blähung der Alveolarräume und

gefährden den Gaswechsel; sie ermöglichen anderseits die
Entstehung von Atelektasen und in diesen das Angehen
bronchopneumonischer Herde. Von der überaus ungünstigen
Bedeutung des bronchitischen Infektes auf den Gesamtorganismus soll hier gar nicht ausführlicher die Rede sein.
Sicher ist jedenfalls, daß Infiltrationsprozesse im emphyse-
matösen Lungenterrain außerordentlich schlechte Aushei-
lungstendenzen aufweisen, ja daß sie besonders zu Ein-
schmelzungen neigen (Löschcke). So ist es auch oftmals
die Bronchopneumonie, also der Infekt, der dem Leben,
oftmals zu früh, unmittelbar ein Ende setzt. In der Statistik sollte aber eigentlich das so häufige Altersemphysem
als die primäre, wahre Todesursache aufscheinen; denn
die Lungenblähung ist die wirkliche Ursache der Krankheit, die das Leben auslöscht, ob die unmittelbare Veranlassung zum Tode nun ein bronchogener Infekt war oder
ob die Insuffizienz des rechten Herzens oder der nicht
seltene plötzliche Herztod dem Leben ein Ende setzt.

Damit lassen Sie mich zu Punkt 2 meines Vortrages
kommen: die Pneumonie im hohen Alter.

Es ist überaus interessant, das Krankheitsbild der
Pneumonie einmal von der Wiege bis zum Grabe des
Menschen einer vergleichenden Untersuchung zu unterziehen
und die Unterschiede und Gemeinsamkeiten
der Lungenentzündungen in den verschiedenen Lebensaltern zu betrachten. Wir werden dabei nämlich auf die Tatsache stoßen, daß das Lebensalter
in sehr erheblichem Maße Anteil daran hat, in welcher Form
die Pneumonie auftritt. Lauche hat auf Grund patho-
logisch-anatomischer Feststellungen und Frobenius kürzlich, auf klinischen und statistischen Unterlagen fußend,
auf die eigenartige Uebereinstimmung der Pneumonieformen im frühesten Kindesalter und im Greisenalter hingewiesen. Wir selbst haben uns ebenfalls bemüht, an
Hand umfassender statistischer Zusammenstellungen der
Fälle meiner Klinik die eigenartigen Unterschiede zwischen
dem Pneumonieverlauf auf der biologischen Höhe des Lebens und am Lebensabend herauszuarbeiten. Ich habe versucht, Ihnen diese merkwürdigen Tatsachen an Hand eines
Schemas — man beachte, daß es sich um ein Schema mit
allen seinen Schwächen handelt! — darzustellen (Abb.).
Verfolgen wir die Lungenentzündung durch alle Lebensalter, so finden wir im allerfrühesten Kindesalter, etwa
bis zum 6. Lebensmonat, so gut wie niemals eine Lobärpneumonie. Was wir an Lungenentzündungen sehen, sind
insonderheit sogenannte dystelektatische Pneumonien, Strei-
fenpneumonien, die fast ausschließlich in den hinteren,
paravertebralen und oberen Lungenpartien lokalisiert sind

und offenbar Beziehungen zur schlechten Durchlüftung und
Durchblutung aufweisen. Sie verlaufen mehr schleichend,
sind offenbar gekennzeichnet durch eine auffallend schlechte
Abwehr des Organismus gegen den Infekt, tragen oft den
Typus der pulmonalen Sepsis (F r o b e n i u s) und führen
überaus häufig zum Exitus. Nach dem 6. Lebensmonat kommen wir dann langsam in einen Lebensabschnitt, in dem

Schematische Darstellung der Pneumonie im Lebensablauf

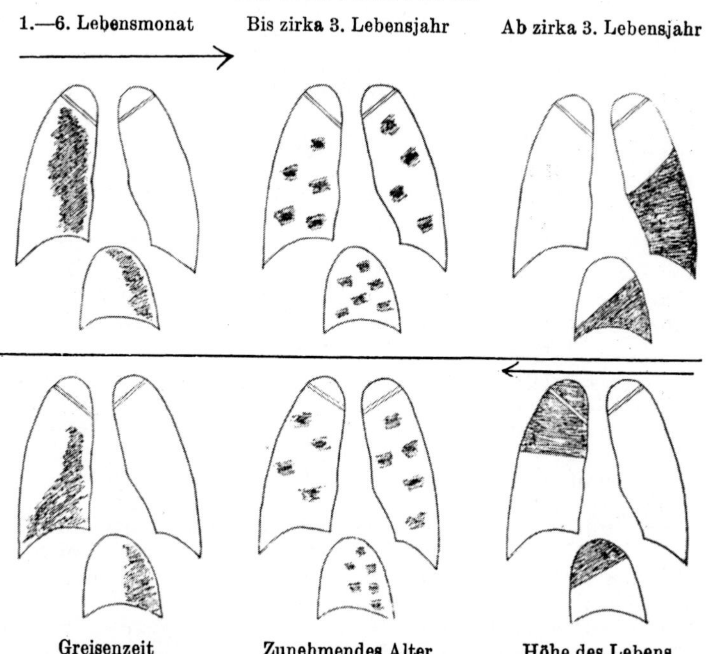

die ausgesprochenen Herdpneumonien mehr und mehr das
Feld beherrschen: disseminierte, oft über die ganze Lunge
verstreute, multizentrische Entzündungsherde, begleitet von
einem klinisch und prognostisch ungünstigen Krankheitsbild. Wir vermissen sehr die klassischen Zeichen der
Lappenpneumonie und supponieren, daß bei diesem Krankheitsbild offenbar die verringerte Abwehrkraft des Organismus nicht die Reaktionen aufbringt, wie wir sie von der
klassischen Lehrbuchpneumonie her gewohnt sind. Vom
3. Lebensjahr ab häufen sich mehr und mehr die Lobärpneumonien; wir sehen jetzt die unizentrisch auf einen

Lobus konzentrierten, massiven Infiltrationen mit ihren klassischen klinischen Aequivalenten, mit Bronchialatmen, mit Schüttelfrost, Herpes labialis, mit regelrechter Krise und mit dem auf wenige Tage zusammengedrängten, oft sehr schweren, aber prognostisch so viel günstigeren Krankheitsbild. Kommen wir nun weiter ins Alter hinauf, so mehren sich wieder die Herdpneumonien, schließlich übersteigen sie sogar wieder die Anzahl der Lobärpneumonien erheblich, und gegen Ende des Lebens sehen wir dann wieder die dystelektatischen, hypostatischen Pneumonien in Erscheinung treten. Sie wissen, daß auch diese, mehr herdförmig lokalisierten, multizentrisch angeordneten Pneumonien wieder einen ganz anderen klinischen Charakter tragen. Die Alterspneumonie verläuft mehr schleichend, oftmals nicht mit plötzlich ansteigenden, sehr hohen Temperaturen, es fehlt ihr zu Beginn der Schüttelfrost, ebenso wie auch die erwünschte Krise ausbleibt, wir vermissen häufig die sehr hohen Leukozytenwerte des Blutes, ja wir sind uns oftmals nicht einmal klar, ob überhaupt eine Lungenentzündung vorliegt, zumal uns der Auskultations- und Perkussionsbefund — u. a. wegen der häufigen Ueberlagerung infiltrierter Gebiete durch emphysematöse Partien — nicht selten wenig prägnante Auskünfte erteilt. Und doch handelt es sich bei der Alterspneumonie, wie Sie wissen, um eine sehr gefährliche Krankheit, bei der auch die moderne Therapie nur allzuoft versagt. Auch hier wieder oft ein Bild, das dem der „pulmonalen Sepsis" nahekommt! Am Material der Innsbrucker Klinik belief sich die Mortalität von 1936 bis 1940 bei Alterspneumonien (ab 50. Lebensjahr) auf rund 40%, während sie bei jugendlichen Pneumonien (16. bis 49. Lebensjahr) nur 8% betrug. Daß der Zustand des Herzens und Kreislaufes für die Prognose der Alterspneumonie von größter Bedeutung ist, versteht sich von selbst und ging auch bei unserem Krankengut hervor. Am Rande möchte ich fernerhin bemerken, daß nach unseren statistischen Ergebnissen bei älteren Leuten, sofern es sich um Lappenpneumonien handelt, die rechte Lunge, und hier besonders der rechte Oberlappen, bei Jugendlichen dagegen beide Lungen gleichmäßig, prozentual besonders häufig auch der linke Unterlappen befallen wird. Auch hier bestehen gewisse Parallelen zur Kinderpneumonie insofern, als nach F r o b e n i u s die Lappenpneumonien der jüngsten Kinder, ebenso wie bei den alten Leuten, den rechten Oberlappen bevorzugen. Liegen nun zwischen den beiden Pneumonien, denen der Jugend und des hohen Alters, auch noch so häufig erhebliche Varianten der Symptomatik vor, so verdient anderseits vielleicht die Tatsache hervorgehoben zu werden, daß e i n e Untersuchungsmethode nach unseren

Feststellungen bei beiden Pneumonieformen regelmäßig pathologische Werte ergibt: es ist die Senkungsgeschwindigkeit der Erythrozyten; sie ist stets erheblich beschleunigt. Hinsichtlich unserer eigenen Untersuchungen bemerke ich schließlich noch ausdrücklich, daß echte lobäre Pneumonien im Alter trotz der relativen Zunahme von Bronchopneumonien keineswegs selten vorkommen; aber auch sie verlaufen doch meist mehr oder weniger atypisch, d. h. ihre klinischen Symptome entsprechen häufig nicht den klassischen Erscheinungen der Pneumonie der Jugendlichen.

Was können wir aus dem altersgebundenen Verlauf der Pneumonie herauslesen? Offenbar die Tatsache, daß mit zunehmender Erreichung der biologischen Lebenshöhe die Tendenz besteht, den Prozeß auf eine Lunge und schließlich auf nur einen Lappen zu konzentrieren. Ist die Höhe des Lebens überschritten, so verliert der Organismus offenbar wieder nach und nach diese Fähigkeit, und es tritt mit zunehmendem Alter wieder die Verteilung des Prozesses auf die gesamte Lunge, das Ueberwiegen von Herdpneumonien, in Erscheinung. Die Tendenz zur Lokalisierung des Prozesses auf nur einen Lappen ist aber verbunden mit der Zunahme der Allgemeinreaktionen, mit der Steigerung der Abwehrmaßnahmen des Organismus gegen die eindringenden Pneumokokken. Mit dem Wiedererscheinen der diffusen, herdförmigen Reaktionen im höheren Alter verschwindet auch die stürmische Abwehr des Organismus, und die schleichende, flaue Reaktion tritt wieder in den Vordergrund.

Die eben gegebene, altersabhängige Einteilung der Lungenentzündungen wird aber oftmals durchbrochen. Und zwar sehen wir dann z. B. Herdpneumonien auch schon in einem Lebensalter auftreten, wo solche eigentlich nicht vorkommen, wo wir es vielmehr gewohnt sind, Lappenpneumonien zu sehen. So beobachten wir in diesen Jahren Herdpneumonien außerordentlich häufig nach den verschiedensten schwächenden Krankheiten, so z. B. nach Infektionskrankheiten, Herzleiden, schwerem Diabetes; sie müssen sich natürlich ganz besonders häufen, wenn solche schwächenden Krankheiten im höheren Alter in Erscheinung treten. Die Herabsetzung der Abwehrkraft des Organismus ist es also, die den herdförmigen Pneumonietypus hervortreten läßt. Die jeweilige Körperverfassung entscheidet die Frage, in welcher Weise die Lunge auf die Invasion der Pneumonieerreger, also in erster Linie der Pneumokokken, reagiert. (Daß auch die Körperverfassung der Erreger, also ihre Virulenz, eine gewisse Rolle spielt, soll nicht geleugnet werden.) Die Abwehrbereitschaft gegenüber den Erregern der Pneumonie nimmt aber mit zunehmendem Alter ab. Ihre Stärke ist sicherlich von außerordentlich verschiedenen Faktoren abhängig, die wir noch keineswegs übersehen. Vielleicht ist dabei auch das im Alter zunehmende Vitamin C-Defizit zu berücksichtigen, zumal wir aus den experimentellen Untersuchungen W a l t h e r s wissen, daß die Abwehrkraft gegenüber pneumonischen Infektionen mit der erhöhten Zufuhr von Vitamin C zunimmt.

Man hat das wechselnde Gesicht der Pneumonie in den verschiedensten Lebensaltern mit i m m u n b i o l o g i s c h e n M o m e n t e n in Zusammenhang gebracht. L a u c h e führt das Fehlen der Lobärpneumonie in den ersten sechs Lebensmonaten darauf zurück, daß der Säugling in den ersten Lebensmonaten noch keine Gelegenheit gehabt hat, sich mit dem Pneumococcus auseinanderzusetzen. Dafür würde die Beobachtung eine Bestätigung sein, daß Lobärpneumonien in den ersten Lebenstagen nur dann vorkommen, wenn die Mutter gleichzeitig eine Pneumonie hat, wenn sich also die gleichen Abwehrreaktionen durch diaplazentare Uebertragung der Antikörper am Kind abspielen können. Mit zunehmendem Alter gelangt nun der Organismus mit den ubiquitären Pneumokokken in Berührung, so daß sich in ihm allmählich die Allergie ausprägen kann, die jene stürmischen kritischen Erscheinungen zur Folge hat, wie wir sie von der Lappenpneumonie auf der Höhe des Lebens kennen. Diese allergische Abwehrreaktion, so stürmisch sie auch ist, birgt aber zugleich die Aussicht der Heilung in sich. Sie ist, wie wir sahen, durch die unizentrische Lokalisation der Pneumonie auf einen Lappen charakterisiert. (Daß dabei die Möglichkeit der Auseinandersetzung des Körpers mit den in der Bronchialschleimhaut wohl stets vorhandenen Pneumokokken durch äußere Momente, wie z. B. Abkühlung, allgemeine Schwäche usw., gefördert wird, braucht nicht besonders hervorgehoben zu werden.) Mit zunehmendem Alter verliert der Organismus offenbar die Fähigkeit zu derartig stürmischen Abwehrreaktionen und nähert sich somit wieder einem Zustand, in dem sich das Kleinkind, bzw. in noch höherem Alter, der Säugling befindet. Es liegen hier anscheinend ähnliche Verhältnisse wie bei der Greisentuberkulose vor, die bekanntlich durch ein Krankheitsbild charakterisiert sein kann, das mit seiner Lymphknotenschwellung und Verkäsung dem Primärstadium des frühesten Kindesalters außerordentlich ähnlich ist. S c h ü r m a n n hat das so gedeutet, daß die veränderte Reaktionslage gegenüber Tuberkelbazillen nur etwa 50 Jahre vorhält, und daß nach dieser Zeit wieder der ursprüngliche Zustand des unberührten Organismus Platz greifen kann. Danach würde also die Pneumokokkeninfektion im Greisenalter sozusagen einen unberührten, nicht oder nicht mehr genügend allergischen Organismus treffen und deshalb in ihm die gleichen oder ähnliche Reaktionen auslösen wie im kindlichen Organismus. Die Frage, ob wir es, wie L a u c h e und andere annehmen, bei der Pneumonie tatsächlich mit Sensibilisierungsvorgängen und allergischen Zuständen zu tun haben, ist noch im Fluß. Im Hinblick auf die angeführten Tatsachen und auf tierexperimentelle Versuche (vgl. K r a m á r) sowie auf die bemerkenswerten Parallelen zur Tuberkulose möchte auch ich dieser Meinung zustimmen. K a u f f m a n n konnte an Hand von Testproben der Haut mit Hilfe der Kantharidenblasenmethode die Allergielage des Organismus während und nach der Pneumonie besonders eindrucksvoll beleuchten. Allergie oder nicht: was feststeht, ist die Tatsache, daß die Reaktionsbereitschaft des Organismus mit zunehmendem Alter nachläßt, so daß er infolge dieser verringerten Abwehrkraft gewissen Infektionen nicht so schlagfertig zu begegnen vermag wie auf der biologischen Höhe des Lebens. Hinsichtlich der Alterspneumonie heißt dies aber: atypischer, schleppender Verlauf, gehäufte Komplikationen und schlechte Prognose! Somit wird die Pneumonie des vorgeschrittenen Alters zu einem überaus bedeutungsvollen Problem, dessen Aufhellung um so wichtiger ist, als wir hoffen, von der Aufklärung dieser Geschehnisse auch sehr wesentliche und neue Gesichtspunkte für die Therapie ableiten zu können.

L i t e r a t u r : A s c h o f f : Med. Klin., 1938, Nr. 10, S. 321. — B e r g e l : Z. Altersforsch., 1938, Bd. 1, H. 1. — D i l l , G r a y b i e l , H u r t a d o und P a g u i n i : Z. Altersforsch., Bd. 2, H. 1, S. 20, 1940. — F r o b e n i u s : Dtsch. med. Wschr., 1940, Nr. 51/52, S. 1416 u. 1447. — H i t z e n b e r g e r : Zit. n. Müller-Deham. Wien: Springer-Verlag, 1937. — K a u f f m a n n : Krkhforsch., Bd. 2, 1926, S. 372 u. 448. — K r a m á r : Arch. Kinderhk., 1931. — L a u c h e : Handb. s. spez. path. Anat., Teil 1, Bd. 3, S. 701, 1928. — L o e s c h c k e : Klin. Wschr., 1928, Nr. 51, S. 2421. — N e b e n d a h l : Z. Altersforsch., 1939, Bd. 1, H. 5, S. 225. — S c h ü r m a n n : Zit. n. A ß m a n n : Lehrb. d. inn. Med. Berlin: Springer-Verlag, 1939, S. 568. — S t a e h e l i n : Handb. d. inn. Med., Bd. 2, Teil 2, 1930. — W a g n e r : Verh. dtsch. Ges. Kreisl.forsch., 1940. — W a l t h e r : Z. ges. exper. Med., 106, 748, 1939. — W e b e r : Ueber Krankheiten der Rückbildungsjahre und des Alters. Bd. 1, H. 5, S. 225, 1939.

Das Klimakterium der verschiedenen Konstitutionstypen

Von

Professor Dr. **A. I. Amreich**

Wien

Die Erscheinung, daß der menschliche Eierstock um das 50. Lebensjahr seine Funktion einstellt, und daß dem menschlichen Weibe von dieser Zeit an die Möglichkeit der Fortpflanzung genommen ist, gehört zu den auffallendsten Beobachtungen in der menschlichen Biologie. Die männliche Keimdrüse bewahrt bis in das höchste Lebensalter ihre Leistungsfähigkeit und sichert dem Manne die Zeugungskraft fast bis an sein Lebensende. Ein ähnliches Phänomen ist nur noch am menschlichen Thymus wahrzunehmen, der am Beginn der Pubertät sich rückbildet. Diese merkwürdige Tatsache, daß beim Manne kein Klimakterium besteht, bei der Frau hingegen am Ende des vierten Dezenniums die Eierstocktätigkeit erlischt, fordert natürlich zum Nachdenken über die Ursache der von vornherein unbegreiflichen Erscheinung auf. Ich kann nun keine mechanistische Begründung des Phänomens geben, vermag aber wohl auf Tatsachen hinzuweisen, die uns das Verständnis hierfür erleichtern. Beim Manne findet die Spermatogenese zeitlebens statt. Die Ursamenzellen oder Spermatogenien, die Ausgangselemente der Spermien, liegen der Wand der Hodenkanälchen an, während des ganzen Lebens des Mannes teilen sich diese Zellen und erneuern sich durch fortwährenden Nachwuchs junger lebenskräftiger Zellen gleicher Art. Ganz anders liegen die generativen Verhältnisse beim Weibe. Dieses bekommt bei der Geburt etwa 400.000 Oozyten erster Ordnung mit. Diese Zellen liegen in den Primärfollikeln im oberflächlichen Anteil der Rindenschicht des Eierstockes. Diese Summe von Oozyten ist die ganze Mitgift, welche die Frau von der Natur bei der Geburt für ihre Fortpflanzungsaufgabe mitbekommt. Nach der Geburt wachsen die Oozyten wohl, werden größer, eine Vermehrung findet aber nicht statt.

Erst wenn der Oozyt am Ende seines Wachstums befruchtet wird, stößt er die Polkörperchen aus. Durch die beiden Reifeteilungen entstehen 3 Polzellen, die sehr klein sind und nicht unmittelbar der Fortpflanzung dienen, und die befruchtete Eizelle, die viel Protoplasma und die Hälfte der für die betreffende Art spezifischen Chromosomenzahl enthält. Das reichliche Protoplasma ist notwendig, weil die Zygote sich von ihm während der Zeit ihrer Wanderung durch die Tube ernähren muß, die Reduktion der Chromosomenzahl ist unerläßlich, damit nach der Vereinigung von Eizelle und Spermium — auch dieses besitzt nur den halben charakteristischen Chromosomenbestand — die arttypische Chromosomenzahl in der Zygote wieder vorhanden ist.

Wenn eine 15jährige Frau daher befruchtet wird, so gelangt ein erwachsener Oozyt, der 15 Jahre alt ist, zur Befruchtung, bekommt eine 41jährige Frau ein Kind, so wurde ein 40 Jahre alter Oozyt befruchtet. Daß beim Menschen der Oozyt erst nach dem Eindringen des Spermiumkopfes die Polkörperchen auszustoßen vermag, daß die Reifeteilungen also erst nach der Amphimyxis mit dem jugendlichen Spermium eintreten können, läßt sich zwanglos so deuten, daß die Eizelle an sich über keine eigene Proliferationskraft mehr verfügt, daß der Anstoß zu den Reifeteilungen erst durch die Vereinigung von Spermium und Oozyt zustande kommt, und dies alles, weil die Eizelle eben schon alt ist, so alt wie ihre Trägerin und daher einer typischen Eigenschaft der jungen Zelle, der Proliferationskraft, entbehrt. Eine ähnliche vieljährige Fortdauer der Einzelzelle ohne physiologische Verjüngung durch Neusprossung beobachten wir auch bei den Ganglienzellen, die unter normalen Verhältnissen ebenfalls keine Zellteilungen erkennen lassen, und denen wir aus erkenntnistheoretischen Gründen auch eine solche Beständigkeit zusprechen müssen. Die Tatsache, daß beim Manne während des ganzen Lebens fortwährend eine Erneuerung und Verjüngung der Geschlechtszellen stattfindet, die Frau hingegen mit einem von der Natur bei der Geburt mitgegebenen Vorrat von dem Altern ausgesetzten, nicht mehr proliferations- und daher auch nicht verjüngungsfähigen Geschlechtszellen ihr Auslangen finden muß, erklärt uns zur Genüge die auffallende Erscheinung, daß beim Manne die Geschlechtsdrüse zeitlebens in Funktion bleibt, bei der Frau aber infolge Alterstodes der Eizellen um das 50. Lebensjahr der Rückbildung anheimfällt. Fragt man sich nach dem Zweck, den die Natur mit dem Klimakterium der Frau verfolgt, so kommt man auch in dieser Hinsicht über Vermutungen nicht hinaus. Es lassen sich aber wohl Beobachtungen anführen, die uns den Vorteil dieser Natureinrichtung erkennen lassen. Es ist eine bekannte Erscheinung, daß großgewachsene Eltern in der Regel auch große Kinder haben. Ebenso unzweifelhaft ist die Beobachtung richtig, daß mit dem Alter der Mutter die Größe der Kinder zunimmt. Würden daher die Kinder in der Mehrzahl im höheren Lebensalter der Mutter auf die Welt kommen, so würden schon nach wenigen Millionen von Jahren Riesenwuchsformen von Menschen entstanden sein. Soviel wir aus der Urweltkunde wissen, haben sich die Riesengeschöpfe für die Verhältnisse der fortschreitenden Naturentwicklung als untauglich erwiesen und sind daher ausgestorben. Sofern mein teleologischer Schluß das Richtige trifft, müßte man das Klimakterium der Frau als eine Vorsichtsmaßregel der Natur zur Verhütung ungeeigneten Nachwuchses betrachten. Gewiß kann man aber die Alterssterilität der Frau auch noch in anderer Weise begründen.

Die Einstellung der Ovarialfunktion erzeugt eine Reihe von Veränderungen im weiblichen Organismus. Das Ovar ist bekanntlich das direkte Wachstumszentrum für das gesamte Genitale und die Brustdrüse, es übt aber infolge seiner innigen Beziehungen zu den übrigen inkretorischen Drüsen und dem vegetativen Nervensystem noch indirekt bedeutende Allgemeinwirkungen auf den ganzen übrigen Körper aus. Ausfall der proliferativen Wirkung des Eierstockes bewirkt bei allen Frauen in gleicher Weise die Involution des Genitales und der Brustdrüse, hingegen äußert sich die Einbuße der Allgemeinwirkungen von Fall zu Fall verschieden.

Es war daher naheliegend, die Verschiedenheiten der klimakterischen Allgemeinerscheinungen mit jener „inneren, dem Individuum eigentümlichen Anordnung der Organisation", die wir als Konstitution bezeichnen, in Beziehung zu bringen und nachzuforschen, ob die einzelnen Konstitutionstypen einen charakteristischen Ablauf der klimakterischen Fernerscheinungen aufweisen. Gleich von vornherein möchte ich darauf hinweisen, daß die Untersuchung, ob die einzelnen Konstitutionstypen zu einer bestimmten Form des Klimakteriumablaufes neigen, auf große Hindernisse stößt. Die Verwicklungen haben darin ihren Grund, daß wir in

Wirklichkeit sehr selten das Bild des reinen Konstitutionstyps in seiner Idealform realisiert finden, sondern meist an den beobachteten Personen eine Kombination von Merkmalen verschiedener Konstitutionsformen antreffen. Unter diesen Umständen ist natürlich die Erkenntnis, welches Gepräge des Klimakteriums dem fehlerlosen Idealtyp einer bestimmten Konstitutionsform zugeschrieben werden muß, mit großen Schwierigkeiten verbunden. Bei dem gegenwärtigen Stand unserer Kenntnisse über die feineren Vorgänge der Klimax und des Alterns ist diese Arbeit nur als Versuch anzusehen, die für den einzelnen Reintypus der Konstitution charakteristische Klimakteriumform herauszufinden. Bei diesen Beobachtungen haben sich folgende Ergebnisse feststellen lassen.

Infantile Individuen, d. h. also kleine Frauen mit kindlich kurzem Gesichtsschädel, Zahnanomalien, mit rundlichem Thorax, engem Becken, hypoplastischem Genitale und mangelhafter Ausbildung des Zirkulationssystems, klagen trotz ihrer kindlich labilen Psyche zum Teil über keine besonderen Beschwerden beim meist frühzeitigen Aufhören der Menstruation. Auch ihre äußere Erscheinung ändert sich wenig. Hypoplastikerinnen höheren Grades sind zeitlebens gar nicht oder nur selten menstruiert. Die innersekretorischen Leistungen des Eierstockes in der Zeit der Geschlechtsreife sind also ganz gering. Bei diesen Frauen hat daher der Eierstock im ganzen Leben innerhalb des Konzerns der inkretorischen Drüsen keine bedeutsame Rolle gespielt, sein Ausscheiden aus ihrem Kreis bringt deshalb auch keine besonderen Umwälzungen und Störungen hervor. Hypoplastikerinnen geringeren Grades, die immer, wenn auch nicht vollkommen normal, menstruiert waren, verlieren ebenfalls meist früh die Regelblutungen. Infolge der Zartheit ihrer Wände erleiden die Gefäße bei den Wallungen maximale Dehnungen und Verengungen, die sehr lästig, ja schmerzvoll empfunden werden. Diese Frauen sind daher die Trägerinnen höchst peinlicher Wallungen und quälender Vasalgien.

Die mit der Unterentwicklung des Genitales verbundene Gefäßhypoplasie schafft bei der Hypoplastikerin oft die Anlage zu Arteriosklerose. Das Vorhandensein dieser anatomischen Gefäßveränderung macht sich dann durch dauernden Hochdruck, Akzentuation des zweiten Aortentones und mäßige Hypertrophie des linken Ventrikels kenntlich. Aber eben dieselben Zeichen können in geringem Grade auch ohne jegliche Gefäßsklerose, durch die bloße Enge des Gefäßsystems der Hypoplastikerin zustande kommen. Die Differentialdiagnose zwischen klimakterischem Hochdruck und Arteriosklerose ist dann oft schwer zu stellen. Die Arteriosklerose erzeugt bekanntlich den Boden für eine abnorme Krampfbereitschaft der Gefäße. Auch die arteriosklerotischen Gefäßkrämpfe der Hypoplastikerin sind von den bei ihr auftretenden, rein funktionellen Vasalgien nicht leicht zu unterscheiden. Doch treten die ersteren häufig allein, die letzten meist nur im Verein mit Wallungen auf. Jagić glaubt, daß die klimakterischen Vasalgien einen verhältnismäßig milderen Verlauf nehmen als die organisch verursachten. Das ganze Stützgewebe der Hypoplastikerin ist nicht vollkommen ausgereift und daher den funktionellen Ansprüchen minder gewachsen. Durch den Ausfall der Ovarialfunktion oder unter dem Einfluß anderer dadurch in Mitleidenschaft gezogener Inkretorgane kommt es an den Finger-, Sakroiliacal- und Wirbelgelenken zu degenerativ-proliferativen Vorgängen, welche zu Gelenkumgestaltungen ohne besondere entzündliche Infiltration der Weichteile führen. Im Röntgenbild der Hand sieht man eine feine Schattenlinie parallel zur Gelenkfläche des Köpfchens der Grundphalanx verlaufen, welche sich auch bei Akromegalie findet. Man könnte daher denken, daß eine Hypophysenvorderlappenüberfunktion, bedingt durch den Ausfall der Ovarialfunktion, die Ursache dieser klimakterischen Gelenkerkrankungen sei. Tatsächlich konnten durch intraperitoneale Injektion von HVL.-Extrakten bei alten Ratten (1 bis 3 Jahre alt) degenerative Prozesse an Gelenkknorpeln mit Ulzerationen derselben erzeugt werden. Auch die überraschend guten Erfolge der Ovarialhormontherapie (Hypophysenbremsung) lassen zumindest auf eine Mitbeteiligung des Ovars bzw. der Hypophyse beim Zustandekommen dieser Gelenkveränderungen schließen. Bei den in letzter Zeit sich immer mehrenden Beobachtungen über die Bedeutung der oralen Herdinfektion für die Entwicklung von Gelenkprozessen erscheint es jedoch nicht ausgeschlossen, daß auch echte rheumatische Reaktionen bei den klimakterischen Arthritiden ursächlich mitbeteiligt sind. Für letztere Annahme sprechen vor allem die stark beschleunigte Blutkörperchensenkung und die schwere Eisenmangelanämie. Wir werden daher nicht fehlgehen, wenn wir für die klimakterischen Gelenkerkrankungen neben der konstitutional-endokrinen Aetiologie auch noch eine rheumatisch-infektiöse Ursachenkomponente annehmen.

Auch die p y k n i s c h e n F r a u e n haben dank ihrer günstigen Konstitution meistenteils wenig unter der Funktionseinstellung des Ovars zu leiden. Dieser Konstitutionstyp ist bekanntlich ausgezeichnet durch mittelgroße, gedrungene Gestalt, durch ein breites weiches Gesicht, kurzen, runden, vollen Hals, breiten, tiefen Thorax und Neigung zu Fettansatz am Abdomen. Die Angehörigen dieser Konstitutionsform sind Menschen von praktischer Energie, voll warmen Mitgefühls, mit angenehmem, heiter lebhaftem oder still-schwernehmendem Temperament, unkomplizierte Naturen, die sich leicht und freudig mit ihrer Umgebung in Beziehung setzen und von ihr auch richtig beurteilt und gerne gelitten werden. Sie sind gute und kinderreiche Mütter, die imstande sind, ihren Nachwuchs selbst zu nähren und in trefflicher Weise großzuziehen, sie stellen die treuen und verläßlichen Gefährtinnen des Mannes dar. Dank ihrer harmonischen geistigen und körperlichen Verfassung und infolge ihres hervorragenden Ausgleichsvermögens bei körperlichen und seelischen Aenderungen pflegt sie ihr glückliches Geschick ohne sehr große Beschwernisse ins Greisinnenalter hinüberzutragen. Um das 50. Lebensjahr wird die Periode bei ihnen allmählich schwächer und seltener, schließlich versiegt sie langsam vollständig. Gehäufte und verstärkte Blutungen, Krämpfe und Schmerzen fehlen in der Regel bei diesem Ausklang der Reifeperiode. Treten die Blutungen in großen Pausen auf, so erhebt sich die Frage, ob es sich um neuerliche Menstruationen oder pathologische Blutungen handelt, vielleicht um Blutungen infolge Karzinoms, für das die Pyknika besonders disponiert ist. Oft kann nur das Probekürettement in solchen Fällen die Entscheidung bringen. Als Frauen mit reichem Kindersegen gehen die Pyknikerinnen völlig in ihren Mutterpflichten auf und nehmen in ihrer gesunden Einstellung zu den Lebensvorgängen den Eintritt des Klimakteriums als eine Naturnotwendigkeit hin. Stärkere Depressionen und melancholische Zustände pflegen daher meist bei ihnen zu fehlen. Auch die im Beginn des Wechsels bisweilen auftretende Steigerung des Geschlechtstriebes und die damit verbundenen Affekte weichen bald wieder der ruhig ernsten oder heiteren Grundstimmung. Die Pyknika macht in dieser Zeit wohl innere Kämpfe durch, sie tut dies ohne viel Aufhebens und ihre gesunde seelische Haltung bewahrt sie in der Regel vor allen Ueberspanntheiten und Verirrungen. Wohl hat die Pyknika mit etwas vergrößerter Schilddrüse unter Wallungen und Schwitzen zu leiden, während die Frauen mit normaler Schilddrüse weniger von diesen Erscheinungen belästigt werden. Es scheint eine gewisse Ueberfunktion der Schilddrüse für das Zustandekommen der Kongestionen von Bedeutung zu sein. Denn diejenigen Pyknikerinnen, die vorzugsweise von Wallungen heimgesucht werden, zeigen außer der Schilddrüsenvergrößerung eine auffallende Neigung zu anhaltenden Pulsbeschleunigungen und vorübergehender Blutdrucksteigerung nach körperlicher Arbeit und seelischen Aufregungen, meist besteht eine große Bereitschaft zum Schwitzen an den Handflächen und in den Achselhöhlen bei nervöser Erregung und die Skleren solcher Frauen zeigen einen auffallenden Glanz. Aber trotz solcher leicht thyreotoxischer Stigmatisation magern solche Frauen im Klimakterium nicht ab. Auch der Schlaf wird durch diese Kongestionen und die Hyperhydrosis wenig oder gar nicht gestört. Die Körperfülle der gesunden Pyknika nimmt im Klimakterium zu, und zwar wird das Fett meist nicht an den für Ovarialausfall typischen Stellen abgelagert, sondern gleichmäßig über den ganzen Körper verteilt, so wie wir es bei Veränderungen des Stoffwechselzentrums im Zwischenhirn zu beobachten pflegen. Dadurch wird die Körperform der Frauen zwar runder, es ändert sich aber nichts an den harmonischen Proportionen, das gefällige Aussehen des Körpers ist gegenüber den früheren Jahren nur in geringem Grade beeinträchtigt. Durch den allgemeinen Fettansatz bleibt der Turgor der Haut bis ins hohe Alter erhalten, die Gesichtszüge bleiben glatt und verleihen den Frauen ein jugendlich frisches Aussehen. Das Kopfhaar wird etwas schütterer und ergraut allmählich bis zum vollständigen Weiß. Auch die typische weibliche Körperbehaarung der Pyknika ändert sich kaum, höchstens vermehrt sich die Zahl der Haare etwas an Oberschenkel und Nates. Als Ausdruck der a s e x u e l l e n Behaarungsform des Menschen entwikkeln sich an Kinn- und Wangengegend vereinzelte dicke kurze Haare; nur die flachen, warzenförmigen Erhebungen, die bisweilen in diesem Bereich ihren Sitz haben, pflegen etwas dichter von solchen Borstenhaaren bestanden zu sein. Vielfach wird in der Literatur angegeben, daß ein erhöhter Blutdruck ein Zeichen des Klimakteriums sei. Der Ausfall der vagotropen Ovarialfunktion soll die Erhöhung des Sympathicotonus und eine allgemeine Erhöhung des Blutdruckes verursachen. Bei Frauen des pyknischen Konstitutionstyps wird in der Tat häufig eine allgemeine Blutdrucksteigerung beobachtet. Dieser Hochdruck, der mit oft auffallender Rötung des Gesichtes einhergeht, besteht bei diesen Frauen aber schon vielfach in jungen Jahren und ist auch bei Männern der pyknischen Konstitutionsform zu beobachten. Diese Erscheinung steht also in viel näherer Beziehung zum Konstitutionstyp als zum Aufhören der Ovarialfunktion und findet auch sehr wohl in dieser Körperverfassung ihre Erklärung. Man bedenke nur, daß fette Personen bei jeder Körperbewegung viel mehr Arbeit leisten müssen, und daß ihr Kapillarsystem, in dem bekanntermaßen der größte Teil der systolischen Strömungsenergie verbraucht wird, eben wegen ihres Fettansatzes ein viel größeres ist. Gesteigerte Arbeitsleistung und vermehrter Strömungswiderstand in dem vergrößerten Kapillarnetz erklären zwanglos die höhere Einstellung des Blutdruckes.

Leichte Störungen der Durchblutung der Bronchialschleimhaut begünstigen die Entwicklung von chronischen Bronchialkatarrhen. Blutstauungen und Verschlechterung des Gewebsstoffwechsels im Gebiet des Atemzentrums bei Hypertonie können Asthmaanfälle, die ohne Eosinophilie einhergehen, bei pyknischen Frauen auslösen. Hypertonie und ihre Folgeerscheinungen sind daher nicht als Wechselerscheinungen zu betrachten, sondern müssen vielmehr als Erscheinungen, die aus dem pyknischen Konstitutionstyp herauswachsen, betrachtet werden.

Ein wesentlich schwereres Klimakterium machen Frauen mit a s t h e n i s c h e m K o n s t i t u t i o n s t y p durch. Dieser Schlag von Frauen ist durch Minderwertigkeit des Bindegewebs-, Muskel- und Nervenapparates charakterisiert und zeigt meist ein zu geringes Dickenwachstum des Körpers bei unvermindertem Längenwachstum. Die Frauen dieses Konstitutionstyps weisen einen auffallend schlanken Thorax auf, die Rippen steigen steil nach abwärts fast bis zum Darmbeinkamm, die 10. Rippe vereinigt sich nicht mehr mit dem Rippenbogen, der Schultergürtel ist schmal, die Glieder sind dünnknochig, der Hals ist lang, der Schädel hoch, rund, die Nase springt vor, das Kinn ist hypoplastisch und weicht zurück. Die Frauen dieser Körperform haben Neigung zu Eingeweidesenkung, Wanderniere, Hernien, Varizen und zeigen neurasthenische Reaktion gegenüber körperlichen und geistigen Aufgaben, wie sie das tägliche Leben und der Beruf fordern. Bei diesen Frauen ist die Periode auch in der Blüte der Geschlechtsreife unregelmäßig und ungleich stark und vielfach von unangenehmen Sensationen begleitet. Die zeitlich in verschiedenem Grade asthenische Uterusschleimhaut reagiert nicht gleichmäßig auf die Impulse des Ovars. Zu Beginn des Klimakteriums verstärken sich noch alle diese Störungen. Es treten starke unregelmäßige Blutungen auf, die oft lange andauern, weil der wunden asthenischen Körperschleimhaut die Kraft zur raschen Regeneration fehlt. Diese Blutungen werden oft Gegenstand der ärztlichen Behandlung. Der Abschied von der Jugend wird der Asthenikerin oft recht schwer. Das liegt in ihren Insuffizienzgefühlen und der daraus resultierenden depressiven Stimmungslage begründet, in der sie keine Vorstellungen und Gedanken wachzurufen vermag als solche, die mit dem Gefühl der Angst und der Hoffnungslosigkeit zusammenhängen. Ihre seelische Haltlosigkeit und der klimakterisch gesteigerte Geschlechtstrieb veranlassen sie bisweilen, sich nochmals in den Strudel des Lebens zu stürzen und treiben sie in die sonderbarsten Abenteuer und Entgleisungen.

Die Wallungen sind bei den asthenischen Frauen besonders stark ausgeprägt. Sie beruhen bekanntlich darauf, daß große Blutmengen aus dem Splanchnicusgebiet infolge der Labilität des Gefäßzentrums in die Peripherie ausgeworfen werden und dann durch aktive Dilatation der Bauchgefäße und aktive Kontraktion der Hautgefäße wieder in die Bauchgefäße zurückgetrieben werden. Infolge der anlagemäßig bedingten Reizbarkeit des Nervensystems, die in einem verminderten Leitungswiderstand der Nerven besteht, sind die Volumschwankungen der Gefäße bei den Wallungen besonders groß und werden bei der guten Leitfähigkeit der sensiblen Nerven und der kortikalen Hyperästhesie von der nervösen Asthenikerin besonders quälend empfunden. Daß bei derartigen Blutverschiebungen Herzklopfen, Angstgefühle, Schweißausbrüche, Ohnmachtsanwandlungen auftreten können, ist selbstverständlich. Die Ursache dieser Wallungen liegt in einer Ueberfunktion der Hypophyse, welche durch den Ovarialausfall verursacht wird. Mit den Kongestionsattacken fallen anfallsweise Blutdruckerhöhungen zusammen. Die Schwankungen des Blutdruckes innerhalb beträchtlicher Grenzen sind charakteristisch für das Klimakterium.

Kennzeichnend für diesen Frauentypus ist ferner das Entstehen neuer und die Vergrößerung alter Varizen im Klimakterium. Diese Varikositäten sklerosieren und thrombosieren gerne in den Wechseljahren und verursachen mannigfache Beschwerden. Die Wallungen kennzeichnen also wohl das Klimakterium, ihr besonders unangenehmer Charakter und ihre Begleiterscheinungen (Vasalgien) beruhen aber auf der konstitutionellen Anlage der Asthenikerin. Die Varizenbildungen und -sklerosen werden wohl durch das Klimakterium begünstigt, sie werden aber durch den Konstitutionstyp einerseits, durch das Senium andererseits verursacht. Die Schönheit des weiblichen Körpers beruht nach Brücke wenigstens zum Teil auf der richtigen Gliederung und Verteilung des Fettes. Durch Ausfall der Ovarialfunktion kommt es oft zu beträchtlichen Fettansammlungen in den Brüsten, die dadurch zu richtigen Fettsäcken umgewandelt werden, es kommt zu erhöhtem Fettgewebsanbau in der Bauchhaut, die infolge der konstitutionellen Bindegewebsschwäche in Form einer Fettschürze über die Symphyse überhängt, es kommt endlich zur Ausbildung von mächtigen Fettlagern um Hüften und Oberschenkeln. Begreiflicherweise werden durch diese abnorme Anordnung und Anhäufung des Fettes die harmonischen Proportionen des Körpers zerstört und entstellt. Das Kopfhaar der Asthenikerin ergraut frühzeitig und wird schütterer, während die übrige Körperbehaarung sichtlich an Menge abnimmt. Durch Enthemmung infolge des klimakterischen Ovarialausfalles sendet die Hypophyse mehr thyreotropes Vorderlappenhormon aus. Deshalb weist das Klimakterium der Asthenikerin im Beginn vielfach hyperthyreotische Züge auf, die sich in Tachykardien, Wallungen, Schweißausbrüchen, eventuell Diarrhoen kundtun. Da aber die Angehörigen dieses Konstitutionstyps infolge hereditär-degenerativer Schwäche des „reaktiven" Bindegewebes eine besondere Neigung zu Infektionen aufweisen, schlägt das anfangs hyperthyreotische Klimakterium oft in einen hypothyreotischen Verlauf um, wenn zu Beginn der Klimax oder kurze Zeit vorher eine Infektionskrankheit aufgetreten ist und zur postinfektiösen Involution der Schilddrüse geführt hat. Es tritt dann eine Reihe von Symptomen auf, die an das Myxödem erinnern. Es kommt zu myxödematösähnlichen Veränderungen der trockenen und schuppenden Haut. Die Frauen verlieren die Körperbehaarung und bekommen eine Glatze. Der Puls ist langsam, der Blutdruck ist niedrig und die Temperatur unter der Norm. Die Frauen machen einen torpiden Eindruck, klagen aber nichtsdestoweniger sehr häufig über peinigende Wallungen. Da das mit der Nahrung aufgenommene Karotin, das Provitamin A, nur unter der aktivierenden Wirkung des Thyroxins zum wirklichen Vitamin A umgeformt wird, besteht bei diesen Frauen oft ein Mangel an Vitamin A. Schwere Alveolarpyorrhoen, ferner Abnahme der Sehschärfe, Anosmien, die wir im Klimakterium asthenischer Frauen beobachten, mögen vielleicht Folgen dieses Vitamin A-Mangels sein. Infolge der konstitutionellen Minderwertigkeit des Stützgewebes, infolge der inkretorischen Störungen beim Ausfall der Ovarialfunktion und infolge oraler Fokalinfektionen können auch bei den Asthenikerinnen klimakterische Gelenkaffektionen zur Entwicklung kommen. Vor allem aber sind die hypothyreotischen Asthenikerinnen durch schwere Obstipationen und Meteorismus gequält. Aber auch ohne hypothyreotischen Verlauf der Klimax leiden die Asthenicoptotiker in den Wechseljahren besonders unter Beschwerden von seiten des Magen-Darmtraktes. Brechreiz, Erbrechen, Meteorismus, Obstipation und Diarrhoen sind Uebel, an denen die Astheniker schon in früheren Lebensperioden krankten, die aber im Klimakterium in der Regel eine wesentliche Verschlechterung erfahren. Während der asthenischen Phasen ihres Lebens ist die Fähigkeit des Zwischen- und Großhirns zum Aussenden von Impulsen gehemmt, ihr Vermögen, Reize aufzunehmen, hingegen gesteigert (M a t h e s). Es liegt die Magen-Darmfunktion in bezug auf Sekretion und Motilität völlig darnieder. Infolge des verminderten Widerstandes für Reize, die von der Peripherie gegen das Zentrum gehen, werden die Parese des Magen-Darmes und

der daraus resultierende Meteorismus und Singultus besonders quälend empfunden. Aber selbst der Druck der auf
dem Beckenboden lastenden Eingeweide verursacht Schmerzen im Leibe. Ist der asthenische Anfall vorüber, dann tritt
die Enthemmung für die Impulse und oft das Gegenteil des
früheren Bildes ein: Diarrhoen, spastische Obstipation und
schmerzhafter spastischer Meteorismus. Wieder werden
diese Zustände wegen der Herabsetzung des Leitungswider-
standes in den sensiblen Nerven betontes Mißbehagen auslösen. Bei Ausfall der Ovarialsekretion und den dadurch
bedingten Leistungsschwankungen der übrigen inkretorischen Drüsen werden die genannten Anomalien der Darm-
funktion besonders häufig miteinander wechseln und in besonders hohem Grade zur Ausbildung kommen. Das ist der
Grund, weshalb wir im Klimakterium gewöhnlich eine Verschlimmerung der Darmstörungen beobachten können.

Das schwerste Klimakterium macht wohl die Intersexuelle durch. Die Mitglieder dieses Konstitutionstyps
sind durch erhebliche Körperlänge ausgezeichnet, die Linie
der breiten Schultern ist am Akromion gebrochen, die
Rückenkrümmung reicht fast vom Sakrum bis zu den unteren Halswirbeln, die Rippen verlaufen schräg nach abwärts,
zwischen Oberschenkeln liegt die „Luftfigur“ als Ausdruck
der verminderten Beckenneigung, das Muskelrelief des Oberschenkels zeichnet sich durch die dünne, straffe Haut ab,
die Genitalien, die Nates, Anus, Hinterseite der Oberschenkel und Vorderseite der Unterschenkel sind stark behaart,
die Klitoris ist hypertrophisch, die inneren Genitalien sind
hypoplastisch. Die Intersexuellen sind Verstandesmenschen
von starrer Konsequenz, die ihr oft reiches Innenleben gegen
jedermann hinter einer scheuen, ironischen oder mürrischen
Oberfläche verbergen. Sie sind überempfindlich und kühl
zugleich. Unter den disharmonischen Impulsen ihrer zwei-
deutigen Geschlechtlichkeit schwankt ihr Temperament zwischen froher Heiterkeit und tiefer Betrübnis. Wie die Asthenikerin leidet die Intersexuelle an Insuffizienzgefühlen, die
sich aber nicht wie bei jener auf die Anforderungen des
täglichen Lebens, sondern infolge ihrer bisexuellen Anlage
häufiger auf das Gebiet der Erotik beziehen. Ihre seelische
Haltlosigkeit gegenüber Affekten ist infolge ihrer zwiege-
spaltenen Persönlichkeit noch größer als bei der Asthenikerin. Die Frauen bekommen meist spät die erste Menstruation. In ihren männlichen Phasen erscheint ihnen die
Periode als etwas ihrem Wesen Fremdes, das sie mit
Widerwillen, Abscheu, ja Angst erfüllt und häufig in asthenische Krisen treibt. Die unregelmäßigen, oft starken Pe-
rioden sind daher bei der Intersexuellen meist sehr schmerzhaft. In der Zeit der oft verfrühten Klimax werden die

Regelstörungen besonders heftig und qualvoll. Die Trennung von der Blütezeit des Lebens bringt manche Intersexuelle ganz außer Fassung und entfacht einen wahren „Torschlußkoller", für viele bedeutet aber das Ende der Klimax eine Erlösung von den Qualen ihres disharmonischen Sexuallebens. Die Intersexuellen, die eigentlich zeitlebens an körperlichen Beschwerden und seelischen Konflikten kranken, haben auch im Klimakterium alle möglichen Unannehmlichkeiten und Leiden. Sie bekommen oft virile Gesichtszüge und eine mehr oder weniger ausgesprochene heterosexuelle Kopfbehaarung dadurch, daß das Haar an den Stirnwinkeln ausfällt oder gar eine Glatzenbildung am Scheitel auftritt. Auch mehr oder weniger ausgeprägte Bartbildung kann beobachtet werden. Das Ergrauen der Kopfhaare setzt wie bei den Männern an den Schläfen ein und schreitet von hier gegen den Scheitel fort. Diese Frauen weisen oft schon in früheren Lebensepochen leicht hyperthyreotische Erscheinungen auf und auch der Verlauf ihrer Klimax läßt basedowoide Züge erkennen. Vasomotorische Erscheinungen treten in Form von dauernder oder anfallsweiser Tachykardie und als besonders heftige Wallungen auf. Sehr häufig, besonders bei den geistig arbeitenden Intersexuellen, sind die Wallungen von schmerzhaften Vasalgien begleitet, die auch einen Angina pectoris-ähnlichen Charakter annehmen können. Bei dieser klimakterischen Angina pectoris erreichen aber die Schmerzen und das Oppressionsgefühl nie jenen Grad wie bei der echten Angina, und es fehlt die große Aengstlichkeit des Ausdruckes und das Vermeiden jeder körperlichen Bewegung. Der Puls bleibt während des Anfalles langsam und kräftig und die Frauen erholen sich in kürzester Frist nach der Attacke. Auch profuse Schweiße und die Diarrhoen fehlen selten bei den Wechselerscheinungen der intersexuellen Frauen. Abmagerung und Steigerung des Grundumsatzes vervollständigen bisweilen das klinische Bild dieses hyperthyreotischen Klimaxverlaufes. Im Laufe des Klimakteriums verschwinden die meisten dieser Symptome; am längsten bleiben die vasomotorischen Erscheinungen erhalten. Da bei der Intersexuellen der Bindegewebsapparat minderwertig ist, leicht Infektionen entstehen, kann es nicht wundernehmen, daß sie bei den inkretorischen Wirrnissen der Klimax öfter Arthritiden bekommen, die bei zu später Behandlung dauernde Schädigungen hinterlassen.

In Laienkreisen und vielfach auch unter den Aerzten besteht die Meinung, daß der Ovarialausfall das Altern der Frauen bedinge. Zu dieser Meinung haben vor allem die Experimente von S t e i n a c h und V o r o n o f f Anlaß gegeben, die durch Einpflanzung von Keimdrüsengewebe in alte Tiere eine Umwandlung des senilen Habitus und Gebarens derselben in das Aussehen und Betragen jüngerer Tiere der gleichen Gattung erzielten. Eine charakteristische Eigenschaft der jungen Zelle sowie eines jungen Organismus besteht meiner Meinung nach darin, daß sie noch ein langes Leben vor sich haben. Der Beweis, daß durch die Keimdrüsenimplantation das Leben der so behandelten Tiere bzw. Menschen verlängert wurde, ist jedoch nicht erbracht. Dagegen scheint durch die Verjüngungsoperationen eine plötzliche Steigerung der Lebensvorgänge zu entstehen, die zu einer raschen Erschöpfung und zum frühzeitigen irreparablen Zusammenbruch führt. Durch die Keimdrüsentransplantation werden bei alten Tieren der Hauptsache nach nur Ausfallserscheinungen beseitigt. Daß die Auffassung, das Altern sei eine Folge des Keimdrüsenausfalles, unrichtig ist, kann durch Beispiele aus der funktionellen Pathologie der Ovarien belegt werden. Im Klimakterium sich entwickelnde Granulosazelltumoren, die Follikelhormon liefern, vermögen wohl Uteruswachstum und Blutungen aus dem Genitale zu erzeugen, aber die Altersmerkmale der Frauen gehen nicht zurück. Anderseits bleiben junge Frauen trotz Kastration noch lange von Alterserscheinungen verschont, wenn auch gewisse Ausfallssymptome auftreten. Gerade das Gegenteil der landläufigen Ansicht ist also richtig: das Klimakterium ist nicht Ursache, sondern Folge des Alterns. Das empfindliche Ovar ist jenes Organ, an dem sich das Altern schon bemerkbar macht, noch lange bevor die anderen Organe davon betroffen werden.

Zur Behebung der inkretorischen Störungen des Klimakteriums steht uns eine große Reihe chemischer und hormonaler Mittel zur Verfügung. Wir besitzen aber auch natürliche Heilmittel, welche die inkretorischen Störungen des Klimakteriums und die Abnutzungserscheinungen dieser Lebensepoche ganz ausgezeichnet zu beeinflussen vermögen, ich meine die radioaktiven Quellen, die unser deutsches Vaterland in reicher Zahl besitzt und von deren besten eine das wunderschöne Gastein ist. Möge die reizende Kurstadt noch vielen Menschen das Glück eines schönen und ungetrübten Alters schenken.

Der Schenkelhalsbruch

Von

Dozent Dr. med. habil. **Walther Ehalt**

Graz

Mit 3 Abbildungen

Der Knochenbruch des Alters ist der Schenkelhalsbruch, genau genommen der mediale, subkapitale. Es gibt
drei, ja sogar vier Formen der Schenkelhalsbrüche
(Abb. 1, 2), die sich nach Entstehung, Behandlung und
Prognose wesentlich voneinander unterscheiden, aber früher
und auch jetzt noch sehr häufig zusammengeworfen werden.
Ausnahmsweise kommen subkapitale Schenkelhalsbrüche
auch bei jüngeren Leuten vor, der Jüngste, den ich sah,
war 28 Jahre, ein 21jähriger Schenkelhals-Schußbruch soll
als atypisch nur erwähnt werden. Ursache der Häufigkeit
im Alter ist die starke Knochenbrüchigkeit (Osteoporose).
Daß bei den Frauen der Schenkelhalsbruch häufiger ist,
hat seinen Grund darin, daß bei ihnen die Osteoporose
früher einzutreten pflegt, als bei den Männern, und daß
sie im Verhältnis ein größeres Körpergewicht haben.

Da durch den Schenkelhalsbruch die Gebrauchsfähigkeit des Beines gestört, der Verletzte an das Bett gefesselt
und er infolge Schmerzen bei Bewegungen ziemlich unbeweglich wird, gestaltet sich die Pflege schwer, es kommt
bei den alten Leuten leicht und häufig zu Dekubitus, Lungenentzündung oder Cystitis; die Prognose der Schenkelhalsbrüche war daher früher sehr schlecht, bei vielen bedeutete
er das Lebensende. Die Behandlung ging daher in erster

Linie darauf hinaus, das Leben des Verletzten zu erhalten, ihn aus dem Bette zu bringen, um die gefürchteten Komplikationen zu vermeiden. Auf das Zusammenwachsen und die Stellung der Bruchstücke konnte dabei natürlich keinerlei Rücksicht genommen werden. Es kam daher früher bei den subkapitalen Schenkelhalsbrüchen in der Regel zur Pseudarthrose. Bei den Brüchen am äußeren Ende des Schenkelhalses kam es zur knöchernen Heilung, jedoch mit Verkürzung und Verdrehung. Im besten Falle konnte also der Verletzte schlecht und recht humpeln. Diese Einstellung zu den Schenkelhalsbrüchen wurde z. B. noch uns gelehrt.

Etwas besser wurden die Ergebnisse, als B a r d e n - h e u e r und Z u p p i n g e r das Zugverfahren auch für diese Brüche einführten. Eine wesentliche Besserung nahmen die Ergebnisse durch die Behandlung mit Gipsverband nach W i t h m a n n. Einen ungeahnten Aufschwung nahmen sowohl die Schenkelhalsbehandlung als auch die Erfolge durch die im letzten Jahrzehnt eingeführte Schenkelhalsnagelung.

Z u r K l i n i k : Entstehung der Schenkelhalsbrüche praktisch immer als Biegungs- oder Drehbruch durch Sturz infolge Stolperns, Ausgleitens usw.

Die früher gebräuchliche Einteilung der Schenkelhalsbrüche in extra- und intraartikuläre hat man als nicht mehr zweckmäßig fallen gelassen und hat heute folgende Einteilung:

1. S u b k a p i t a l e r A b d u k t i o n s b r u c h (Abb. 1a): eingekeilt. Es besteht leichte Coxa valga. Diese Brüche heilen immer knöchern, werden häufig überhaupt nicht erkannt, der Verletzte geht häufig mit dem Bruch herum. Behandlung: Bettruhe für kurze Zeit, dann eventuell noch Heißluft oder sonstige unterstützende Maßnahmen.

2. S u b k a p i t a l e r A d d u k t i o n s b r u c h (Abb. 1b): nicht eingekeilt. Es besteht Coxa vara und Verkürzung. Dieses ist der klassische Schenkelhalsbruch der alten Leute, mit dem wir uns im weiteren im wesentlichen zu beschäftigen haben. Es ist der Bruch, der heute gewöhnlich genagelt wird und der früher in der Regel zur Pseudarthrose führte.

3. L a t e r a l e r S c h e n k e l h a l s b r u c h (Abb. 2): ohne Verschiebung oder eingekeilt mit Coxa vara und Verkürzung. Behandlung: Wenn ohne Verschiebung, nageln oder Zugbehandlung, falls eingekeilt, nur Behandlung im Dauerzug.

4. D e r p e r t r o c h a n t ä r e O b e r s c h e n k e l - b r u c h (Abb. 1c): Die Bruchfläche geht durch das Trochantermassiv, keine Einkeilung, es besteht starke Außendrehung, Verkürzung, gewöhnlich Coxa vara. Behandlung: Am zweckmäßigsten Dauerzug.

Klinisch ist beim Abduktionsbruch von außen nichts zu sehen, der Adduktionsbruch und der pertrochantäre zeigen Außendrehung, und zwar ist sehr charakteristisch, daß die Außendrehung beim pertrochantären Bruch 90 Grad beträgt, der Fuß liegt der Unterlage auf, beim Adduktions-

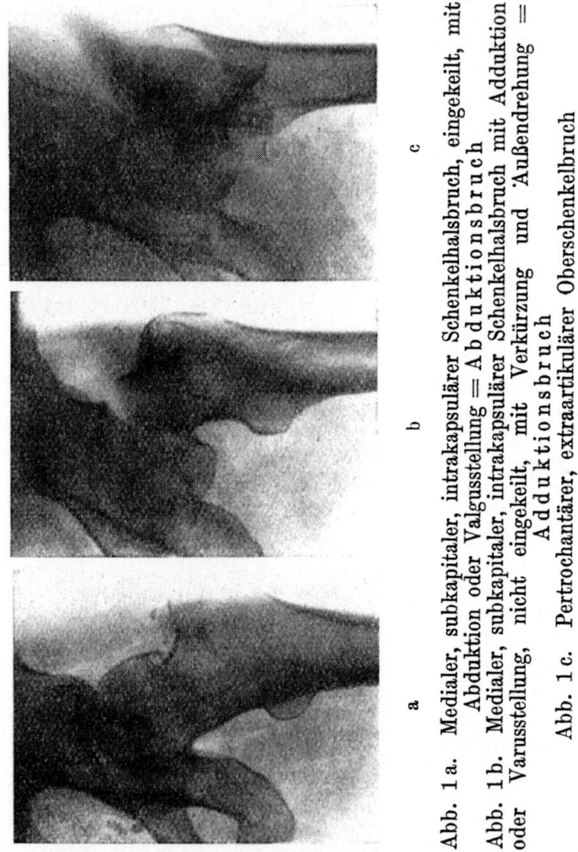

Abb. 1a. Medialer, subkapitaler, intrakapsulärer Schenkelhalsbruch, eingekeilt, mit Abduktion oder Valgusstellung = Abduktionsbruch

Abb. 1b. Medialer, subkapitaler, intrakapsulärer Schenkelhalsbruch mit Adduktion nicht eingekeilt, mit Verkürzung und Außendrehung = Varusstellung, Adduktionsbruch

Abb. 1c. Pertrochantärer, extraartikulärer Oberschenkelbruch

bruch jedoch nur 45 Grad, das Bein ist nur halb nach außen gedreht. Dies gilt für frische Fälle, im Laufe einiger Tage ist auch beim Adduktionsbruch volle Außendrehung vorhanden. Nach einigen Tagen zeigt der pertrochantäre Oberschenkelbruch gewöhnlich Blauverfärbung vom Bluterguß, der Schenkelhalsbruch nie. Beide zeigen Verkürzung, die Verbindungslinie Spitze des großen Rollhöckers —

vorderer, oberer Darmbeinstachel verläuft flacher und kommt zum Nabel oder unter denselben gegenüber oberhalb des Nabels auf der gesunden Seite.

Die insbesondere für Begutachtungsfälle wichtige Frage, ob ein Patient mit Schenkelhalsbruch noch gehen kann, ist zu bejahen, sie gilt auf jeden Fall für den Abduktionsbruch. Es werden auch immer wieder Fälle beschrieben, bei denen ein Adduktionsbruch noch einige Schritte geht. Praktisch nicht vorkommen dürfte das Gehen nach einem pertrochantären Oberschenkelbruch.

Das Röntgenverfahren: Zuerst soll man ein Röntgenbild machen in der Stellung, in der der Oberschenkel liegt; bei pertrochantären Oberschenkelbrüchen

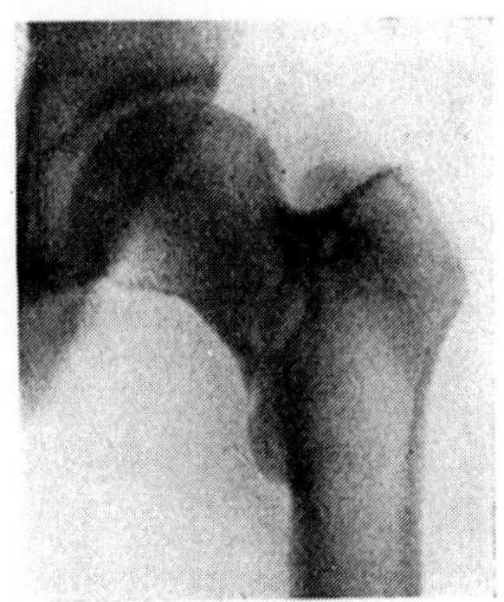

Abb. 2.   Lateraler Schenkelhalsbruch, extrakapsulär
(ohne Verschiebung)

genügt diese Aufnahme, bei dem Ab- und Adduktionsbruch soll man noch ein Bild bei nach innen gedrehtem Bein und eine mediale Aufnahme machen. Dabei sieht man, daß der Adduktionsbruch gewöhnlich einen nach rückwärts offenen Winkel zeigt (Antekurvation). Dem entspricht die halbe Außendrehung des Beines.

Früher glaubte man, daß der Schenkelhalsbruch überhaupt nicht knöchern heilen könne, heute wissen wir jedoch, daß es auch hier zur knöchernen Heilung kommt, wenn man gut einrichtet und die Bruchstücke entsprechend lange ununterbrochen ruhigstellt. Bis zur knöchernen Heilung dauert es gewöhnlich 4 bis 5 Monate.

Behandlung:

1. Das konservative Verfahren.

a) Extensionsbehandlung kommt praktisch nur mehr in Betracht, falls die Operation oder der Gipsverband nicht möglich sind, also bei sehr schlechtem Allgemeinzustand. Wir machen einen vorübergehenden Zugverband grundsätzlich bei allen Fällen, auch vor der Operation (siehe später).

b) Der Gipsverband nach With man war vor der heute üblichen Operation das Verfahren für gesunde, nicht allzu alte und zu dicke Leute. Der Verband wurde nach Einrichtung unter Zug in maximaler Abduktion und Innendrehung angelegt, reichte von den Zehen bis zur Achsel, mußte 4 bis 5 Monate bleiben, bedeutet also eine starke Belastung für den Verletzten und konnte nur jüngeren Leuten zugemutet werden. Immerhin erzielte man damit 50 bis 60% knöcherne Heilungen.

c) Ein Schienenhülsenapparat als Behandlungsmittel ist abzulehnen.

2. Das operative Verfahren.

An Versuchen, durch Nägel und Schrauben Schenkelhalsbrüche zu fixieren, hat es nicht gefehlt, ich erwähne Langenbeck (1858), König, Nicolaisen in Oslo, Delbet, Lambotte.

In Amerika wurden häufig Knochenbolzungen durchgeführt. Ein durchschlagender Erfolg war keinem dieser Verfahren beschieden. Erst durch die Einführung des Dreilamellennagels nach Smith-Petersen aus Boston änderte sich schlagartig die Situation. Auch wir haben das Verfahren als ziemlich die ersten in Europa, in einer Reihe von Fällen mit bestem Erfolg ausgeführt. Der Eingriff — es wurden von einem bogenförmigen Schnitt die Bruchstelle freigelegt, der Nagel unterhalb des großen Rollhöckers eingeschlagen und bis in die Bruchfläche vorgetrieben, war er in der Mitte, dann wurde nach Innendrehung des Beines der Nagel auch in den Kopf vorgeschlagen, wenn nicht, mußte er neuerdings eingeschlagen werden — war jedoch groß, dauerte manchmal lange und konnte daher nicht allzu vielen Verletzten zugemutet werden.

Wesentlich vereinfacht wurde die Operation, als Sven-Johannsen den durchbohrten Nagel und den Richtungsdraht einführte. Nach diesem Grundsatz — Einrichtung Vorbohren eines Richtungsdrahtes, erst wenn dieser gut sitzt, wird der Nagel darübergeschlagen — wird heute allgemein genagelt.

Die Vorteile der Operation sind: Absolute Ruhigstellung der Bruchstücke, Wegfall jedes fixierenden Verbandes, dadurch frühzeitige Bewegungsmöglichkeit der Gelenke, der Verletzte kommt bald aus dem Bett.

Zur Operation eignen sich alle Fälle, unabhängig vom Alter, mit folgenden Ausnahmen:

1. Lues und Tabes. Bei ihnen haben wir immer eine Pseudarthrose, häufig sogar eine weitgehende Resorption des Halses und Kopfes gesehen. Falls man sie aus irgend welchen äußeren Gründen, z. B. um sie aus dem Bette zu bringen, doch nagelt, muß man damit rechnen, daß sie bei anfänglich gutem Erfolg nach einem halben bis einem Jahr jedenfalls schlecht werden.

2. Bei starkem Diabetes muß zuerst eingestellt werden.

3. Sehr schlechter Allgemeinzustand, so daß erwartungsgemäß die Operation ein zu großer Eingriff ist.

Neben den allgemeinen Untersuchungen — Herz, Lunge, Blutdruck, Harn, Reflexe, WaR. — machen wir als sehr einfache Untersuchung die Atemprobe nach B ö h l e r: Man läßt den Atem möglichst lange anhalten; kann der Verletzte dies mindestens 15 Sekunden, kann ihm die Operation zugemutet werden.

Wichtig für die Nagelung ist:

1. Der Bruch muß gut eingerichtet werden.

2. Der Nagel muß gut sitzen, und zwar nach unseren Erfahrungen in oder knapp unterhalb der Mitte in der a. p.-Richtung und in der Mitte in der medialen Aufnahme.

3. Der Eingriff soll möglichst kurz sein.

Um den Nagel möglichst rasch an die richtige Stelle zu bringen, sind eine ganze Reihe von Richtungsapparaten angegeben worden, ich erwähne als den vielleicht gebräuchlichsten das V a l s sche Instrument; ferner hat jeder Chirurg, der häufig nagelt, ich möchte fast sagen, seine eigene Technik.

Ich will nun im folgenden kurz unsere Technik beschreiben, wie sie sich im Verlaufe von über 200 Nagelungen herausgebildet hat. Bei jedem Schenkelhalsbruch wird nach Vornahme der Röntgenbilder ein Zugverband angelegt — wir nehmen Steinmann-Nagel durch den Schienbeinknorren. Dann wird das Bein auf Braunsche Schiene gelagert und mit einem Siebtel des Körpergewichtes belastet. Erst am nächsten Tag wird das Bein nach innen gedreht und in dieser Stellung fixiert. Der Vorteil des primären Zugverbandes ist, daß der Verletzte schmerzfrei wird, die Pflege leicht ist und daß sich der Bruch einrichtet. Bei schlechtem Allgemeinbefinden sieht man oft, daß sich der Zustand in einigen Tagen bis Wochen bessert und die Atemprobe über 15 Sekunden wird, so daß man dann die Operation vornehmen kann. Röntgenkontrolle nach einigen Tagen; ist die Stellung gut, so wird operiert, gewöhnlich innerhalb der ersten Woche nach dem Unfall. Ist die Stellung nicht gut, so wird durch Aenderung der Zugrichtung oder des Gewichtes getrachtet, noch im Bett genau einzurichten. Gelingt dies nicht, was insbesondere bei älteren Brüchen, die vor der Einlieferung zu uns nur im Bett gelegen sind, der Fall ist, so muß vor Beginn der Operation eingerichtet werden — Zug, Drehung. Zweckmäßig ist das amerikanische Verfahren, nach dem man das Knie des verletzten Beines über die Schulter legt, dadurch hat man einen guten Hebelarm und kann auch weitgehend drehen.

Zur Operation wird der Verletzte auf einen Zugtisch gelagert bei Abduktion, Zug und Innendrehung beider Beine. Zwei Röntgenröhren werden fix eingestellt, eine senkrecht über der Bruchstelle, die zweite (mediale Aufnahme) beim Knie der gesunden Seite. Dann wird über der Gegend des Bruches das Drahtnetz nach J e s c h k e gelegt und die erste Röntgenaufnahme in beiden Ebenen gemacht, wobei auf die Kassette für die mediale Aufnahme eine Wasserwaage gelegt wird, um den Winkel Schenkelhalskopfachse zur Horizontalen zu bestimmen. Wir verwenden Schnellentwickler. Bei guter Stellung der Bruchstücke, gutem Sitz des Drahtnetzes, und wenn die Richtung in der medialen Aufnahme möglichst horizontal ist, werden 2 Nadeln in das Drahtnetz eingesetzt, und zwar eine kurze an die Stelle des Kopfes, an die der Führungsdraht zielen soll, und eine zweite lange neben dem Oberschenkelschaft, außen an der Eintrittsstelle des Führungsdrahtes in den Knochen. Eine Röntgenkontrolle ist gewöhnlich nicht notwendig. Oertliche Betäubung mit 1/2 %iger Novocainlösung an der Außenseite des Oberschenkels, von der Spitze des großen Rollhöckers nach abwärts, Schnitt durch Haut, Faszie und Muskulatur bis auf den Knochen. Dabei trifft man auf die äußere Nadel. Ich verwende in letzter Zeit einen Führungsapparat, dessen Zapfen am oberen Längsteil auf die innere Nadel aufgesetzt wird, somit unfehlbar den Richtungsdraht in die gewünschte Richtung bringt. Durch den unteren Längsteil wird der Führungsdraht gebohrt. Die Neigung in der zweiten Ebene wird von einem Assistenten kontrolliert, der Winkelmesser und Wasserwaage hält. In der Regel kann der Draht horizontal eingebohrt werden, sonst gibt der Assistent die Neigung an. Röntgenkontrolle in beiden Ebenen, bei gutem Sitz des Führungsdrahtes in Narkose Einschlagen des Nagels. Die Länge wird folgendermaßen bestimmt: Abmessen der Länge von der Eintrittsstelle des Drahtes in den Knochen bis zu der Stelle, an der er den Oberschenkelkopf verlassen würde. 2 cm werden abgezogen wegen der Divergenz der Röntgenstrahlen, neuerliche Röntgenkontrolle, dann Nachlassen des Zuges an beiden Beinen, Einstauchen der Bruchstücke mit dem Nachschlageisen, neuerliche Röntgenkontrolle. Bei gutem Sitz (Abb. 3) soll

die Spitze des Nagels ½ bis ¾ cm vom Gelenk entfernt
sein. Gummidrain für 24 Stunden, Lagerung der Beine auf
B r a u n sche Schiene. In der zweiten Woche Beginn mit

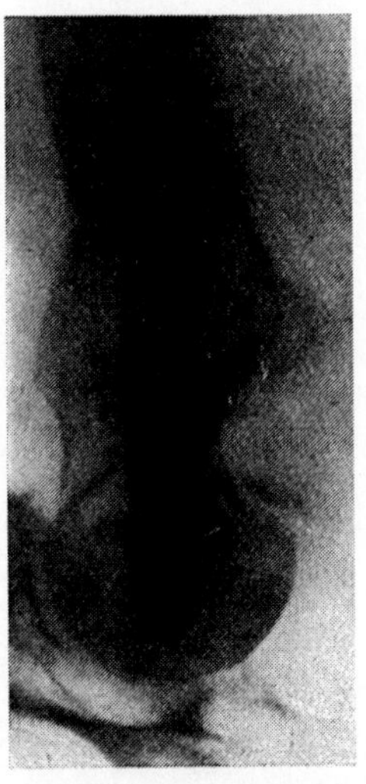
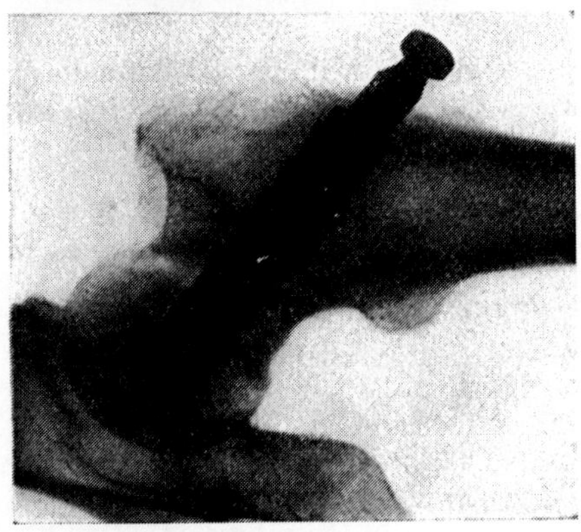

Abb. 3. Adduktionsbruch, 9 Monate nach der Nagelung. Ideale Stellung der Bruchstücke und des Nagels. Bruch knöchern geheilt

Ueben am Kniebeugegestell, mit dem gesunden Bein am
Bergsteigerapparat nach A n s i n n. In der dritten Woche
lassen wir den Verletzten aufstehen, gewöhnlich verläßt
der Verletzte 4 bis 5 Wochen nach der Operation das
Krankenhaus.

Verwendet man einwandfreies Nagelmaterial, so wird
dieses gut vertragen. Wir entfernen den Nagel jetzt ge-

wöhnlich im zweiten Jahr, die letzten Nägel haben praktisch keine Veränderungen mehr gezeigt.

Ergebnisse: Die durchschnittliche knöcherne Heilung beträgt bei guter Technik über 90%. Ich möchte hier noch Pauwels erwähnen, der drei Arten von Adduktionsbrüchen unterscheidet, je nach dem Winkel, den die Bruchfläche mit der Schenkelhalsachse einschließt. Wichtig ist diese Einteilung für die Belastung; während bei Gruppe 1 durch die Belastung der Bruch eingestaucht wird, findet bei Gruppe 3 eine reine Scherung statt. Wir fanden, daß die knöcherne Heilung bei guter Einrichtung und bei einwandfreier Technik der Nagelung im wesentlichen unabhängig von der Pauwelsschen Einteilung ist.

Die anfangs fast überschwengliche Begeisterung für die Schenkelhalsnagelung wurde getrübt, als man bei Spätuntersuchungen vielfach Kopfnekrosen fand. Es gab sogar Leute, die sich auf Grund dieser Nekrosen gegen die Nagelung aussprachen. Nun gibt es auch ohne die Operation beim konservativen Verfahren Kopfnekrosen. Wir glauben auf Grund unserer Nachuntersuchungen, daß die Nekrose im wesentlichen auf nicht völlig ideale Einrichtung, idealen Sitz des Nagels, sowie nicht einwandfreies Nagelmaterial zurückzuführen sind. Sie werden sich praktisch nicht immer vermeiden lassen, da eben nicht immer ideale Verhältnisse zu erzielen sind.

Mit Spätuntersuchungen an Präparaten von Schenkelhalsnagelungen hat sich Felsenreich in einer Reihe sehr guter und schöner Arbeiten beschäftigt.

Bleibt die knöcherne Heilung beim Schenkelhalsbruch aus, so kommt es zur Pseudarthrose mit ihren Folgen: Verkürzung, Gangbehinderung, Schmerzen. Ursache der Pseudarthrose sind die schlechten Ernährungsbedingungen des Kopfes, da nach dem Bruche des Schenkelhalses die zuführenden Gefäße zerrissen sind und das Lig. teres zur Ernährung praktisch nicht in Betracht kommt.

Einige Worte zur Behandlung der Pseudarthrose: In einer Reihe von Fällen kann man sie noch mit ausgezeichnetem Erfolge nageln, insbesondere dann, wenn der Kopf noch gut ernährt ist. Ich erwähne einen Fall, der 22 Jahre nach der Verletzung noch zur knöchernen Heilung kam. In Amerika erfreuen sich die Wiederherstellungsoperationen und die hohe subtrochantäre Osteotomie großer Beliebtheit. Bei straffen Pseudarthrosen führt in entsprechenden Fällen die subtrochantäre Osteotomie nach Schanz in der Regel zur knöchernen Heilung. Kommt eine Operation nicht in Betracht, oder bei Kopfnekrosen können noch Badekuren bedeutende Linderung bringen.

Es ergibt sich somit, daß der Schenkelhalsbruch als Verletzung des Alters heute viel von seinem Schrecken verloren hat. Wesentlich dazu beigetragen hat die Entwicklung der Schenkelhalsnagelung. Die Sterblichkeit ist wesentlich geringer, die Zahl der knöchernen Heilungen erheblich höher und die Endergebnisse bei weitem besser. Dazu kommt die volkswirtschaftliche Seite: Nicht nur, daß bei vielen Schenkelhalsbrüchen das Leben bei gebrauchsfähigem Bein erhalten bleibt, werden auch diejenigen, welche früher mit dem Leben, jedoch als Krüppel und auf fremde Hilfe angewiesen davonkamen, in der Regel wieder normal Gehfähige, viele sogar arbeitsfähig.

Ich möchte jedoch vor übertriebenem Optimismus in der Hinsicht warnen, daß die Schenkelhalsnagelung eine leichte Angelegenheit wäre. Sie ist technisch auch heute noch immer deshalb sehr schwierig, weil es auf eine ganze Reihe von kleinen und kleinsten Einzelheiten ankommt und viel Erfahrung dazu gehört. Es ist auch davor zu warnen, daß jedermann nagelt, sonst kommen wir auf den Standpunkt der Amerikaner, die als das Land, welches durch die Einführung des Dreilamellennagels die operative Behandlung praktisch erfunden hat, vielfach die Nagelung deshalb ablehnen, weil die Ergebnisse dadurch, daß jedermann nagelt, sehr schlecht sind.

Ueber das Altern des Auges

Von

Professor Dr. **K. D. Lindner**

Wien

In der Uebersicht, die ich Ihnen heute gebe, wollen wir zuerst die Alterserscheinungen des normalen Auges erörtern, soweit sie uns funktionell oder kosmetisch stören. Im zweiten Teil meines Vortrages möchte ich dann eine kurze Besprechung der wichtigsten Alterserkrankungen der Augen folgen lassen.

Die erste Störung, die uns überhaupt an das kommende Alter gemahnt, ist der allmähliche Verlust der Einstellfähigkeit des Auges für die Nähe, die Abnahme der Akkommodation. Während wir in der Kindheit praktisch in jeder Entfernung scharf sehen können, müssen wir mit zunehmendem Alter die Gegenstände, die wir deutlich sehen wollen, immer weiter vom Auge weghalten. Der dem Auge nächstgelegene Punkt, für den wir unser Auge bei stärkster Anspannung der Akkommodation gerade noch scharf einstellen können, der sogenannte Nahepunkt, rückt mit dem Alter weiter und weiter vom Auge ab. Diese Abnahme der Akkommodation beginnt jedoch, bevor der menschliche Organismus ausgewachsen ist, ja er beginnt gleichsam vom ersten Lebenstage an. Während nämlich das Säuglingsauge noch in einer Nähe von etwa 3 cm scharf sehen könnte, rückt der Nahepunkt mit dem 8. Lebensjahre auf 7 cm hinaus, mit dem 25. auf 10 cm, mit dem 45. auf Leseweite, nämlich 30 cm. Endlich, etwa vom 60. Lebensjahr ab, kann das normale Auge praktisch bloß in die Ferne scharf sehen, die Fähigkeit, sich auf nähere Gegenstände einzustellen, ist völlig geschwunden. Wenn wir die Erhöhung der Brechkraft, die das Auge durch Akkommodation erzielt, in Dioptrien messen, so hat das Auge vom Zeitpunkt der Geburt bis zum 8. Lebensjahre bereits die Hälfte seiner Akkommodationsfähigkeit eingebüßt, bis zum Abschluß des Wachstums, etwa dem 25. Lebensjahr, sogar schon zwei Drittel. Eigentlich dürfte man also die Abnahme der Akkommodation gar nicht zu den Alterserscheinungen rechnen, denn sie beginnt schon im 1. Lebensjahr. Da wir aber diese dauernde Abnahme der Akkommodation in der Jugend nicht empfinden, wir benutzen sie gar nicht in dem vorhandenen Ausmaße, und da sie uns gewöhnlich erst vom 40. Lebensjahre an stört, so zählen wir diese Veränderung doch zu den Alterserscheinungen.

Es gibt Leute, bei denen unter sonst gleichen Bedingungen die Abnahme der Akkommodation scheinbar langsamer erfolgt als gewöhnlich. Es sind Leute, welche die fast maximale Anspannung des Akkommodationsmuskels längere Zeit ohne Ermüdung ertragen. Ferner gibt es alte Leute mit normalsichtigen Augen, die trotz völlig fehlender oder fast fehlender Akkommodation genügend gut in der Nähe sehen, um z. B. Zeitung zu lesen. Zwei Ursachen spielen da herein: Die eine sind sehr enge Pupillen, wodurch wie durch eine verengte Irisblende des Photoapparates die Unschärfe von Bildern vermindert wird. Solche Leute setzen sich auch beim Lesen gerne gegen das helle Licht, ja in die Sonne, um mit Hilfe der verengerten Pupille deutlicher sehen zu können. Weiter spielt aber hier auch die Uebung mit, undeutliche Schrift mehr erratend zu lesen.

Nun kommt es tatsächlich vor, daß früher normalsichtige Augen im Alter in der Nähe wieder besser zu sehen beginnen, daß sie nämlich kurzsichtig werden. Sie legen beim Lesen ihre Nahebrille wieder weg, dafür sehen sie aber jetzt in die Ferne schlechter. Diese im Linsenkern begründete Veränderung geht aber stets mit merkbarer Linsentrübung einher.

Endlich sei erwähnt, daß es Menschen gibt, die im Alter sowohl in die Ferne als auch in die Nähe scharf sehen können, also scheinbar dem Altern der Augen völlig entgangen sind. Das sind die seltenen Fälle von Ungleichheit beider Augen. Das eine Auge ist mäßig kurzsichtig, das andere normalsichtig. Das normalsichtige Auge sieht in die Ferne scharf, das andere, kurzsichtige Auge in einem ganz bestimmten Abstande entsprechend dem Grade der Kurzsichtigkeit in der Nähe. Solche Menschen benutzen demnach praktisch immer nur ein Auge, sie haben auch kein normales räumliches Sehen.

Früher als das normalsichtige Auge leidet das leicht übersichtige Auge durch das Altern. Wenn ich das leicht übersichtige Auge hier anführe, so deshalb, weil die allermeisten, scheinbar normalsichtigen Augen etwas übersichtig sind und die wirklich normalsichtigen Augen als Ausnahmen gelten müssen, so daß die These aufgestellt wurde, das normal gebaute Auge sei nicht normalsichtig, sondern leicht übersichtig. Das übersichtige Auge verbraucht schon zum Scharfsehen in die Ferne einen Teil seiner Akkommodation, so daß ihm für die Nähe weniger Akkommodation zur Verfügung steht als dem normalen Auge. Dadurch scheint das übersichtige Auge früher zu altern als das normalsichtige, weil es früher eine Nahebrille braucht. Demgegenüber merkt der Kurzsichtige, der keine Brille trägt, fast nichts vom Altern seiner Augen. Er verliert zwar die Akkommodation im Alter genau so wie der Normalsichtige, kann aber entsprechend seiner Kurzsichtigkeit in einem bestimmten Abstande ohne Brille deutlich sehen. Trägt der Kurzsichtige aber seine Korrektion, so verhält er sich wie der Normalsichtige, er braucht dann im Alter für die Nähe zu seiner Fernbrille den Zusatz jenes Plusglases, das wir dem Normalsichtigen gleichen Alters verschreiben würden.

Aber auch die Sehschärfe des normalsichtigen Auges nimmt im höheren Alter etwas ab. Ein Grund liegt in der Kernsklerose der Linse. Sie ist nicht mehr ganz so klar wie in der Jugend. Ja, es treten im höheren Alter so gut wie immer Trübungen der Linse auf. Diese Trübungen brauchen nicht sehr zu stören, wenn sie günstig gelagert sind, sie beeinflussen jedoch etwas die Sehschärfe. Das alte, sonst normale Auge erreicht nie die Sehschärfe, die es in der Jugend besessen hatte. Ob geringe Alterstrübungen der Linse als physiologisch gelten sollen oder als pathologisch, darüber könnte man streiten. Jedenfalls gehören sie zu den regelmäßigen Begleiterscheinungen des hohen Alters. Wir bezeichnen die ersten geringen Linsentrübungen deshalb auch dem Patienten gegenüber nicht als grauen Star. Man tut gut, diesen Ausdruck erst dann zu verwenden, wenn die Trübungen zunehmend zu stören beginnen. Dann müssen wir dem Patienten die Ursache sagen, denn er ruht ja doch nicht, bevor er nicht den Grund seiner zunehmenden Sehstörung erfahren hat.

Eine weitere Ursache für die Verminderung der Sehschärfe des alternden Auges liegt häufig im Auftreten eines Astigmatismus gegen die Regel. Dieser Astigmatismus wird nicht hoch, etwa bis 1 Dioptrie, setzt aber doch die Sehschärfe etwas herab.

Aus all dem Angeführten ergibt sich, daß die Abnahme der Akkommodation, also das fühlbare Altern des

Auges, je nach der Art der Beschäftigung, der Weite der Pupille, je nach dem Vorhandensein einer leichten Uebersichtigkeit oder eines inversen Astigmatismus bald früher bald später zu stören beginnt. Im allgemeinen greift der Normalsichtige mit Beginn des 4. Jahrzehntes zur Nahebrille. Ob er dies nun früher oder später tut, irgend einen Einfluß auf den zeitlichen Gang des Akkommodationsschwundes hat das nicht.

Wir wollen nun annehmen, daß der Patient eine richtige Nahebrille trägt, die ihm den Verlust der Akkommodation für die Nahearbeit ersetzt. Trotzdem ermüden viele Leute mitsamt ihrer Brille. Warum? Der Zusammenhang zwischen Akkommodation und Konvergenz leidet im Alter. Während in der Jugend die Verknüpfung von Einstellung für die Nähe und Einwärtswendung der Augen automatisch erfolgt — das eine Auge weiß förmlich, was das andere Auge tut und nimmt, auch wenn man es verdeckt, jeweils die richtige Lage ein —, geht im Alter diese Verknüpfung zwischen Akkommodation und Konvergenz der Augen verloren. Man trifft kaum ein alterndes Augenpaar, das noch dieses sogenannte Muskelgleichgewicht für die Nähe hätte. Die beim Lesen notwendige Konvergenz der Augen geht nicht mehr automatisch mit der Akkommodation vor sich, sondern muß durch eine gesonderte Innervation bewirkt werden. Das verursacht bei manchen Menschen Ermüdung. Patienten, die sich die Gläser beim Optiker selbst ausgesucht haben, dann aber nicht damit zufrieden sind, kommen meist wegen solcher Konvergenzbeschwerden. Sie haben sich nämlich ein zu starkes Naheglas ausgesucht, mit dem sie zwar feinsten Druck in nahem Abstande sehr gut sehen, aber sie können die für so nahe Einstellung erforderliche Konvergenz auf die Dauer nicht aufbringen. Wir nehmen bei unseren Glasverschreibungen stets auf diese mit dem Alter zunehmende Konvergenzschwäche Rücksicht. Deshalb sollen auch geringe astigmatische Fehler des alternden Auges genau korrigiert werden. Unkorrigierter Astigmatismus nötigt den Patienten zu einem stärkeren Plusglas, um den Druck näher halten und die leichte Unschärfe der Netzhautbilder durch ihre Größe ausgleichen zu können. Dadurch treten leichter Ermüdungserscheinungen auf. Hat man aber die genau korrigierende Brille verordnet, so kann der Patient auch in weiterem Leseabstand gut lesen und muß nicht so stark konvergieren. Das ist einer der Gründe, warum man auch einen geringgradigen Astigmatismus des Alterssichtigen genau korrigieren soll.

Die Funktion der Augen wird im Alter noch durch andere Störungen beeinträchtigt. Bei vielen Menschen treten im Alter bewegliche Schatten auf, die sogenannten fliegenden Mücken. Diese Störung wird durch Verflüssigung des Glaskörpers ausgelöst. Der in der Jugend gallertige Glaskörper beginnt sich im Alter im Kern zu verflüssigen. Dadurch werden Trübungen, die meist schon früher im gallertigen Glaskörper irgendwo verankert waren, lose und beweglich und erregen dadurch unsere Aufmerksamkeit. Sie stören besonders dann, wenn sie in die Sehlinie hineinschwimmen. Die meisten Menschen, die deshalb zu uns kommen, kennen diese Trübungen genau, ja bringen genaue Zeichnungen mit. Wenn jedoch plötzlich stärkere Trübungen auftreten, so deutet dies immer auf krankhaftes Geschehen.

Wenn ich also die funktionellen Störungen des Augenpaares, die durch das Altern entstehen, zusammenfassen soll, so leidet das alternde Auge in erster Linie durch die Abnahme der Akkommodation, dann durch die Verminderung der Sehschärfe und durch zunehmende Konvergenzschwäche.

Das alternde Auge leidet jedoch noch an anderen Beschwerden, welche die Funktion des Sehens nur indirekt stören. Es sind die mit dem sogenannten senilen Katarrh verknüpften Beschwerden. Die Tränensekretion geht im Alter zurück, und dadurch leidet die normale Reinigung der Augen beim Lidschlag. So kommt es zur ungenügenden Abfuhr von Gewebsabfällen, zur Vermehrung der Bindehautsaprophyten und damit zur chronischen Reizung der Bindehaut. Viele alte Leute klagen ständig über ein Gefühl des Trockenseins oder Brennens der Augen.

Wir wollen nun kurz noch diejenigen Veränderungen der Augen erörtern, die den Patienten kosmetisch stören.

So wie überall runzelt sich auch die Haut in der Umgebung der alternden Augen, entsprechend der allgemeinen Atrophie des Hautorgans. Besonders auffällig wirkt sich aber manchesmal die Atropie der Faszien aus, die Haut der Unterlider beginnt dadurch sackartig herabzuhängen, welche Veränderung im Volksmunde fälschlicherweise als Tränensäcke bezeichnet werden. Ebenso kann es zur Erschlaffung des Fasziengewebes am Oberlid kommen, wodurch die Deckfalte tiefer herabhängt.

Das alternde Auge zeigt ferner häufig einen allmählich sich bildenden Trübungsring am Hornhautrande, den Greisenbogen. Wir treffen ihn bei den Kopfarbeitern seltener als bei den Handarbeitern. Weiter verdickt sich im Alter häufig ein Teil der im Lidspaltenbereich lagernden Bindehaut und verfärbt sich gelblich, wodurch diese Veränderungen den Namen Pinguecula erhielten. Es hat jedoch diese Alterserscheinung mit Verfettung nichts zu tun. Sie ist bei manchen Leuten sehr auffällig, bei anderen wieder kaum entwickelt.

Endlich verliert das Auge im Alter seinen jugendlichen Glanz, es erscheint uns matt. Im Alter geht, wie schon erwähnt, die normale Tränenbildung zurück, das Auge wird daher weniger befeuchtet und erscheint dadurch weniger glänzend. Ein weiterer Grund für das matte Aussehen liegt aber in der zunehmenden Kernsklerose der Linse, die schon, bevor es zu eigentlichen Trübungen kommt, viel mehr Licht zurückwirft, als die jugendliche Linse. Während die jugendliche Pupille pechschwarz aussieht, erscheint die Pupille des alten Auges grau. Das gibt dem Auge ein mattes Aussehen. Der Glanz und die Frische des jugendlichen Auges schwindet so im Alter.

Kann man alle die aufgezählten Veränderungen des alternden Auges hintanhalten oder doch ihr Erscheinen verzögern?

Um mit den kosmetischen Veränderungen anzufangen, so lassen sich manche derselben bessern oder beheben. Die Runzelung der Haut sowie die sogenannten Tränensäcke können durch Operation beeinflußt werden. Die Haut erhält aber dadurch ihre Jugendfrische nicht zurück, ihre Atrophie bleibt erkennbar. Die Pingueculae lassen sich leicht entfernen. Einen auffälligen Greisenbogen könnte man durch Tätowage unmerklich machen. Im allgemeinen haben aber die alten Leute nicht viel Interesse für kosmetische Eingriffe. Mehr interessiert sie und uns, wie es mit der Verhinderung oder Verzögerung der Funktionsstörungen des alternden Auges steht.

In bezug auf die Akkommodation glauben wir nicht, daß wir ihr gesetzmäßiges Dahinschwinden irgendwie aufhalten können. Der Akkommodationserfolg hängt ja nicht von der Muskelkraft und Uebung des Akkommodationsmuskels ab, sondern von der jeweiligen Elastizität der Linse. Der harte Linsenkern nimmt unfehlbar mit dem Alter an Größe zu, während die weiche Linsenrinde immer dünner wird. Damit schwindet für die Linse die Möglichkeit, ihre Gestalt zu ändern und dadurch ihre Brechkraft zu erhöhen. Es ist also eine irrige Meinung, daß man sich die Akkommodation länger erhält, wenn man das Brillentragen möglichst lange hinausschiebt. Immer wieder hört man, daß man von der Brille nicht mehr loskomme, wenn man einmal damit begonnen habe. Das ist aber selbstverständlich. Solche Leute greifen doch erst zur Brille, wenn es gar nicht mehr anders geht. Inzwischen werden sie älter, da geht es natürlich noch weniger ohne Brille.

Auch die Abnahme der Konvergenzleistung tritt mit dem Alter unfehlbar ein, ebenso die leichte Verminderung der Sehschärfe. Soweit ein inverser Astigmatismus dafür schuld trägt, können wir die Sehschärfe bessern.

Eines können wir jedoch aussagen: Die subjektiven Beschwerden des Patienten, die durch die Alterserscheinungen ausgelöst werden, hängen weitgehend von seinem sonstigen Wohlbefinden ab. Ein gesunder Mensch vermag die noch vorhandene Akkommodation länger voll einzuspannen, ohne Ermüdungserscheinungen, als ein in seinem Wohlbefinden gestörter Mensch. Ebenso vermag der gesunde Mensch Konvergenzstörungen ohne Beschwerden zu überwinden. Treten Zeiten verminderten Wohlbefindens ein, so machen sich solche Alterserscheinungen sogleich durch Ermüdung bemerkbar. Ja, es kommt manchesmal vor, daß Leute, die im Beginn ihrer Alterssichtigkeit zur Brille greifen mußten, nach guter Erholung eine Zeitlang wieder ohne Brille lesen können. Das ist allerdings nur vorübergehend.

Insofern können wir also die funktionellen Störungen, die das Altern zwangsläufig mit sich bringt, vermindern oder hinausschieben, als wir diese Störungen durch Erhaltung unserer vollen Gesundheit weniger stark oder erst später empfinden.

Wir wollen nun auch kurz die wichtigsten Erkrankungen des Auges erörtern, die mit dem Alter des Menschen zusammenhängen. Ich stelle dabei jene Erkrankungen, bei denen wir helfen können, an die Spitze und erörtere sie etwas eingehender.

An der Hornhaut kennen wir nur eine wichtige typische Alterserkrankung, das kriechende Hornhautgeschwür, das Ulcus serpens, der geschwürige Zerfall der Hornhaut durch Infektion. Ein merklicher Teil der schweren Schädigungen, ja Erblindungen von Augen im späteren Lebensalter, ist auf diese gefährliche Erkrankung zurückzuführen. Auch in der Jugend kann sich die Hornhaut infizieren, doch heilen solche Infektionen meist gut aus, ohne daß ein größerer Teil der Hornhaut zerstört würde. Die jugendliche Hornhaut überwindet die Infektion durch eigene Abwehrkräfte, keinesfalls kommt es in der Jugend, von ganz selten beobachteten Infektionen mit bestimmten Keimen abgesehen, zum typischen Ulcus serpens. Anders im mittleren und besonders im höheren Alter. Die alte Hornhaut infiziert sich leichter, ja es dringen gelegentlich Keime in die Hornhaut ein, ohne daß der Patient irgend eine Verletzung als Ursache anzugeben weiß. Das Hornhautepithel leidet im Alter in seinem Gefüge, die Zellen sind nicht mehr so fest miteinander verankert. Z. B. kann man von einer alten Hornhaut Epithel abstreifen, was von der jugendlichen Hornhaut nicht gelingt. Dazu kommt die geringere Empfindlichkeit der alternden Hornhaut. Die alte Hornhaut ist im ganzen vital geschwächt. So kommt es, daß die lokale medikamentöse Therapie (Aetzung mit 20%igem Zinksulfat oder Betupfung mit 1%igem Optochin) in den Anfängen des Ulcus serpens um so unsicherer wirkt, je älter der Patient ist. So sehen wir, daß die Gefahr der Zerstörung der Hornhaut durch Infektion mit dem Alter zunimmt. Aber auch diese gefährliche Erkrankung des Sehorgans kann bei rechtzeitigem Eingreifen unter Anwendung, wenn nötig, des Kauters, fast immer zum Stehen gebracht werden.

Die häufigste und für uns wichtigste Alterserkrankung des Sehorgans ist der graue Star. Geringe Linsentrübungen des alternden Auges müssen wir, wie schon erwähnt, als normale Altersveränderungen auffassen, weil sie regelmäßig im höheren Alter auftreten. Die stärkeren sichtlich fortschreitenden Linsentrübungen bezeichnen wir als krankhaft. Der Uebergang ist fließend, eine scharfe Grenze zwischen normaler Altersveränderung und krankhafter gibt es nicht. Deshalb ist es auch schwer möglich, eine Statistik über die Häufigkeit des grauen Stars aufzustellen.

Woher kommen die Linsentrübungen? Sie entstehen teils durch Verdichtung der Linsenfasern im Kern, teils durch Zerfall der Linsenfasern der Rinde. Man kann sich folgende Gedanken darüber machen: Die Linse führt ein merkwürdiges Eigenleben: Einesteils altert sie vom ersten Lebenstage an, sie verliert dauernd an Elastizität, anderseits wächst sie das ganze Leben hindurch, wenn auch immer weniger. Selbst im Stadium des Altersstars wächst die Linse noch immer, und wenn wir den Star nicht vollkommen entfernen, so bilden sich im zurückbleibenden Linsensack neue Linsenfasern. Der Linse müssen also dauernd Nährstoffe zugeführt werden, sonst könnte sie nicht wachsen. Würde die wachsende Linse nicht zugleich im Kerne schrumpfen, so hätte sie bald in dem ihr zugewiesenen Raum keinen Platz mehr. Die Ernährung der Linse wird durch Diffusion vom Ziliarkörper her besorgt. Diese für das Wachstum der Linse nötige Ernährung muß im Alter irgendwie gestört sein, sie wächst ja immer weniger, so daß es zum Zerfall der Linsenfasern kommt. Wahrscheinlich spielen da Gefäßveränderungen im Ziliarkörper mit, welche diese Störung der Linsenernährung bewirken. Mit Aufhören der Akkommodation und der erlahmenden Tätigkeit des Ziliarmuskels muß ja auch der für die Linsenernährung wichtige Stoffwechsel des Ziliarkörpers gemindert werden. Aber vielleicht wirken auch toxische Einflüsse mit.

Trotz unserer ausgezeichneten Operationserfolge und der Vollkommenheit unserer heutigen Operationsmethoden — wir entfernen ja nahezu in allen Fällen die gesamte Linse bei runder Pupille, so daß die Pupille wieder jugendlich

schwarz wird —, wäre es doch der Wunsch eines jeden
Patienten, daß man seinen grauen Star ohne Operation
heilen oder doch sein Fortschreiten hindern möge. Der
Wunsch ist berechtigt, denn eine Starbrille hat manche
Nachteile.

Besteht für eine erfolgreiche medikamentöse Behand-
lung des Stars irgend eine Aussicht? Versucht wurde schon
vieles. Um nur die wichtigsten Mittel zu nennen, so pries
man in der alten Zeit das Jod als starhinderndes Mittel.
Z. B. hat man Arlt, der an beginnendem Star litt, ohne
aber davon etwas zu wissen, Jod in die Speisen gemogelt.
Dann kam die Zeit der Organ- und Drüsenpräparate. Gegen
Star wirkten sie nicht, einige davon machten sich aber durch
Gesundheitsstörungen bemerkbar, z. B. bekamen manche
Patienten durch Euphakin Herzbeschwerden. Derzeit stehen
wir mitten in der Sturzflut der Vitamine.

Wir haben keinerlei Beleg dafür, daß irgend eine der
bisherigen Therapien irgend eine günstige Wirkung gegen
den Star gehabt hat, auch keine hemmende. Auch spontan
bleiben nämlich Stare in der Entwicklung durch Jahre
stehen. Allerdings gab es im deutschen Gebiet eine viel
besuchte Stätte für medikamentöse Starbehandlung. Der
Patient erhielt bei seinem Eintritt in die Anstalt eine
Zeichnung seiner Linsentrübungen, bei seinem Scheiden
eine zweite Zeichnung mit weniger Trübungen eingezeichnet.
Wir konnten uns jedoch von der Verminderung der Star-
trübungen nicht überzeugen. Der behandelnde Augenarzt
war sogar Professor, allerdings nur für Geschichte der
Medizin, was er seinen Patienten wohlweislich verschwieg.

Trotz aller bisherigen Mißerfolge glaube ich jedoch,
daß wir nicht alle Hoffnung aufzugeben brauchen. Wir
beobachten nämlich, wie eben erwähnt, Fälle von beginnender Linsentrübung, die einige Zeit zunehmen, dann aber
durch viele Jahre unverändert bleiben, um dann neuerlich
weiter fortzuschreiten. Wir wissen nicht, was da den zeit-
weiligen Stillstand der Trübungen bewirkt hat. Diese seltenen Beobachtungen zeigen uns aber, daß wir nicht alle
Hoffnung einer nichtoperativen Behandlung des grauen Stars
wenigstens im Sinne einer Verlangsamung der Starbildung
aufzugeben brauchen. Derzeit allerdings müssen wir uns
an die Operation halten. Sie ist auch in Kriegszeiten eine
wichtige Maßnahme. Alte Leute sind an sich ungeschickt.
Wenn sie gar blind sind, bilden sie für die Umgebung
eine Last. Nach der Staroperation benötigen sie keine
Sonderwartung mehr, ja sie nehmen oft wieder tätigen
Anteil an der Haus- und Gartenarbeit. Ich möchte diese
wichtige Seite der Staroperation in der jetzigen Kriegszeit
besonders hervorheben.

Weitaus die häufigste Ursache von dauernder Schädigung des Sehvermögens im Alter ist das primäre Glaukom, der grüne Star. Er tritt nur ausnahmsweise vor dem 4. Jahrzehnt in Erscheinung, ist also eine Erkrankung des Alters. Die Ursachen des primären Glaukoms sind bis heute noch nicht in ihren Einzelheiten völlig klargelegt, so daß ich Ihnen den Zusammenhang von Glaukom und Alter nicht mit Verläßlichkeit darlegen kann. Eine Drucksteigerung tritt im Auge ein, wenn entweder der Abfluß des Kammerwassers aus dem Auge gestört oder der Zufluß vermehrt ist oder beide Umstände einwirken. Beim sehr viel häufigeren chronischen Glaukom dürfte der Abflußweg der Augenflüssigkeit, der Schlemmsche Kanal, nicht mehr so funktionieren wie in der Jugend. Es kann dies durch Verdichtung des Gewebsfilters im Kammerwinkel geschehen, doch dürfte auch die Abnahme der Tätigkeit des Akkommodationsmuskels hindernd auf die Abfuhr der Augenflüssigkeit einwirken. Auf die Erklärung dieser Annahme kann ich hier nicht eingehen. Bei den weniger häufigen akuten Formen des primären Glaukoms halten wir noch an der alten Anschauung fest, daß die im hypermetropen Auge an sich seichte Vorderkammer durch das Wachstum der Linse noch seichter wird und dann auf einmal aus irgend einem Anlaß durch die Iris eine Verlegung des Kammerwinkels erfolgt, wodurch diese Anfälle von plötzlicher Drucksteigerung ausgelöst werden. Gesichert ist aber auch diese Vorstellung nicht. Das ganze Fragengebiet des primären Glaukoms gehört heute noch zu den verwickeltsten Problemen der Augenheilkunde.

Während die akuten Formen des primären Glaukoms rasch zum Arzte führen, ist dies bei den chronisch verlaufenden Formen nicht der Fall. Es gibt übrigens kaum etwas Heimtückischeres, als ein schleichend verlaufendes Glaukom. Die meisten Patienten kommen leider erst dann zu uns, wenn das Glaukom schon dauernde Schäden gesetzt hat. Es leidet ja zuerst nicht das zentrale Sehvermögen, sondern das Gesichtsfeld. Dabei beginnt die periphere Einengung fast immer im binokularen Teil des Gesichtsfeldes, so daß es der Kranke oft gar nicht merkt, wenn das Gesichtsfeld eines Auges schon fast bis an den Fixationspunkt verlorengegangen ist. Hier rächt sich manchesmal das Aussuchen der Gläser beim Optiker, wobei der Beginn einer solchen Krankheit natürlich nicht festgestellt wird.

Es ist merkwürdig, daß die erste gegen Glaukom angegebene Operation, die Gräfesche Iridektomie, für die primären akuten Fälle bis heute die wirksamste Operation geblieben ist. Für die chronischen Glaukome, gegen welche die Iridektomie wenig oder gar nicht wirksam ist, stehen uns

zwar eine ganze Anzahl anderer wirksamer Operationsmethoden zur Verfügung, in manchen Fällen schreitet jedoch der Verfall des Sehvermögens trotz Operation, ja trotz
Normalisierung des Augendruckes noch weiter fort. Der
Hauptgrund liegt wohl daran, daß wir die Operation so oft
erst bei weit vorgeschrittener Krankheit vornehmen. An
dieser Stelle muß ich auch auf die schon oft betonte Gefahr der medikament'sen Behandlung des chronischen Glaukoms hinweisen. Sie bewirkt bestenfalls ein Aufschieben der
Operation, meist aber ein zu langes. Anfangs ist z. B.
die Pilocarpinwirkung gut wirksam, mit der Zeit geht aber
die Wirkung mehr und mehr zurück und das Auge erleidet
weitere Einbußen des Gesichtsfeldes und endlich auch des
zentralen Sehvermögens. Statistisch würde die Glaukombehandlung zweifellos größere Erfolge aufweisen, wenn es
nur die operative Therapie gäbe.

Als weitere Alterserkrankung des Auges, bei der wir
wirksam helfen können, sei die chronische retrobulbäre
Neuritis genannt, die durch Nikotin- und Alkoholmißbrauch
hervorgerufen wird und ausschließlich das zentrale Sehvermögen schädigt. Zigaretten sind weniger schädigend als
Pfeifentabak oder gar die sogenannte ostmärkische Virginia, im Volksmund „Friedhofspargel" genannt. Es handelt
sich hier gar nicht um eine eigentliche Entzündung, sondern nach meiner Auffassung um eine durch diese Gifte verursachte Störung des kapillaren Stoffwechsels des alternden Gefäßsystems. In den Anfangsstadien der Erkrankung
tritt bei Abstinenz von beiden Giften völlige Wiederherstellung ein. In den Spätstadien allerdings hat man günstigstenfalls nur mit einer Besserung zu rechnen.

In gewissem Sinne kann man zu den Alterserkrankungen auch die spontane sowie die meisten traumatischen
Netzhautabhebungen rechnen. Die durch das Alter geförderte Entstehung einer Glaskörperabhebung ist eine der
Voraussetzungen für die häufigste Art der Netzhautabhebung. Weiter bewirkt die mit dem Alter zunehmende
Degeneration der peripheren Netzhaut eine Schwächung
ihres Gefüges, wodurch die Rißbildung begünstigt wird.
So kommt es, daß diese Erkrankung gewöhnlich erst im
mittleren oder späteren Lebensalter auftritt. Sie kann heute
in der Mehrzahl der Fälle geheilt werden, allerdings eben
nur in der Mehrzahl.

Auch die im Alter am Auge auftretenden Geschwülste
sind teilweise gut heilbar. Das Epitheliom der Lider, an sich
eine gutartige Erkrankung, da diese Geschwulstart keine
Metastasen setzt, entfernt man am besten durch Operation,
wenn die Strahlentherapie nicht ganz verläßlich durchgeführt werden kann oder ein Rezidiv auftritt. Bei Opera-

tion eines Aderhautsarkoms operieren wir zwar fast immer im Gesunden durch Entfernung des ganzen Augapfels, aber gerade diese Geschwulstart setzt oft sehr frühzeitig Metastasen und ist insofern eine recht bösartige Erkrankung.

Zum Schluß seien noch einige Erkrankungen erwähnt, mehr aufgezählt als erörtert, die ebenfalls mit dem Alter des Menschen zusammenhängen, die wir aber nicht oder nur wenig beeinflussen können.

Eine sehr häufige Alterserkrankung ist die chronische Iritis bzw. Iridocyclitis. Man könnte sie einschränkend als Frauenleiden bezeichnen, weil fast nur Frauen davon betroffen werden. Die Akten über die Ursachen dieser Erkrankung sind noch keineswegs abgeschlossen, und ich selbst verhalte mich sehr skeptisch bezüglich der landläufigen Auffassung, daß Tuberkulose oder fokale Infektion die häufigsten Ursachen seien. Jedenfalls liegt kein schlüssiger Beweis für die Häufigkeit der genannten Ursachen vor, und leider geben uns auch die Ergebnisse der Behandlung gar keinen Anhaltspunkt für die Natur dieser Erkrankung. Warum tritt sie bei Frauen so häufig auf, bei Männern so selten? Warum gewöhnlich in der Zeit der Wechseljahre? Das sind alles noch offene Fragen. Der wichtigste Teil unserer Therapie zielt nur darauf hin, Schlimmes zu verhüten, z. B. das durch Pupillenabschluß entstehende Sekundärglaukom, oder die durch die Erkrankung eingetretenen Schäden, z. B. grauen Star, zu beheben. Die Erkrankung selbst aber trotzt gewöhnlich jeder Therapie und zieht sich meist durch viele Jahre, ja durch Jahrzehnte hin, immer wieder von neuem aufflackernd.

Dann wären die Erkrankungen zu nennen, die wir bei höherer Myopie im alternden Auge so häufig antreffen, Blutungen in der Macula oder sonstige zentrale Veränderungen. Je höher die Myopie und je älter der Patient, desto häufiger treten solche Veränderungen ein. Wahrscheinlich beruhen die makularen Blutungen auf der durch die Dehnung des Auges erfolgten Schädigung der Gefäße, wozu nun noch die Altersschädigung der Gefäße kommt. Durch absolute Schonung können manchesmal weitgehende Besserungen bei makularen Blutungen beobachtet werden. Bei den chronischen myopischen Veränderungen von Netz- und Aderhaut in der Macula kann man bestenfalls nur ein Stillstehen der Störung erwarten.

Eine besondere Erkrankung des Fundus, die wir nur im höheren Alter antreffen, ist die Maculaerkrankung nach Kuhnt-Junius. Es ist dies ein unheilbares Leiden, dessen Ursachen wir nicht kennen. Es wurde die Ansicht aufgestellt (van der Hoeve), daß grauer Star und dieses Leiden sich gegenseitig ausschlössen. Ganz so stimmt das zwar nicht, aber man muß zugeben, daß beide Erkrankungen nur selten zusammen beobachtet werden.

Endlich wären noch die Funduserkrankungen zu nennen, die durch Hochdruck mit und ohne Nierenleiden oder durch Diabetes oder durch Arteriosklerose der Gefäße ausgelöst werden. Das sind nun allerdings tatsächliche Alterserkrankungen. Leider ist unser therapeutisches Rüstzeug gegen diese häufigen Erkrankungen noch ein recht ärmliches.

Eine wichtige Regel gilt aber ausnahmslos für alle Funduserkrankungen, sie wird so häufig nicht beachtet: Man soll ein krankes Organ möglichst schonen. Die Funduserkrankungen gehen ohne Schmerzen einher, deshalb darf man jedoch nicht dieses kranke Organ mit Arbeit belasten, auch nicht das gesunde Auge bei einseitigem Leiden. Gehirnerkrankungen sind auch schmerzlos, niemandem wird es aber einfallen, ein krankes Gehirn durch geistige Arbeit zu beanspruchen. Am Auge wird diese wichtige Regel so häufig vernachlässigt.

Sie werden erwartet haben, daß ich noch die tabetischen Erkrankungen des Auges mit aufzähle, die tabetische Optikusatrophie, die zum Glück selten wird und die ebenfalls selten gewordenen tabischen Augenmuskellähmungen. Wir können diese Erkrankungen jedoch nicht unbedingt mit dem Alter verbinden, sie kommen bei hereditärer oder in der Kindheit erworbener Lues schon in der Jugend vor. Die metaluetischen Erkrankungen des Auges sind keine Erkrankungen des Alters des Menschen, sondern des Alters der Lues.

Viele Augenerkrankungen sind in den letzten Jahrzehnten an Zahl sehr zurückgegangen oder ganz geschwunden. Z. B. alle infektiösen durch Bakterien verursachten Bindehauterkrankungen. Selbst das Trachom hoffen wir mit Hilfe der Sulfonamide ganz auszurotten. Aber auch andere Erkrankungen schwinden. Die Conjunctivitis ekzematosa ist seltener geworden, desgleichen die Keratitis parenchymatosa. So sägen wir Zweig um Zweig des Astes ab, auf dem wir sitzen. Tatsächlich bilden die Alterserkrankungen bereits den wichtigsten Teil der praktischen Augenheilkunde. Sie sind jedoch der feste Strunk, auf dem wir, trotz Gastein, noch lange sitzen werden.

Die Fruchtbarkeit der alternden Frau

Von

Dozent Dr. **Ernst Navratil**

Wien

In dem unerbittlichen biologischen Vorgang des Alterns wird zwangsläufig ein Stadium erreicht, in dem die generativen Vorgänge sistieren. Während bekanntlich beim Manne die Zeugungsfähigkeit bis in das hohe Alter erhalten bleiben kann, endet beim Weibe die Periode ihrer Fruchtbarkeit viel früher. Für diese Tatsache können wohl eine Reihe teleologischer Gründe angegeben werden, die letzten biologischen Ursachen sind jedoch bisher nicht bekannt. Die fertile Phase des Weibes reicht im allgemeinen von ihrem 14. bis zu ihrem 47. Lebensjahr, sie endet zwangsmäßig mit dem Eintritt der Menopause, die nunmehr einsetzende Unfruchtbarkeit ist bedingt durch den anhaltenden Wegfall der Produktion von befruchtungsfähigen Eiern. Diese mit dem Eintritt der Menopause sich einstellende physiologische „Alterssterilität" ist eine Folge des Alterns, sie stellt den endgültigen Ausklang der Fortpflanzungsfähigkeit des Weibes dar, ihr entspricht beim jugendlichen Individuum die vor der Menarche bestehende „Jugendsterilität". Zwischen diesen beiden Polen physiologischer Sterilität liegt die fertile Phase der Frau.

Da nun eine der wesentlichsten Vorbedingungen der weiblichen Fruchtbarkeit in dem regelrechten Ablauf der ovariellen und der uterinen Funktionsgänge gegeben ist, müßte eigentlich gefolgert werden, daß das Weib von ihrer Menarche bis zur Menopause fruchtbar sein müßte. Nun haben aber nicht nur alltägliche Beobachtungen, sondern auch weitläufige statistische Erhebungen gezeigt, daß die Periode der Fruchtbarkeit im Leben des Weibes tatsächlich viel kürzer ist, als theoretisch angenommen werden kann, da einerseits die Fertilität beim jungen Mädchen nicht regelmäßig mit dem Einsetzen der Menstruationen beginnt, und anderseits bei der alternden Frau früher endet, als die Monatsblutungen endgültig sistieren.

Würde sich die Fruchtbarkeit des Weibes in den verschiedenen Lebensjahren unverändert verhalten, so müßte zunächst die Gebärchance (S i e g e l), unter der die Wahrscheinlichkeit, die eine Frau unter allen fertilen Frauen hat, eine Geburt durchzumachen, für die einzelnen Lebensjahre bzw. Lebensjahrzehnte annähernd gleich sein. Die Untersuchungen S i e g e l s, die sich auf 20.000 Fälle der Jahre 1871 bis 1916 beziehen, ergeben nun, daß sich die Gebärchance mit dem Alter der Frauen ändert. Wie aus Tabelle 1 hervorgeht, weist die Frau in ihrem 3. Jahrzehnt die höchste Fertilität auf, zwischen dem 31. und 40. Lebensjahr nimmt diese um die Hälfte ab, im 5. Lebensjahrzehnt sinkt die Fruchtbarkeit sogar auf einen sehr geringen Wert ab. Auch aus den Untersuchungen K o l b s geht hervor, daß das Fertilitätsoptimum im 3. Lebensjahrzehnt liegt und es jenseits des 30. Lebensjahres zu einer Abnahme der Fruchtbarkeit kommt. Als weiterer Beweis, daß es durch das zunehmende Alter zu einer Abnahme der Fruchtbarkeit kommt, sei auf die Arbeiten von A s t e l und W e b e r verwiesen. So konnten die beiden Autoren bei ihren Untersuchungen über die Fortpflanzung von 12.000 Beamten und Angestellten feststellen, daß im Durchschnitt die eheliche Fortpflanzung bei einem Heiratsalter der Frau von 24 Jahren mit 31 Jahren in 75% der Fälle beendet war. Bei Zugrundelegung einer Fruchtbarkeitszeit von rund 21 Jahren wurde also nur ein Drittel dieser Zeit für die Fortpflanzung genutzt. Nach S i e g e l besteht ebenfalls zwischen der befruchtungsmöglichen Zeit (vom Zeitpunkt der Eheschließung bis zur Menopause reichend) und der tatsächlichen Fruchtbarkeitsdauer eine wesentliche Differenz. Bei einer errechneten durchschnittlichen, befruchtungsmöglichen Zeit von 17·5 Jahren betrug nämlich die tatsächliche Fruchtbarkeitsdauer nur 8 Jahre; es gingen demnach rund 10 Jahre für die weitere Fortpflanzung verloren.

Die Bedeutung des Lebensalters der Frau für ihre Fruchtbarkeit geht ferner auch aus der Beziehung des

Tabelle 1
Das Prädilektionsalter der Frau für die Geburten
(Gebärchance der Frau in den einzelnen Lebensjahren
vereinfacht nach P. W. Siegel, 1917

Es gebaren im Alter von	In %	Es gebaren im Alter von	In %
14—20 Jahren....	9·5	41—50 Jahren...	3·4
21—30 „	59·3	(48—50) „ ...	(0·06)
31—40 „	27·8		

Heiratsalters zu der aus der Ehe entsprossenen Kinderzahl
hervor. In der Tabelle 2 ist dieser Zusammenhang auf
Grund der Untersuchungen für das Jahr 1933 (nach Philipp und Huber) zusammengestellt. Man erkennt aus
den hier mitgeteilten Zahlen, daß der Sterilitätsprozentsatz
jenseits eines Heiratsalters von 30 Jahren rasch zunimmt,
die Fertilität abnimmt. Mit zunehmendem Heiratsalter der

Tabelle 2
Zusammenhang zwischen dem Heiratsalter der Frau
und der Sterilität

Heiratsalter der Frau	Sterilität nach		
	Siegel	E. Weber	Volkszählung 1933 (n. Philipp u. Huber) nach 7jähr. Ehedauer
	in %		
Unter 20 Jahren	1·5	3·1	7·5
21—25 Jahre	5·0	6·3	14·0
26—30 „	14·0	17·0	23·1
31—35 „	13·5		
36—40 „	26·0	32·0	48·0
41—47 „			

Frau wird aber überdies auch die Wahrscheinlichkeit, daß
die Ehe kinderreich wird, immer geringer. Diesen Zusammenhang kann man am besten einer Aufstellung Philipps
und Hubers entnehmen, die sich auf die Zahlen der
Volkszählung im Jahre 1933 für den Eheschließungsjahrgang 1930 beziehen (Tabelle 3). Aus diesen Zahlen geht
wohl eindeutig hervor, daß nach 3jähriger Ehe die jünger
heiratende Frau in einem höheren Prozentsatz 1 und 2
Kinder geboren hatte als die älter heiratende. Auch aus den
von Siegel mitgeteilten Zahlen ergibt sich dieselbe Feststellung: bei einem Heiratsalter bis zum 35. Lebensjahr
betrug nämlich nach diesem Autor der Kinderdurchschnitt
7·2 bis 3, lag hingegen das Heiratsalter zwischen dem

Tabelle 3
Eheschließungsjahrgang 1930, Volkszählung 1933
(Nach Philipp und Huber)

Heiratsalter	1 Kind	2 Kinder
	in %	
Weniger als 20 Jahre	52·9	27·6
20—25 Jahre	49·4	19·3
25—30 „	43·8	15·6
Ueber 30 Jahre	27·7	10·9

36. und 40. Lebensjahr, so sank der Kinderdurchschnitt
auf 1, um bei einem Heiratsalter von 41 bis 47 Jahren nur
mehr 0·45 zu betragen. Astel und Weber kamen ebenfalls bei ihren Untersuchungen zu der Feststellung, daß
die Kinderzahl in den Beamtenehen von dem Heiratsalter
der Frauen abhängt, und zwar war die Kinderzahl um so
größer, je jünger die Frauen zur Zeit der Heirat waren. Es
betrug nämlich für ein Heiratsalter der Frau unter 20 Jahren der Kinderdurchschnitt je Ehe 2·7 Kinder, für ein
Heiratsalter von 25 bis 30 Jahren 2·3 Kinder und für ein
Alter von 30 Jahren und mehr nur mehr 1·4 Kinder!
Sehr instruktiv veranschaulicht diese Verhältnisse auch
eine Gegenüberstellung des Prädilektionsalters der Frau und
die entsprechende Fertilitätsfähigkeit. Unter dieser versteht
Siegel einen Quotienten, der sich ergibt, wenn man die
Zahl des Geburtsdurchschnittes (4·5 Geburten) durch die
Durchschnittszahl der fertilitätsmöglichen Jahre (17·5) divi-
diert. Die sich ergebende Zahl beträgt bei den Untersuchungen des Autors 0·25 bis 0·26 (normale Fertilitätsfähigkeit
der Frau). Berechnet man die Fertilitätsfähigkeit auf die
verschiedenen Heiratsalter, so erhält man bei den Frauen,
die bis zum 35. Lebensjahr geheiratet haben, eine solche
von 0·29 bis 0·24, im Durchschnitt 0·27; diesem Wert steht
bei einem Heiratsalter von über 35 Jahren eine Fertilitätsfähigkeit von 0·14 gegenüber, zweifellos ein außerordentlich beachtlicher Unterschied. Die spät heiratende Frau
weist demnach eine Verminderung der Fertilitätsfähigkeit
auf. So ist sie z. B. bei einer Frau, die im Alter von
20 Jahren heiratet, gegenüber der normalen Fertilitätsfähigkeit um 0·03 erhöht, bei einer mit 36 Jahren heiratenden hingegen um 0·13 vermindert. Während — wie
bereits ausgeführt — das Prädilektionsalter einen steilen
Anstieg und im 3. Lebensjahrzehnt einen mit zunehmendem
Alter ständig größer werdenden Abfall aufweist, verläuft die
Fertilitätsfähigkeit bis zum 35. Lebensjahr beinahe unverändert, erst nach diesem Lebensjahr sinkt sie ab, um

zwischen dem 40. und 50. Lebensjahr auf einem gleichen, aber tieferen Niveau zu bleiben.

Als Ergebnis aller dieser hier kurz mitgeteilten verschiedenen statistischen Untersuchungen muß festgestellt werden, daß mit zunehmendem Alter bzw. Heiratsalter der Frau ihre Fruchtbarkeit abnimmt. Da sich grundsätzlich diese Tatsache aus Statistiken, die verschiedene Zeitabschnitte erfassen, ergibt, kann sie nicht abhängig sein von den verschiedenen Zeitepochen mit ihren differenten inneren und äußeren Einflüssen. Sicherlich wird der Wert alter Statistiken dadurch herabgesetzt, daß sie viele gewollte Sterilitäten enthalten. Aber auch bei Berücksichtigung dieser Einschränkung ergibt sich aus ihnen und aus den neueren statistischen Erhebungen, daß Veränderungen, die im Aelterwerden selbst begründet sind, zu dieser Erscheinung Veranlassung geben müssen. Für diese auffallende und wichtige Tatsache sieht nun S i e g e l den Grund einzig und allein darin, daß die spät heiratende Frau nur infolge der bei ihr bestehenden kürzeren Fertilitätsdauer, nicht aber infolge anderer Umstände eine verminderte Fruchtbarkeit aufweist. Man kann P h i l i p p und H u b e r nur beipflichten, wenn sie der Meinung Ausdruck geben, daß diese Auffassung S i e g e l s nur einen — sicherlich wichtigen — Faktor erfaßt, aber durchaus nicht dem ganzen Problem gerecht wird, geht doch gerade aus den Untersuchungen S i e g e l s hervor, daß die Fertilitätsfähigkeit nach einem Heiratsalter über 35 Jahren um rund 50% gegenüber jünger heiratenden Frauen abnimmt. Es müssen dementsprechend für die Fruchtbarkeitsabnahme der Frau jenseits des 35. Lebensjahres außer einer verkürzten Fertilitätsdauer noch andere ursächliche Faktoren verantwortlich gemacht werden. Eine Untersuchung der hier in Betracht kommenden Gründe ist nicht nur von wissenschaftlichem Interesse. Die Verminderung der Fruchtbarkeit durch das Altern der Frau (oder relative Sterilität der alternden Frau) ist für diese selbst und auch für die betreffende Ehe von großer Bedeutung. Darüber hinaus ergibt sich aber die überragende allgemeine Bedeutung des ganzen Problems aus der Größe des Kinderausfalles, der nur infolge des Alterns der Frau bedingt wird. So schätzen P h i l i p p und H u b e r den so entstehenden Kinderausfall bei Zugrundelegen der Geburtenziffern von 1936 und 1937 auf 400.000 Kinder, während, um einen Vergleich mit anderen Sterilitätsursachen zu erhalten, der Geburtenausfall durch Gonorrhoe jährlich auf 35.000 bis 40.000 (G o t t s c h a l k) und der nach Abort auf 10.000 bis 20.000 (P h i l i p p) veranschlagt wird.

Da die Verkürzung der fertilitätsmöglichen Jahre allein die Fruchtbarkeitsverminderung der mehr als 35 Jahre alten

Frau nicht zu erklären imstande ist, muß zunächst daran gedacht werden, daß es sich bei der alternden Frau vor allem um eine persönlich oder wirtschaftlich bedingte, gewollte Sterilität handle. Dem widerspricht jedoch die große Zahl älterer Frauen, die wegen ihrer Sterilität ärztlichen Rat aufsuchen; so fand z. B. G. K. F. S c h u l t z e bei 1200 sterilen Ehen (eine für eine richtige Beurteilung wohl ausreichend große Zahl) in 53% Frauen in einem Alter von über 30 Jahren, in 18% waren sie älter als 35 Jahre. Daraus ergibt sich, daß zweifellos in einem überwiegenden Prozentsatz es sich um eine ungewollte Sterilität handelt; dafür spricht wohl auch die alltägliche Beobachtung, daß gerade bei der älteren Frau die Sehnsucht nach einem Kinde besonders ausgeprägt ist.

Bekanntlich hat man nicht sterile Frauen, sondern sterile Ehen zu untersuchen und zu behandeln. Dieser allgemeingültige Grundsatz ist bei der Unfruchtbarkeit der alternden Frau noch besonders hervorzuheben. Aeltere Frauen haben doch in der Regel noch ältere Gatten, so daß nicht nur mit einer Abnahme der Potenz bei denselben gerechnet werden muß, sondern auch eine mögliche Abnahme der Befruchtungsfähigkeit der männlichen Gameten entsprechende Berücksichtigung finden muß.

Am nächstliegenden wäre es nun, die verminderte Fruchtbarkeit der alternden Frau damit zu erklären, daß eben in den vorausgegangenen Jahren Schäden mannigfaltiger Art den gerade für die generative Funktion so sehr empfindlichen Genitalapparat getroffen haben und es sich dementsprechend zum größten Teil um anatomische Abwegigkeiten handelt, die als Restzustände früher akquirierter Erkrankungen (Salpingitiden nach gonorrhoischen und puerperalen Prozessen usw.) nunmehr erst jetzt deshalb erfaßt werden, weil die betreffenden Frauen erst in einem vorgerückteren Alter wegen ihrer Sterilität sich vorstellen. Zweifellos wird dies auch für so und so viele Fälle zutreffen; einzig und allein damit die Fruchtbarkeitsabnahme erklären zu wollen, würde aber unrichtig sein, da man bei der Untersuchung vieler älterer, steriler Frauen nicht nur keinen Anhaltspunkt für einen früher durchgemachten entzündlichen Prozeß nachweisen kann, sondern überdies ein anatomisch gesundes Genitale findet.

Bei dieser Sachlage suchte man die Fertilitätsabnahme damit zu erklären, daß es sich hierbei um eine relative Sterilität handelt, die durch eine „organisch bedingte verminderte Konzeptionsfähigkeit der Ovula" verursacht wird. H a l b a n, der als erster diese Hypothese vertrat, prägte auch für die Fruchtbarkeitsabnahme der alternden Frau den Ausdruck der „präklimakterischen Sterilität". Auch A s t e l

und W e b e r sind der Meinung, daß mit zunehmendem Alter
die Fähigkeit, zu konzipieren, erheblich abnehme. Für diese
von vielen Autoren vertretene Auffassung lassen sich allerdings keine direkten Beweise erbringen. Aber zweifellos
läßt sie sich auf Grund von Analogieschlüssen stützen. Während wir durch die eingehenden Studien über die Struktur
und die Lebensäußerungen der männlichen Gameten
(M o e n c h, S t i a s n y - G e n e r a l e s jun.) heute in der
Lage sind, ein ungefähres Urteil darüber abzugeben, ob
es sich im Einzelfall um normale Spermatozoen handelt,
die eine Befruchtung des Eies auszuführen imstande sind
oder nicht, sind unsere Kenntnisse über die Befruchtungs-
möglichkeit der weiblichen Keimzelle aus begreiflichen Gründen noch nicht so weit gediehen. Die bisher aufgedeckten
Abwegigkeiten der Spermatozoen und die damit bedingte
Fertilitätsabnahme derselben läßt aber zwanglos den Schluß
zu, daß auch nicht jedes Ei die gleiche Imprägnationsbereitschaft besitzt; hier werden sicher die älteren Frauen häufiger als Trägerinnen solcher biologisch abwegiger Eier in
Betracht kommen als jüngere Frauen, schon deshalb, weil
ja mit zunehmendem Alter die hormonale Leistungsfähigkeit im allgemeinen, die des Ovars im besonderen abnimmt.
Man ist außerdem bis zu einem gewissen Grade auch in
der Lage, aus dem Verlaufe und der Art des Zyklus Rückschlüsse auf den Zustand des Eies zu ziehen. Das Ovarium
stellt seine Tätigkeit nicht plötzlich ein. Dementsprechend
findet man auch in den Jahren der ausklingenden Geschlechtsreife Veränderungen des Zyklus. Man wird in der
Annahme nicht fehlgehen, daß hierbei nur seltener ein voll
ausgereiftes und befruchtungsfähiges Ei gebildet werden
kann. Selbstverständlich ist mit dem Ausbleiben des Fol-
likelsprunges die Unmöglichkeit der Konzeption gegeben,
ein Vorkommnis, auf das noch später in einem anderen
Zusammenhange eingegangen werden muß. Wenn demnach
die Annahme einer erschwerten Konzeption oder Unfruchtbarkeit infolge einer verminderten Imprägnationsfähigkeit
des Eies bisher auch nicht exakt bewiesen worden ist, so ist
doch auf Grund von Schlüssen eine solche anzunehmen,
ja es spricht vieles gerade dafür.

Nach diesen Ausführungen gelangen wir bereits auf
festeren, bekannteren Boden. Wir kennen eine Reihe von
Erkrankungen, die gerade in dem 3. und 4. Lebensjahrzehnt
gehäuft auftreten und die erfahrungsgemäß zu einer Fertilitätsabnahme der Frau führen können. Hier seien vor allem
die Myome genannt, deren Bedeutung für das vorliegende
Problem in einer Störung der Befruchtung und in einer
durch das Myom bedingten Impotentia gestandi gelegen sein
kann. Betont sei, daß gerade die so häufige gleichzeitige

Erkrankung an Myom und Tubenendometrose sich auf die Fertilität besonders ungünstig auswirken muß (Huber). Vor allem ist aber durch die Untersuchungen von Philipp und Huber gerade in der letzten Zeit die Frage nach der Bedeutung der Tubenendometrose als solcher für die Sterilität der alternden Frau erstmalig aufgeworfen worden. Die beiden Autoren konnten nämlich nachweisen, daß die im interstitiellen Teil des Eileiters lokalisierte Endometrose, die zu einem Verschluß des Tubenlumens führen kann, viel häufiger ist, als man allgemein bis dahin angenommen hat, ja sie sehen in der Tubenendometrose die Hauptursache für die Sterilität der alternden Frau. Für die Durchschnittsbevölkerung errechnen Philipp und Huber eine Häufigkeit der Tubenendometrose von nicht weniger als 40·5%, wobei mit zunehmendem Alter, besonders nach dem 35. Lebensjahr, also dem Zeitpunkt, in dem die Fruchtbarkeit besonders abzusinken beginnt, die Häufigkeit dieser Erkrankung zunimmt, wie dies aus der Tabelle 4 hervorgeht. Das untersuchte Material stammt hierbei vorwiegend von genitalkranken Frauen (Ca. colli, Ca. corporis, Ovarialtumoren, Adnextumoren, Endometrosen). Rintelen hat nun im Gegensatz hierzu die Häufigkeit der Tubenendometrose an genitalgesunden Frauen untersucht und kommt an Hand seines Materials zu einem weitaus geringeren Prozentsatz der Erkrankung; außerdem konnte er keine wesentliche Zunahme der Tubenendometrose mit zunehmendem Alter nachweisen. Zweifellos läßt sich die große Differenz der Befunde durch die Auswahl des untersuchten Materials erklären. Erst weitere, durch die Befunde Philipps und Hubers angeregte Untersuchungen werden Klarheit in die Frage nach der Häufigkeit der Tubenendometrosen und damit auch ihrer Bedeutung für die Sterilität der alternden Frau erbringen können. Lassen wir aber die an und für sich wichtige Frage nach der Häufigkeit der Tubenendometrose vorläufig als nicht endgültig geklärt offen, so muß festgehalten werden, daß durch die Untersuchung von Philipp und Huber die Aufmerksamkeit

Tabelle 4

Tubenendometrose und Alter

Alter	Autor			
	Philipp und Huber		Rintelen	
	Zahl der Fälle	%	Zahl der Fälle	%
Unter 35 Jahre	70	23	416	4·3
Ueber 35 „	357	44	97	3·1

auf die Zusammenhänge zwischen Tubenendometrose und Sterilität der alternden Frau erstmalig gelenkt und durch Aufdeckung dieser wichtigen Sterilitätsursache dem Begriff der essentiellen Fruchtbarkeitsabnahme der alternden Frau sicher Abbruch getan wurde.

Bei der Fertilitätsabnahme infolge des Alterns spielen zweifellos neben den angeführten Ursachen eine nicht zu unterschätzende Rolle Abwegigkeiten im hormonalen Geschehen. Außer den bereits erwähnten, auf Grund hormonaler Dysfunktionen höchstwahrscheinlich im Ovum selbst gelegenen Veränderungen, kann zu einer verminderten Fruchtbarkeit auch ein sonstiges abwegiges Funktionieren der Drüsen mit innerer Sekretion Veranlassung geben, wobei Störungen vor allem im Hypophysenvorderlappen oder im Ovar in Betracht kommen. Daß tatsächlich mit zunehmendem Alter nicht so selten Abwegigkeiten im normalen ovariellen Funktionsgang vorkommen, beweist zunächst einmal das gehäufte Auftreten der Metropathia haemorrhagica im präklimakterischen Alter. Aus der uns durch die grundlegenden Untersuchungen R. S c h r ö d e r s bekannten Pathogenese der glandulär-zystischen Hyperplasie der Uterusmukosa, die bekanntlich durch eine abnorme, langfristige Persistenz des reifenden Follikels bedingt ist, kann geschlossen werden, daß Störungen im Funktionsweg des Ovars, die nicht zu einer ausgeprägten Metropathie führen, in den letzten Jahren des 4. Lebensjahrzehntes und im 5. Lebensjahrzehnt sicher weit häufiger vorkommen, als wir gemeiniglich annehmen. Als Beweis dafür sei vor allem angeführt, daß es in diesen Lebensabschnitten häufig zu Aenderungen im Verlauf und in der Art des Zyklus kommt. Für das Zustandekommen einer Befruchtung ist ein normaler ovarieller und uteriner Zyklus unerläßliche Voraussetzung. Störungen, die sich hier einstellen, werden dementsprechend zwangsmäßig zu einer Verminderung der Fertilität Anlaß geben müssen. In diesem Zusammenhang wird besonders eine, gerade in den letzten Jahren viel diskutierte Beobachtung von Bedeutung sein. Es handelt sich um den anovulatorischen Zyklus. Bekanntlich gibt es beim Macacus-Affen zweierlei zyklische Blutungen, und zwar im Winter die echte Menstruation, der ein zweiphasischer Zyklus zugrunde liegt und bei der es zu einer Abstoßung einer durch Corpus luteum-Wirkung transformierten Gebärmutterschleimhaut kommt, anderseits ist im Sommer aber die als Menstruation imponierende Blutung durch einen anderen abwegigen Funktionsgang im Ovar bedingt (C.Hartman, E. N o v a k, G. C o r n e r, A l l e n u.a.). Es kommt hierbei nur zu einer Vergrößerung des Follikels, der atretisch wird, ohne daß eine Ovulation und dementsprechend eine Corpus luteum-Bildung zustande gekommen wäre. Infolge dieser sich im Ovar abspielenden Funktionsstörung kommt es bei einer verhältnismäßig n i e d r i g p r o l i f e - r i e r t e n Schleimhaut zu oberflächlichen Nekrosen, aus denen es ähnlich wie bei einer Menstruation blutet. Da die Blutung nicht aus einer transformierten, also unter vorgängiger Corpus luteum-Wirkung gestandenen Gebärmutterschleimhaut stammt (echte Menstruation), nennt man diese Blutung eine Pseudomenstruation (R. S c h r ö d e r) oder eine anovulatorische Blutung (einphasische Zyklusblutung, non-ovulating-bleeding). Der im Winter vor sich gehende Zyklus ist, da ihm eine Ovulation zugrunde liegt, ein fruchtbarer, der Sommerzyklus muß hingegen unfruchtbar sein, weil ihm der Follikelsprung fehlt.

Diese Feststellungen sind nun aus begreiflichen Gründen auch für die weibliche Sterilität von besonderer Bedeutung, da beim Menschen nachweisbare anovulatorische Zyklen die Ursache der Unfruchtbarkeit in bisher unklaren Fällen abgeben könnten. In diesem Zusammenhang war die Beantwortung der Frage, ob denn beim Menschen anovulatorische Zyklen vorkommen oder nicht, von wesentlicher Bedeutung. Die zweite Frage, ob diese allenfalls beim Menschen festgestellten Zyklen den anovulatorischen Zyklen des Affen entsprechen oder nicht, ist zunächst eigentlich nur von theoretisch-wissenschaftlichem Interesse, da ja für die Praxis die Feststellung wesentlich ist, daß jeder anovulatorische Zyklus grundsätzlich, unabhängig von seiner Art, ein steriler sein muß.

Während nun das Vorkommen monophasischer, also steriler Zyklen bei der Frau nicht bestritten wird, gehen die Meinungen über die Entstehung derselben noch auseinander. Untersuchungen oder Feststellungen verschiedener Autoren (H. K n a u s, E. N o v a k, Effkemann, v. M i - k u l i c z - R a d e c k i und Eva K a u s c h) sprechen für das Auftreten einphasischer Zyklen beim Menschen, deren Entstehung und Verlauf mit jenen beim Affen identisch ist. Nach R. S c h r ö d e r hingegen sind bisher für diese Auffassung keine endgültigen Beweise erbracht worden (in 80 mittels Strichabrasio von S c h r ö d e r untersuchten Fällen fand sich entweder eine Sekretionsphase oder eine ü b e r p r o l i - f e r i e r t e Schleimhaut, die durch kurzfristige Follikelpersistenz entstanden war). Kurzfristige Follikelpersistenzen mit rasch ablaufenden Schleimhautnekrosen stellen vielmehr nach S c h r ö d e r das Analogon zu den non-ovulating-bleedings beim Affen dar. Von dem Zeitpunkt des Herauswachsens eines Follikels aus seiner 5-mm-Grenze bis zur völligen Abstoßung des überproliferierten Endometriums vergehen 4 bis 5 Wochen. Der kurzfristigen Follikelpersistenz

liegt folgendes Geschehen im Ovar zugrunde: es kommt
zum Heranreifen eines Follikels, der, ohne zu ovulieren,
atretisch wird. Da die Uterusschleimhaut unter dem stän-
digen Einfluß des vom Follikel produzierten Follikelhormons
steht, verfällt sie einer abnormen Proliferation. Das Stadium der Nekrose der Mukosa dauert 6 bis 10 Tage, die
damit verbundene Blutung kann als Menstruation imponieren; durch ihre Dauer, Stärke und Art kann sie jedoch
bereits klinisch von einer echten Menstruation unterschieden
werden (R. S c h r ö d e r). Die objektive Diagnose läßt sich
nur durch das am ersten Blutungstag vorzunehmende Strich-
kürettement erbringen, wobei die histologische Untersuchung
der abradierten Schleimhaut eine gesteigerte Proliferations-
phase mit Oberflächennekrose ergibt.

Zusammenfassend kann also festgestellt werden, daß
es auch bei der Frau monophasische, also sterile Funktionsgänge gibt, die bei einer mehrfachen Wiederholung zu einer
länger dauernden Sterilität Veranlassung geben müssen.
v. M i k u l i c z - R a d e c k i und E. K a u s c h haben denn
auch die geringere Fruchtbarkeit im jugendlichen Alter und
in der abklingenden Geschlechtsreife auf das gehäufte Vorkommen dieser Funktionsgänge zurückgeführt.

Ueber die Frequenz anovulatorischer Zyklen bei sterilen Frauen liegen bereits zahlreiche Mitteilungen vor. Die
festgestellten Häufigkeitszahlen differieren in weiten Grenzen; während einzelne Autoren einen beträchtlichen Prozentsatz angeben (M a z e r und Z i s e r m a n n: 58%, J e f f -
c o a t e: 25%, E f f k e m a n n: 14%), finden andere ein
viel selteneres Vorkommen (R o c k, B a r t l e t t und M a t -
s o n: 9·1%, R. S c h r ö d e r: 3%, A. W e s t m a n: 2·4%).
Diese Unterschiede in der Frequenz dürften nicht nur durch
eine verschiedene Untersuchungstechnik, sondern auch durch
ein verschiedenes Krankengut bedingt sein.

Die besprochenen kurzfristigen Follikelpersistenzen lei-
ten hinüber zu den langfristigen, die als Metropathia
haemorrhagica (R. S c h r ö d e r) bezeichnet eine graduell
höhere Funktionsstörung darstellen. Diese kommt bekanntlich in der überwiegenden Mehrzahl der Fälle in der Zeit
nach dem 35. Lebensjahr vor. Bei 842 Kranken lag das
Alter der Patienten in 109 Fällen unter dem 35. Lebensjahr, in 622 Fällen zwischen dem 35. und 50. Jahr! (R.
S c h r ö d e r). Bei dieser Sachlage wird man mit der bisher allerdings nicht einwandfrei bewiesenen Annahme nicht
fehlgehen, daß auch die graduell geringere hormonale Abwegigkeit, nämlich die kurzfristige Follikelpersistenz mit
Blutungen in regelmäßigen Abständen, vielleicht den non-
ovulating-bleeding ähnliche Zyklen und unterschwellige
Funktionsgänge, im 3. und 4. Lebensjahrzehnt häufiger

vorkommen dürften als bei jüngeren Frauen. Dafür sprächen
auch die Angaben E. N o v a k s, der anovulatorische Zyklen
gehäufter jenseits des 35. Lebensjahres nachweisen
konnte. Auch die Tatsache, daß es nur in einem Viertel
der Fälle unvermittelt zu einer Metropathia haemorrhagica
kommt, während in der restlichen Zahl der Fälle Tempo-
anomalien (T i e t z e) der Erkrankung vorausgehen, läßt
sich für die obige Tatsache verwerten.

Bei der großen Bedeutung der Sterilität der alternden
Frau erscheint es notwendig, in Kürze noch auf die Frage
der möglichen Therapie einzugehen. Zunächst — und das
ist wesentlich — muß festgestellt werden, daß die mit
dem modernen therapeutischen Rüstzeug erzielten Ergebnisse in der Behandlung der Unfruchtbarkeit bei Frauen
bis zu dem 30. Lebensjahr weitaus günstiger sind als bei
älteren Frauen. So konnte G. K. F. S c h u l t z e in seinem
Bericht über 1200 sterile Ehen einen therapeutischen Erfolg
in 67% der Fälle bei Frauen, deren Alter im Beginn der
Behandlung unter dem 30. Lebensjahr lag, verzeichnen,
während nur in 33% bei Frauen jenseits des 30. Lebensjahres die Behandlung sich als erfolgreich erwies. Diese
wichtige Feststellung gibt die Rechtfertigung dafür ab, daß
bei älteren Frauen mit der Sterilitätsbehandlung früher
als sonst, also schon vor dem zweiten Jahre der Kinderlosig-
keit begonnen werden soll.

Bei der Fahndung nach der Sterilitätsursache bei
alternden Frauen wird man neben den auch sonst üblichen
Untersuchungsmethoden sich wegen der Häufigkeit hormonaler Störungen besonders des Strichkürettements zur Untersuchung des Zyklus bedienen müssen. Wesentlich hierbei
ist die Wahl des Zeitpunktes. Am aufschlußreichsten ist
die Strichabrasio, die am ersten Tag der supponierten
Menstruation vorgenommen wird, da die histologische Untersuchung der nur zu dieser Zeit gewonnenen Schleimhaut-
partikeln Rückschlüsse auf die Art des vorausgegangenen
Zyklus erlaubt (R. S c h r ö d e r). Strichkürettements, die in
der zweiten Hälfte des Intermenstruums ausgeführt werden, gestatten hingegen nur die Feststellung, ob bisher
eine Transformation der Gebärmutterschleimhaut zustande
gekommen war oder nicht. In diesem Zusammenhang müssen auch die einen wesentlichen Fortschritt bedeutenden
Untersuchungen von V e n n i n g und B r o w n e angeführt
werden, die uns die Möglichkeit geben, die Corpus luteum-
Bildung in der auf chemischem Wege erfolgenden Feststellung der Pregnandiolausscheidung im Harn zu verfolgen.
Für die Empfängnis ist aber nicht nur ein regelrechter ovarieller Funktionsgang unumgänglich notwendig, sondern auch
eine normale Reaktionsfähigkeit des endometranen Erfolgs-

organs auf die Wirkung des Follikel- und Gelbkörper-
hormons. Die histologische Untersuchung der mittels der
Strichabrasio gewonnenen Uterusschleimhaut gibt nun auch
einen Hinweis auf die Funktion des Endometriums und erweist sich daher auch von diesem Gesichtspunkt als wertvoll.

Ueberblickt man nunmehr vom therapeutischen Standpunkt die Abwegigkeiten, die — soweit sie uns heute bekannt sind — zu der Sterilität der alternden Frau führen
können, so muß man zwischen jenen unterscheiden, die
auch bei jüngeren Frauen zur Sterilität Veranlassung geben,
und jenen, die für die Unfruchtbarkeit der alternden Frau
besonders charakteristisch sind, wenn sie auch, allerdings
seltener, bei der jüngeren Frau beobachtet werden können.
Naturgemäß deckt sich die Behandlung der ersten Gruppe
mit den therapeutischen Richtlinien, die auch für jüngere
sterile Frauen Geltung haben und auf die dementsprechend
im Rahmen dieser Ausführungen nicht eingegangen werden
kann. Unter den Ursachen, die zu einer Sterilität der alternden Frau führen, stehen zweifellos im Vordergrund hormonale Störungen und die höchstwahrscheinlich hormonal
bedingte Tubenendometrose. Philipp und Huber bringen
die glandulär-zystische Hyperplasie der Uterusschleimhaut
mit der Entstehung der Tubenendometrose in Zusammenhang.

Welche therapeutischen Möglichkeiten stehen uns nun
zur Verfügung, um diese Abwegigkeiten zu heilen?

Sichere Mittel und Wege, die allerdings bisher nur
theoretisch angenommene und erschlossene Verminderung
der Imprägnationsbereitschaft des Eies zu beheben, kennen
wir bisher nicht. Da die Imprägnationsbereitschaft aber mit
dem hormonalen Geschehen und hier besonders mit der
Corpus luteum-Funktion (mangelhafter Eischutz infolge un-
genügender Corpus luteum-Wirkung) innig verknüpft ist,
käme der Versuch einer Behandlung mit Corpus luteum-
Hormon in der zweiten Hälfte des Menstruationsintervalles,
beginnend 1 bis 2 Tage vor dem erwarteten Follikelsprung,
in Betracht, wobei zweckmäßig außerdem C- und E-Vitamin-
gaben durch längere Zeit zu verordnen wären. In der ersten
Hälfte des Intervalles könnte eine Unterstützung des hormonalen Geschehens durch Follikelhormongaben versucht werden,
z. B. dreimal 1 mg Progynon intramuskulär. Selbstverständ-
liche Voraussetzung für diese Behandlung ist der Nachweis,
daß die vorhergegangenen Zyklen diphasisch verlaufen sind.

Konnte als Ursache der Sterilität ein anovulatorischer
Zyklus, also das Fehlen der Ovulation, nachgewiesen werden, so gelten unsere therapeutischen Bestrebungen der
Behebung dieser Abwegigkeit. Unsere bisherigen unbefrie-
digenden Behandlungsergebnisse erklären sich nicht nur
aus der Unkenntnis aller jener Faktoren, die zusammen-

klingen müssen, damit eine Ovulation ausgelöst wird, sondern auch aus dem Umstand, daß erst seit relativ kurzer Zeit gereinigte und hochdosierte gonadotrope Hormonpräparate der Klinik zur Verfügung stehen, so daß bisher die notwendige Erfahrung in ihrer Anwendung an einem großen Krankengut nicht gesammelt werden konnte. Für das Zustandekommen der Ovulation ist nach unserem derzeitigen Wissen sowohl die Follikelreifungs- (A) als auch die Luteinisierungsfraktion (B) des gonadotropen Hypophysenvorderlappenhormons notwendig. Hypophysenlosen Kaninchen kann man nämlich relativ große Mengen beider Fraktionen getrennt zuführen, ohne daß es zu einer Ovulation kommt, kombiniert man jedoch dieselben, so tritt schon bei relativ kleinen Dosen ein Follikelsprung ein. Die besten Ergebnisse erhält man, wenn sich die Fraktionen A und B ungefähr wie 50 zu 1 verhalten (nach A. W e s t m a n).

Zweifellos gelingt es, durch die Anwendung von gonadotropen, aus dem Stutenserum gewonnenen Hormon den menschlichen Eierstock zu beeinflussen (A. W e s t m a n, W a t s o n, S m i t h und K u r z r o c k, D a v i s und K o f f, B ü t t n e r u. a.). So gelang es z. B. W e s t m a n, durch Kombination von aus Stutenserum gewonnenem gonadotropem Hormon (Antex) mit einem aus Schwangerenharn hergestellten Hypophysenvorderlappenhormon (Physex) die durch Antex hervorgerufenen Follikel durch Physex zu luteinisieren, ebenso konnte derselbe Autor mit dem Chorionhormonpräparat in einzelnen Fällen von Metropathia haemorrhagica eine Sekretionsphase der Uterusschleimhaut erzielen. Allerdings ist der wissenschaftlich strenge Beweis, daß es hierbei zu einer Ovulation kommt, nicht erbracht. Von anderen Autoren (H o h l w e g, D o h r n, C l a u b e r g) wurde ein anderer Weg eingeschlagen, um eine Ovulation auszulösen. Durch die einmalige Gabe einer hohen Follikelhormondosis (10 mg) (Follikelhormonstoßtherapie) soll die Produktion der Follikelreifungsfraktion im Hypophysenvorderlappen gehemmt und zugleich größere Mengen von Luteinisierungshormon ausgeworfen werden, welcher eine Ovulation bewirken soll. Trotz all dieser wertvollen therapeutischen Fortschritte haben Versuche, die auf anovulatorischen Zyklen beruhende Sterilität mit gonadotropem Luteinisierungshormon zu behandeln, bisher zu keinem befriedigenden Ergebnis geführt. Zweifellos werden sich jedoch bei weiterer systematischer Behandlung der einschlägigen Fälle mit hochwertigen gonadotropen Hormonpräparaten doch günstigere Resultate erzielen lassen, zumal da schon bis heute über relativ gute Erfahrungen bei der Behandlung der Metropathia haemorrhagica von manchen Autoren berichtet werden konnte. Bei anovulatorischen Zyklen werden überdies

Badekuren in den entsprechenden Kurorten und heiße vaginale Meersalzlaugenduschen empfohlen. Von wesentlichster Bedeutung ist es jedoch, daß die Frau in Begleitung des Mannes den Badeort aufsucht (H. Knaus).

Eine Tubenendometrose läßt sich nur mit Hilfe der Hysterosalpingographie nachweisen. Findet sich diese als Ursache der Sterilität, so kommt nur eine operative Behandlung in Frage. Hierbei lassen sich bessere Resultate erzielen als bei der Tubenimplantation wegen anderer Erkrankungen der Eileiter, weil ja der zur Implantation gelangende Tubenteil anatomisch normal ist, ein Umstand, der bei sonstigen Tubenverschlüssen am uterinen Ende mit Ausnahme der Tubargravidität im allgemeinen nicht gegeben ist.

Ueberblickt man die Behandlungsergebnisse bei der Sterilität der alternden Frau, so muß festgestellt werden, daß diese trotz vielfacher Fortschritte in der Erkennung der verschiedenen Ursachen und deren Behandlungsmöglichkeiten noch nicht als befriedigend bezeichnet werden können. Wie auch auf so manchen anderen therapeutisch nicht zufriedenstellenden Gebieten der Heilkunde ist auch bei der Behandlung der Unfruchtbarkeit der alternden Frau die Prophylaxe von wesentlichster Bedeutung, die, dem Ausgeführten entsprechend, nur in der Frühehe bestehen kann.

Literatur: Astel und Weber: Die unterschiedliche Fortpflanzung. München-Berlin: J. F. Lehmann, 1939. — Büttner, W.: Arch. Gynäk., 163, 487, 1937. — Halban, J.: Münch. med. Wschr., 1923, H. 4. — Heim, K.: Geburtsh. u. Frauenhk., 366, 1941. — Knaus, H.: Med. Klin., 12/13, 1935. — Kolb, O.: Münch. med. Wschr., 1938, 502. — Mikulicz-Radecki und Kautsch, E.: Zbl. Gynäk., 2290, 1935. — Müller, H. A.: Geburtsh. u. Frauenhk., 178, 1940. — Novak, E.: Geburtsh. u. Frauenhk., 169, 1940. — Philipp und Huber: Zbl. Gynäk., 49, 1940. — Rintelen, P. W.: Zbl. Gynäk., 1042, 1940. — Schröder, R.: Internat. Congres voor Verloskunde en Gynaecologie, Amsterdam 1938, Deel II, Leiden: E. J. Brill. S. 506; Geburtsh. u. Frauenhk., 727, 1939. — Schultze, G. K. F.: Internat. Congres voor Verloskunde een Gynaecologie, Amsterdam 1938, Deel II. Leiden: E. J. Brill, S. 106. — Seitz, L.: Wachstum, Geschlecht und Fortpflanzung. Berlin: Verlag Springer, 1939. Geburtsh. u. Frauenhk., 271 u. 278, 1941. — Siegel: Gewollte und ungewollte Schwankungen der weiblichen Fruchtbarkeit. Berlin: Verlag Springer, 1917. — Neue Beiträge zum deutschen Bevölkerungsproblem. Sonderhefte zu Wirtschaft u. Statistik, hg. v. Stat. Reichsamt 1935, Nr. 15; zit. nach Philipp und Huber. — Philipp und Huber: Zbl. Gynäk., 49, 1940. — Siegmund, H.: Wien. klin. Wschr., 1940, 770. — Stiasny, H. und Generales jun., K. D. J.: Erbkrankheit und Fertilität. Stuttgart: F. Enke, 1937. — Venning, E. H. und Browne, J. S. L.: Endocrinology (Am.), 21, 711, 1937. — Weber, E.: Arch. Bevölkergswiss., Nr. 2, 1939. — Westman, A.: Geburtsh. u. Frauenhk., 321, 1939; 595, 1940.

Die mittelalterlichen Regimina sanitatis

Von

Professor Dr. **F. Lejeune**

Wien

Unter Regimina sanitatis versteht man im allgemeinen zumeist in Versen verfaßte längere Lehrschriften, die sich hauptsächlich mit der Lebenshaltung des gesunden Menschen befassen und ihm Regeln geben auf den verschiedensten Gebieten, wie Diätvorschriften, Vorschriften allgemeinhygienischer Art, Angabe der Verwendbarkeit einzelner Nahrungsmittel, oft auch deren Zubereitung, aber auch kurze allgemein interessierende Vorschriften zur Bekämpfung einzelner Krankheiten oder Angabe von Mitteln, ihnen vorzubeugen. Stets setzt sich der Inhalt der Regimina so zusammen, daß er sich entweder nur an das Volk richtet oder aber derart, daß die Vorschriften wohl für die Allgemeinheit bestimmt sind, gleichzeitig jedoch ein Teil von ihnen auch dem Arzte bezüglich therapeutischer Ratschläge zugute kommen kann. Allen Regimina ist gemeinsam der leicht verständliche Ton, der sich zur besseren Einprägung des Dargetanen durch die Wahl der gebundenen Rede noch einer besonderen Note erfreut. Nicht alle Regimina sind in Versform abgefaßt; es gibt auch solche, die sich in Prosa an weiteste Laienkreise wenden. Bei einigen hat man den Eindruck, daß ihre Verfasser mehr oder weniger bestrebt waren, ihren Produkten den Schein großer Wissenschaftlichkeit mit auf den Weg zu geben, wobei oft die Absicht allzu deutlich zutage tritt und nicht selten trotz dieses Bestrebens die Primitivität der Erzeugnisse durchblicken läßt. Eng verwandt mit den eigentlichen Regimina sind Rezept- und Kräuterbücher, die ebenfalls zum Teil sehr früh verfaßt worden sind und in ihrer Qualität außerordentlich unterschiedlich gewertet werden müssen.

Der eigentlichen Regimina gibt es eine Unzahl. Sie sind bis ins frühe Mittelalter hinein nachweisbar und ragen bis tief in die Neuzeit hinein, ja, man kann sagen, bis in unsere Tage, denn Teile von ihnen haben im Sprichwörterschatz der verschiedensten Völker ihren Niederschlag und Ausklang gefunden. Man hat die Regimina lange Zeit, besonders als man um die Jahrhundertwende von der Größe eigener Errungenschaften allzusehr überzeugt und erfüllt war, gering geschätzt. Sie haben darin das Los der deutschen Kräuterbücher geteilt. Man hat ganz übersehen, daß sowohl Regimina als auch Kräuterbücher zutiefst aus der Seele der Völker stammten, mit der sie innig verbunden waren und zu der sie ihre eigene Sprache sprechen sollten. Wer sich mit der Regiminaliteratur wirklich beschäftigt, wird staunen, welche Fülle nicht nur medizinischer Dinge sie bergen. Aehnlich wie die späteren Hauspostillen gestatten sie uns, einen tiefen Blick in das jeweilige Volkstum und das Fühlen und Denken des einfachen Mannes im betreffenden Zeitabschnitte zu tun. Vielen sind Regimina, Kräuterbücher, Aderlaßkalender, Hauspostillen und Sprichwörterschatz zu simpel und einfältig vorgekommen, als daß sie sich wissenschaftlich mit ihnen hätten befassen wollen. Neuerdings erst regt sich das Interesse. Schon vor Jahren habe ich versucht, auf die Bedeutung dieser „kleinen und bescheidenen Produkte" der „ungelehrten und gewissermaßen vom Abglanz erhabener Lehrmedizin lebender Stiefkinder Aeskulaps" hinzuweisen. An manchen Stellen bin ich auf Verständnis gestoßen; aber nicht überall. Mich hat noch jedesmal die Beschäftigung mit einem der alten Kräuterbücher oder ähnlichem geradezu gefesselt und mir genußreiche Stunden verschafft. Dies besonders deswegen, weil ich bei derartigen „Forschungen neben dem Wege" immer wieder entdeckt habe, daß ich einen tiefen Blick ins wirkliche Leben des Volkes tun konnte.

Sehen wir von all dem abergläubischen Beiwerk ab, das nun einmal zu solchen Dingen gehört, so finden wir immer wieder auch in medizinischer Beziehung durchaus Vernünftiges; ja, ich bin sogar überzeugt, daß man bei w i r k l i c h e r N a c h p r ü f u n g vieler Dinge manches entdecken würde, das sich auch heute noch brauchen ließe.

Ich will nun im folgenden versuchen, einige der wichtigsten Regimina und Rezeptbücher kurz zu besprechen, wobei ich mir bewußt bin, daß ich keine strengen Grenzen einhalten und auch Schriften anführen werde, die am Rande liegen.

Gewöhnlich verlegen wir das Ende des Altertums an den Ausgang des Weströmischen Reiches, also etwa rund um 500 n. Chr. 476 wurde der letzte römische Scheinkaiser Romulus Augustulus von dem germanischen Söldnerführer Odoaker kurzerhand abgesetzt. Dies geschah aber schon mitten in der Völkerwanderung, deren Beginn wir um 375 ansetzen müssen. Die römischen Provinzen und später das Mutterland wurden nun Tummelplätze wandernder Völker, vor allem wandernder Germanenstämme, denen es zum Teil gelang, auf dem Boden des Römischen Reiches, wenigstens vorübergehend, recht beachtliche Reiche zu gründen. Einer der wichtigsten dieser Germanenstaaten war unstreitig das Ostgotische Reich in Italien; es steht wirklich in der Zeitenwende vom Altertum zum Mittelalter und reicht unter Theoderich dem Großen von 493 bis 553. Neben ihm haben das Reich Odoakers und das Westgotenreich in Südfrankreich und Spanien, das Vandalenreich in Afrika und das Langobardenreich in Oberitalien geringere Bedeutung.

Ich habe mit Rücksicht auf das Thema dieses Fortbildungskurses nun versucht, einige für uns besonders wichtige Tatsachen festzustellen.

In die Zeit des Theoderich fällt eines der ersten in unser Gebiet passenden medizinischen Werkchen, die sogenannten Epistolae Anthimi, denen der Verfasser selbst den Zusatz gab: „Viri illustris comitis et legatarii ad gloriosissimum Theudericum regem Francorum de observatione ciborum." Damit legitimiert sich der unter Theoderich um 550 als volksverständlicher medizinischer Schriftsteller tätige Anthimus in seiner ganzen Würde: Als comes des Theoderich und als sein Gesandter am Hofe des Frankenkönigs Theuderich. Gleichzeitig gibt er den Inhalt seiner Schrift bekannt, die eine „Observatio" bezüglich der Ernährung sein sollte. Als Sprache bedient er sich eines barbarischen Lateins, das wir aber recht gut verstehen können. Mit der klassischen Grammatik nimmt er es keineswegs genau, woran man sich bei der Lektüre zunächst gewöhnen muß. Inhaltlich werden rund hundert Nahrungsmittel einer zum Teil sehr vernünftigen Untersuchung unterzogen. Da gibt es Vorschriften über den Brotgenuß, über die Art des Brotes, über den Genuß einzelner Fleischarten, über den Speck, aber auch über Geflügel, Eier, Fischarten, die verschiedenen Gemüse und Hülsenfrüchte, aber auch über Austern, einzelne Mehlsorten, Milch, Butter, Obst, eine Reihe von Gewürzen, wie Ingwer, Fenchel, Dill und Coriander. Auch die Getränke sind nicht vergessen. Met, Bier, Wein, ein eigentümliches Gemisch, der Honigwein,

aber auch Wasser, werden besprochen. Wir hören etwas
über die Verdaulichkeit einzelner Speisen, sogar über deren
Nährwerte, und, was recht lehrreich ist, über die damalige
Küchenzubereitung von allerhand Nahrungs- und Genuß-
mitteln. Anthimus fügt überall seine hygienischen und me-
dizinischen Vorschriften ein; so warnt er z. B. vor gepökel-
tem Fleisch, vor Schweinenieren und besonders vor dem
Gebrauch einer ganzen Zahl von Pilzen. Er kennt die
Schwerverdaulichkeit harter Eier, alten Käses und anderer
Dinge. Daß verdorbene Fische, besonders Austern, Ver-
giftungserscheinungen machen können, schildert er genau.
Eine Reihe von Diätvorschriften gegen bestehende Krankheiten wirken allerdings recht spaßig; so wird Speck zur
Vertreibung von Eingeweidewürmern empfohlen, Rebhuhn-
fleisch gegen Enteritiden und Reis in Ziegenmilch gekocht
als Diät bei Ruhr gelobt. Gegen Schwindel soll man frische
Kuh-, Ziegen- und Schafmilch trinken und den Kranken
reichlich frische, u n g e s a l z e n e Butter zuführen. Sicherlich hat Anthimus noch keine Ahnung von Wasserretention
im Körper gehabt. Daß er aber bei Schwindel eine Salz-
beschränkung vorschreibt, läßt darauf schließen, daß ihm
empirische Erfahrung die Feder führte. Auch darf man
vermuten, daß es sich bei den angeführten Schwindel-
anfällen um solche auf arteriosklerotischer Grundlage bei
älteren Leuten handelt. Denn erfahrungsgemäß leiden jüngere Leute selten oder nie an Schwindel. Aehnlich zu
werten ist die Vorschrift, f r i s c h e Kuh- oder Ziegenmilch
zu trinken, die ebenfalls schwindelvertreibend wirken soll.
Gegen Katarrhe aller Art hilft Mandelmilch und gegen
Angina das Lutschen von Feigen. Eine schleimige Auf-
kochung von Quitten ist ein gutes Antidiarrhoicum.

Belangreich ist die schon so früh auftauchende Vorschrift, Milch nur gekocht zu trinken oder unter Zusatz
von Salz, eine Gewohnheit, die sich in vielen Gegenden,
so z. B. im südlichen Schwarzwald, erhalten hat, was ich
in meiner Jugendzeit noch zu meinem Leidwesen selbst
reichlich erfahren habe.

Nehmen wir für die Abfassung der Epistolae des
Anthimus etwa das Jahr 550 n. Chr. an, so folgt zunächst
ein großer Zeitraum, in dem nicht allzuviel geschrieben
wurde, das in unserem Rahmen besondere Erwähnung
verdiente. Erst etwa 200 Jahre später, rund um 725, schrieb
zu Mailand ein Kleriker, B e n e d i c t u s C r i s p u s, sein
Commentarium medicinale, ein typisches Lehrgedicht nach
älteren Vorbildern, aber zum Teil in miserablen Hexametern verfaßt. Er bringt nichts wesentlich Neues. In 241
Versen werden die Heilkräfte einer großen Reihe von Pflanzen geschildert. Dies geschieht nach der im Mittelalter so

beliebten Art „de capite ad calcem", d. h. man begann beim Haupthaar die verschiedensten Krankheitserscheinungen zu besprechen und endete, den Körper langsam hinabsteigend, mit der Fußsohle. Daß dieses Verfahren bis ins 16. Jahrhundert beibehalten wurde, sei nur nebenher erwähnt.

Das erste Lehrgedicht auf deutschem Boden, aber gleichzeitig eines der hübschesten und sich großer Beliebtheit erfreuenden ist der reizende Hortulus des Walafridus Strabo, eines Schülers des hochberühmten Fuldaer Abtes Hrabanus Maurus. Walafridus Strabo, der „Schieläugige", lebte rund um 800, also zur Zeit Karls des Großen, und war Abt des Klosters auf der Insel Reichenau. In seinem Kloster hatte er nach damaliger Gepflogenheit für die Klosterinsassen ein „Infirmarium", d. h. eine Revierstube, eingerichtet, die einem „Krankenbruder", dem Infirmarius, unterstand. Diesem Infirmarium bzw. der Klosterapotheke galt offenbar des Walafridus ganze Liebe, denn er gab sich daran, die in Apotheke und Infirmarium nötigen Drogen, also vor allen Dingen Tees, in einem gesonderten Stück seines Klostergartens selbst zu ziehen. Damit scheint er sich nicht begnügt zu haben, sondern offenbar beobachtete er die Wirkung der von ihm gezogenen Heilkräuter an den Patienten seiner Revierstube. Seine Erfahrungen schlugen sich dann nieder eben im Hortulus, einem typischen lateinischen Lehrgedicht von 444 recht ansprechenden Hexametern. Als die wichtigsten Gegenstände von des Walafridus fleißigem Gedicht seien nur genannt Salbei, Raute, Absinth, Fenchel, Kürbis, Gladiolen, Lilien, Betonien, Minze, einheimischer Pfeffer und Rose. Man sieht, daß eine Reihe der genannten Pflanzen, wie z. B. die Gladiolen, Lilien oder Betonien, für uns nicht mehr die geringste medizinische Bedeutung haben. Eine Nachprüfung wäre vielleicht reizvoll. Der Hortulus hat schon zu seiner Zeit reichen Anklang gefunden und ist bis ins 15. Jahrhundert hinein, also bis in die Tage des Humanismus, immer wieder gern gelesen worden.

Aehnliche Bedeutung wie des Walafridus Hortulus gewann rund 100 Jahre später für England das sogenannte Leeckbook. Sein Verfasser ist ein Angelsachse namens Bald, ein Zeitgenosse Alfreds des Großen. Es ist ein typisches Rezeptbuch, das eine Unmenge von aus dem Altertum entlehntem Gut neben ebenso zahlreichen Beobachtungen heimischer Empirie bringt. Es ist nicht in Versform verfaßt, sondern beschreibt, zum Teil in bescheidener Form, einheimische Arzneimittel aus dem Pflanzenreich. Für uns hat es in volkskundlicher Beziehung erhebliche Bedeutung, weil es uns einen Blick in das Leben und Denken der Angelsachsen in jener Frühzeit tun läßt. Da werden theurgisch-magische Heilgebräuche beschrieben, Zauberformeln empfohlen und Amulette, sowie der Volksmedizin der Angelsachsen entlehnte Vorkehrungen. Das Leeckbook soll nach alten Quellen jahrhundertelang im englischen Volk im Gebrauch geblieben sein.

Den Höhepunkt der Regiminaliteratur erreichte aber zweifelsohne um 1150 das weltberühmte R e g i m e n s a - n i t a t i s S a l e r n i t a n u m. Es hat seine Vorgeschichte. Schon früher, etwa um 1000, hatte sich in dem Hafenstädtchen Salerno am Golf von Paestum, also südlich von Neapel, eine von Kirche und Mönchstum freie, d. h. also im damaligen Sinne „laizistische" Richtung in der Medizin entwickelt, die etwa um 1200 ihren Höhepunkt in der „Schule von Salerno" erreichte und auch als Lehrzentrum bedeutenden Einfluß nicht nur auf Italien, sondern auch auf Frankreich und Deutschland gewann. Nach 1300 verfiel diese Schule. Jedenfalls schon früh entstand in Salerno, wahrscheinlich rund um 1150, ein kleines Vorgedicht in leoninischen Versen, das medizinische Dinge behandelte. Die leoninischen Verse sind für dieses Lehrgedicht charakteristisch. Sie stellen eine Kombination von Hexametern und Pentametern dar, deren Mitte und Schluß sich reimen. Typisch sind die auch heute noch bekannten Verse: „Post coenam stabis seu mille passus meabis" oder „Contra vim mortis nulla est herba in hortis". Rein klassisch war der Versbau jedoch wohl nie. Dieses bescheidene Lehrgedicht brachte ursprünglich allein diätetisch-prophylaktische Lehren. Es war sicherlich nur für einfachste Verhältnisse berechnet und wandte sich an weite Kreise des ungebildeten Volkes. Das Gedicht erfreute sich bald ungemeiner Beliebtheit. Im Laufe der Zeit wuchs es immer mehr und mehr an, indem Abschreiber und später Neuherausgeber immer wieder ihre eigenen Zusätze hineinbrachten. Man kann mit Recht annehmen, daß alles, was nicht diätetischen oder prophylaktischen Charakter hat, später in den Urtext eingeschoben oder ihm angehangen worden ist. Jedenfalls beherrschte das Regimen sanitatis Salernitanum im wahrsten Sinne des Wortes bis zum Ausgang des Mittelalters die Welt, d. h. die um das Mittelmeer gelegene Welt, und war ebensowenig unbekannt in Spanien als in Deutschland, in Byzanz oder im Kulturgebiet des Arabismus.

Der als größter Arzt des Mittelalters heute noch anerkannte Spanier Arnald v. V i l l a n o v a übernahm schon 1250 Gedankengut des Regimen sanitatis Salernitanum in seine meisterlichen Werke. Eine Vorstellung von dem gewaltigen Anwachsen des einst so bescheidenen Gedichtes kann man sich nur machen, wenn man festhält, daß Arnald um 1250 nur über 362 Salernitanische Verse verfügen

konnte, wogegen um 1500, also zur Zeit des Paracelsus,
d. h. am Ende des Mittelalters und mithin 250 Jahre später,
das Regimen bereits die unvorstellbare Zahl von 4000 Versen erreicht hatte.

Das Regimen sanitatis Salernitanum beschäftigt sich
mit dem alternden Menschen in seiner Urform lediglich bezüglich des Aderlasses und schreibt vor, daß man bei ganz
jungen und bei älteren Menschen die Menge des zu entziehenden Blutes beschränken solle.

„Wenn bei Jungen und Alten die Adern sich strotzend verhalten,
Wirst davon Nutzen erhalten bei jeglichen Monates Walten.
Die drei Monate sind's: der Mai, April und September,
Wo du das Blut sollst mindern, zu frühen Tod zu ver-
    hindern.
Mind're zu Anfang das Blut bei den Krankheiten raschen
    Verlaufs,
Mittleres Alter im Leben erfordert ein reichlich Entleeren,
Aber dem Kinde und Greis', beiden nur weniger nimm.‟

Bei dem dauernden Ausweiten des Gedichtes kam natürlich vieles hinein, das mit dem ursprünglichen Sinn
und Zweck nichts mehr zu tun hatte. Jede Epoche lieferte
ihren Anteil. So ist es erklärlich, daß wir innerhalb des
Regimens selbst auf deutliche Widersprüche stoßen, die uns
nur verständlich sind, wenn wir die Geschichte des Regimens kennen. Bereits 1484 wurde in Pavia eine lateinische
Gesamtausgabe herausgebracht. Es folgten unendlich viele
Neuauflagen, aber auch Uebersetzungen in fast alle Kultursprachen. Um 1850 waren nicht weniger als 240 Ausgaben
bekannt. Auch deutsche Uebersetzungen gibt es in Menge.
Die beste dürfte auch heute noch die von D ü n t z e r sein,
die 1841 in Köln erschienen ist.

Neben den ausgesprochenen Regimina zeigten sich sehr
früh Lehrgedichte speziellen Inhaltes. Dahin gehören die
U r i n l e h r g e d i c h t e u n d d i e P u l s l e h r g e d i c h t e.
Für beide gilt als Haupterzeuger der F r a t e r G i l l e s d e
C o r b e i l l e, den wir etwa um 1200 ansetzen dürfen.
Sein Urinlehrgedicht, das ebenfalls in Versen (meist Hexametern) verfaßt ist, beschäftigt sich mit der Farbe des
Urins, mit den in ihm auftretenden Trübungen und Niederschlägen, aber auch mit der Urinmenge, mit der Zeit des
Urinmachens, mit der Frage der Urinbeschaffenheit in den
verschiedensten Lebensaltern. Darüber hinaus untersucht
es die Beziehungen zwischen Urin und Temperament, Geschlecht, Lebensweise u. v. a. Gilles Corbeille weiß, daß gewisse
Nahrungsmittel den Urin in Farbe, Geruch und Geschmack
beeinflussen können. Typisch scholastisch übertrieben ist

die systematisch zur Deutung gebrachte Trübung des Urins in bezug auf die Stelle des Uringlases, in dem sie auftritt. Erinnern wir uns nebenbei, daß die überspannte Harnschau der Hochscholastik in ihrer kleinlichen Systematik so weit ging, daß sie das Harnglas in drei Abteilungen, bzw. den Urin in drei Schichten einteilte, deren oberste dem Kopf, deren mittlere dem Brustraum und deren untere dem Unterleib bzw. den Extremitäten entsprechen sollte; so sind die „Trübungsstellen" des braven Gilles aufzufassen, die er in seiner Diagnostik erwähnt. Derartiger Urinlehrgedichte gab es während des ganzen Mittelalters eine Unzahl. Es genügt, den Prototyp dieser poetischen Produkte herausgestellt zu haben.

Das Pulslehrgedicht des Gilles umfaßt 380 Hexameter. Es kennt zehn Grundpulsarten und gibt sehr genaue Methoden der Pulsuntersuchung an. Es kennt einen Pulsus magnus, parvus, fortis, debilis, velox, tardus, durus, mollis, plenus, frequens, rarus, aequalis, inaequalis, ordinatus und inordinatus, Bezeichnungen, von denen wir uns großenteils bis heute noch nicht getrennt haben und die von altersher mit festen Begriffen der Pulsart innig verbunden sind.

Der „pulsus durus" scheint der gespannte Puls bei Hochdruck zu sein. Sonst beschäftigt sich das Lehrgedicht nicht sonderlich mit Alterserscheinungen.

Mehr den Charakter von Rezeptbüchlein haben die beiden folgenden. Eines der verbreitetsten Bücher des Mittelalters ist jenes des Macer Floridus, das eigentlich den Titel „De viribus herbarum" trägt; gewöhnlich geht es aber einfach unter dem Namen seines Verfassers, der sicher um 1050 in Frankreich lebte, wahrscheinlich Arzt oder Mönch war und sein Lehrgedicht in 2269 Hexametern verfaßte. Bis 1550, also bis in die nachparacelsische Zeit hinein, hat der Macer Floridus größte Verbreitung gefunden. Quellenmäßig geht er auf Plinius und den turmhoch über diesem stehenden ersten, wirklich wissenschaftlichen Pharmakologen, den Griechen Dioskorid (etwa 77 n. Chr.), zurück, beachtet aber auch Galen und viele andere der alten Größen, ja sogar den uns bekannten niedlichen Hortulus des Walafridus Strabo von Reichenau. Inhaltlich ist der Macer Floridus eigentlich ein pharmakologisches Lehrgedicht, aber er enthält soviel Allgemeines, daß er hier nicht übergangen werden kann. Seine Ausgaben und Uebersetzungen sind zahlreich. Wir kennen weit über zwanzig! Bezüglich der Güte der Verse hat sich der Verfasser kein Denkmal gesetzt!

Etwas später liegt das Buch eines anderen Franzosen „De lapidibus pretiosis" des Marbod, des Bi-

schofs von Rennes in der Bretagne. Er schrieb es um 1100;
auch dieses hat großen Anklang gefunden, da es dem Aber-
glauben des Volkes willig entgegenkam. Allein 60 Steine,
edle und halbedle, werden beschrieben und deren Heil-
und Zauberkraft bei Krankheiten und sonstigen Bedürfnissen
eingehend geschildert.

Eine besondere Art von Regimen ist der T h e s a u -
r u s   p a u p e r u m   d e s   P e t r u s   H i s p a n u s aus Lissa-
bon, des nachmaligen Papstes Johannes XXI. Der Thesau-
rus entstand um 1275. Sein Titel spricht für sich: Es ist
eine Pharmakopöe für die Armenpraxis und aus den verschiedensten Quellen zusammengesetzt. Alles ist darin auf
geldliche Billigkeit abgestellt. Etwas Derartiges gab es also
schon bereits vor rund 700 Jahren! Der Thesaurus hat
ebenfalls weite Verbreitung gefunden, vielleicht noch größere als die meisten anderen mit Ausnahme des Regimen
sanitatis Salernitanum. Er wurde hoch geschätzt, und in
der Tat enthält er neben überkommenem Unfug viel Brauch-
bares und Vernünftiges. Wahrscheinlich verdankt Papst Johannes XXI. seinem Thesaurus allein seinen Eingang in
die Geschichte. Erwähnt sei nur, daß ihm die Ehre zuteil
wurde, von Dante als einziger Papst ins Paradies versetzt
worden zu sein, der dem Dichter während seiner Fahrt
durch die Welt der Seligen handelnd entgegentritt. Wahrscheinlich fußt auch d i e s e Auszeichnung auf dem „Thesaurus".

In Prosa erschien verhältnismäßig spät, um 1552, in
Paris ein kleines, wenig bekanntes Werkchen eines auf
dem Gebiet der Anatomie als Parteigänger Vesals berühmt
gewordenen Mannes, des Spaniers V a l v e r d e   d e   H a -
n u s c o ansprechendes Büchlein „D e   s a n i t a t e   t u -
e n d a", das aber in seinen Grundlagen noch rein mittel-
alterlich ist. Selbstverständlich steht es noch restlos auf
dem Boden der Humoralpathologie. Aber es bringt vorzüg-
liche Vorschriften bezüglich der verschiedensten Speisen.
Was uns bei dieser Tagung besonders angeht, ist die Tatsache, daß Valverde für die einzelnen Lebensalter verschiedene Diätvorschriften gibt und dabei den „alternden
Menschen" neben dem eigentlichen Greis unterscheidet.
Merkwürdig ist seine Ansicht, daß Männer unter 40 Jahren
keinen schweren oder nur verdünnten Wein trinken sollen,
während dem Manne ü b e r 40 Jahren der Weingenuß
freigegeben sein möge. Aber eigentlich erst der alternde
Mann und der Greis sollen sich des Weingenusses in grö-
ßerem Ausmaß erfreuen. Für den Greis bedeutet ein guter
Tropfen geradezu eine köstliche Medizin! Der alternde
Mensch soll nur leicht verdauliche Speisen zu sich nehmen
und sich bezüglich der Art und der Zeit der Mahlzeiten

an die angegebenen Vorschriften streng halten. Bemerkenswert ist die Ansicht, daß sich die Nahrung nach dem Temperament des einzelnen richten soll. Regelung des Stuhlganges, Fragen der Ermüdung, Betrachtungen über den Schlaf, über sportliche Uebungen, Klima und Luft, über den Einfluß der Jahreszeiten auf den Menschen und sogar Vorschriften über das Affektleben der Seele füllen das auch heute noch lesenswerte Büchlein.

Jedenfalls hat Valverde für die einzelnen Lebensalter besondere Anweisungen gegeben. Die Beachtung der Temperamente in bezug auf die Diät scheint mir nicht abwegig zu sein; vielleicht wäre es gut, den Blick auf diese Vorschriften wieder hinzulenken. Ich kann mir vorstellen, daß es nicht gleichgültig ist, wie man einen Sanguiniker gegenüber einem Phlegmatiker ernährt. Dies sind aber Dinge, die in der modernen Klinik wenig oder kaum beachtet werden.

Eingangs haben wir schon festgestellt, daß vieles, wie z. B. eine große Reihe von Versen des Regimen sanitatis Salernitanum, in den Sprichwörterschatz einzelner Völker übergegangen ist.

Ein Musterbeispiel für die engen Beziehungen zwischen Gesundheitsvorschrift und Sprichwort liefert ein anderer Spanier namens Palmireno, der 1659 sein Gesundheitsreglement unter dem Titel „Refranes de mesa, salud y buena crianza" in Madrid herausgab. Es ist ein bescheidenes Büchlein, das ich 1926 zum erstenmal ins Deutsche übersetzt und kommentiert habe. Man findet darin eine beträchtliche Zahl von aus dem Mittelalter stammenden, altüberkommenen Weisheitssätzen. In vielem erinnert es an das Regimen sanitatis Salernitanum; in manchem ist es aber auch vollkommen selbständig. Besser als vieles Bereden zeigen Ihnen ein paar Beispiele das Wesen dieses köstlichen Büchleins. Kann man gegen folgende Sätze, auch heute noch, etwas einwenden?

Solange man lebt, ist das Wasser die beste Medizin.

Ob zu Hause oder bei Fremden, setze dich nie mit voller Blase zu Tisch.

Nach dem Mittagessen sollst du schlafen, nach dem Abendessen 1000 Schritte gehen. (Deutlicher Anklang an das „mille passus meabis" des Reg. san. Sal.)

Nahrhafter sind zwei Bissen Fleisch als sieben Bissen Kartoffeln.

Ein zuträgliches Abendessen soll früh auf den Tisch.

Ein unschuldiger Arzt (d. h. ein solcher, der angeblich noch nie Fehldiagnosen gestellt hat), übriggebliebene Pillen und warmer Wein taugen gleichviel.

Wer am Abend Wein trinkt, frühstückt am anderen Morgen wenig.

Wer in Gesundheit leben will, muß wenig zu Mittag und früh zu Abend essen.

Für den alternden Menschen gibt Palmireno eine Reihe besonderer Vorschriften. Vor allem soll er sein Abendessen stark beschränken. Dies fordert kategorisch der Satz:

Der tut dem Greis nichts Schlechtes an, der ihm sein Abendessen wegnimmt.

Der alte Mensch darf mehr trinken als der junge. (Womit offenbar der Wein gemeint ist.)

Wenn ein Greis nicht mehr trinken mag, so soll man ihm die Grube bereiten.

Umgekehrt finden wir an anderer Stelle den Rat, dem alternden Menschen hochwertige Nahrung zuzuführen:

Iß Kind, denn du mußt wachsen; iß Alter, dann wirst du lange leben.

Dasselbe in etwas drastischerer Form sagt das Sprichwort:

Greis und Ofen müssen durch den Schlund geheizt werden.

Das Lob des Weines fließt dem weinfrohen Spanier Palmireno frei vom Munde:

> Das halbe Leben ist das Licht,
> die andere Hälfte der Wein!

Palmireno hat einen Genossen in seinem Landsmann Sorapán, dessen „Medicina Española contenida en proverbios vulgares" (Spanische Medizin in Sprichwörtern) 1616 in Granada herauskam. Auch diese, im Gegensatz zu Palmireno reich kommentierte Sammlung von Sprichwörtern, bringt viel mittelalterliches Gut. Mein Schüler Dr. Vargas Rosado hat 1940 den Sorapán eingehend untersucht und bearbeitet. Auch Sorapán beschäftigt sich mit dem alternden Menschen und unterscheidet geradezu zwei Arten von Greisenalter, nämlich die präsenile Zeit von 50 bis 60 und die Zeit des Greisentums über 60 Jahren. Vieles, war Sorapán bringt, deckt sich mit Palmireno. Neu ist aber z. B. bei der Behandlung der alten Leute der Satz:

Der Greis wechsle die Umgebung, und er wird sterben.

Zur Mäßigung am Abend mahnt die Feststellung:

Mehr Leute hat das Abendessen umgebracht, als Avicenna heilen konnte, was sich in anderer Form wiederholt:

Vom Hunger habe ich niemanden sterben sehen, vom vielen Essen Hunderttausende.

Und zum Schluß merken wir uns eines der ältesten spanischen Sprichwörter, das Sorapán seiner „Gesundheitslehre" voraussetzt:

Si quieres vivir sano, hazte viejo temprano. (Wenn du gesund leben willst, so sorge dafür, früh alt zu werden.)

Zunächst erscheint diese Regel sinnlos. Sie gewinnt aber sofort Verständnis, wenn man für „alt" „w e i s e" einsetzt; dann kommen wir zu der durchaus beachtlichen Vorschrift: „Wenn du gesund leben willst, so sorge dafür, dir früh die Weisheit des Alters zu erwerben." Man soll also aus der Erfahrung des alten Menschen, d. h. des Greises, schon als „alternder" Mensch lernen und sie sich zu eigen machen.

Sorapán weist an mehreren Stellen, oft nur zwischen den Zeilen, darauf hin, daß der alternde Mensch und erst recht der Greis sich jeden Exzesses, also jeder Uebertreibung, enthalten möge. Wir können und müssen seine Forderungen in jeder Beziehung billigen und unterschreiben. Dem Greise erst recht schadet die Uebertreibung; nicht nur im Bösen, sondern auch im Guten. Herztod infolge übermäßiger Schockwirkung durch Freude ist nichts Seltenes.

Zum Schluß möchte ich noch mit einigen Worten auf den Vortrag von Professor R i s a k „Das alternde Herz" zu sprechen kommen.

Risak erwähnte ebenfalls die Vermeidung des Exzesses und sprach in diesem Zusammenhang auch von einer vernünftigen Regelung des Geschlechtslebens des alternden Menschen. In der Literatur aller Jahrhunderte spielt die Regelung und planmäßige Ordnung des Geschlechtsgenusses immer wieder eine Rolle. Die Varianten sind groß. Auf Einzelheiten kann ich nicht eingehen. Ich erinnere aber auch an Luthers Ausführungen zu diesem Punkte.

Andererseits finden wir, vor allem im arabischen Kulturkreis, häufig den Hinweis darauf, daß der Umgang mit jungen Frauen den alternden Mann vor zu schnellem Verfall bewahrt und ihn frisch und ideenreich erhält.

Kein Geringerer als der größte arabische Arzt, Avicenna, hat sich an diese Vorschriften persönlich bis zu seinem Tode gehalten, wobei er allerdings nicht selten in Uebertreibungen verfiel. Im übrigen aber wissen wir, daß die seelische Anregung, die von einer neuen Liebe oder einer jüngeren Frau ausgeht, dem alternden Mann Auftrieb und Arbeitsfreude, ja manchmal geradezu den Zug ins Geniale verleiht.

Es ist sicher kein Zufall, daß viele Dichter und Feldherren in vorgerücktem Alter ihre höchsten Leistungen gezeitigt haben; eine ganze Reihe von ihnen hatte weit jüngere Frauen zu Partnerinnen. Ein Schulbeispiel dafür ist der große Moltke! Etwas Aehnliches, besonders die Reaktivierung einer Idee, erlebten wir auch bei Ludendorff.

Wenn Sorapán das Sprichwort anführt: „Dem Greis wechsle die Umgebung, und er wird sterben", so mögen wir uns dabei daran erinnern, daß der alternde Mensch, und erst recht das alternde H e r z, einer gewissen Ruhe und Ausgeglichenheit bedarf. Das alternde Herz verträgt keine „Hatz". Eine Leistungssteigerung des alternden Menschen ist ohne Gefahr nie durch Hetzen zu erreichen. Wer dies vergißt, darf nicht mit einer länger dauernden Leistungssteigerung rechnen, sondern er muß damit rechnen, daß der Gehetzte zwar vorübergehend mehr leistet, aber dann zusammenbricht, plötzlich versagt und dann zumindest für längere Zeit ausfällt. Dies gilt auch für jene alternden Männer, die sich selbst hetzen und die als „Hansdampf in allen Gassen" überall dabei sein möchten und sich stets in führender Rolle sehen wollen. Diesen sollte man gewissermaßen als liebevoller Beichtvater Beschränkung anraten. Hat das vorgerückte Alter die erforderliche Ruhe, so kann es noch lange Zeit eine produktive Tätigkeit entfalten; muß es auf Gleichmaß und Gelassenheit verzichten, so kann ein plötzliches Ende, aber auch ein schnell eintretender, greisenhafter Verfall das traurige Ende sein. Leistungssteigerungen des alternden Menschen, wie sie im Kriege nun einmal notwendig sind, können also nur durch vorsichtige und weise Maßnahmen erreicht werden und müssen sich vernunftmäßig in verhältnismäßig engen Grenzen halten. Dies alles wußten die Alten besser als wir. An unzähligen Stellen läßt sich die Wahrheit dafür beweisen.

Wenn oben davon gesprochen wurde, daß der Ortswechsel dem Greis geradezu den Tod in die Stube holt, so sei dabei einer Gruppe von Deutschen gedacht, von denen nur wenig gesprochen wird, die aber unsere höchste Bewunderung, unser Mitgefühl und unsere kameradschaftliche Hilfe verdienen und haben sollen: Ich denke an all die vielen volksdeutschen Rückwanderer, die als Alternde oder als Greise ihre Heimat verlassen haben und dem Rufe ihres Volkes zur Rücksiedlung in die Heimat der Väter gefolgt sind. Gerade diese alternden und alten Rückwanderer haben es nicht leicht. Was sie auf sich genommen haben, ist gerade für ihr Alter eine ungeheuerliche Belastung.

Der alternde Mensch bedarf überdies zweier Dinge, die ebenfalls im Schrifttum des Volkes oft und wieder erwähnt werden: des physischen Gleichgewichts und einer gewissen Ablenkung und Abwechslung. Sorgen, Kummer, Aufregungen, aber auch die Unruhe der Zeiten schädigen das alternde Herz, denn dieses ist nicht nur als Organ eine Zusammensetzung verschiedenster Gewebe, sondern auch ein lebendes Etwas, auf das die Seele jederzeit Einfluß hat und das auf seelische Erregungen gerade beim alternden Menschen in erstaunlicher Weise anspricht.

Was die Ablenkung betrifft: Ich habe als junger Mensch nie verstehen können, warum mein Vater an seinem abendlichen Stammtisch festhielt, wo er nicht mit Berufsgenossen, sondern mit Freunden zusammentraf, die den verschiedensten Ständen und Arbeitskreisen angehörten. Heute verstehe ich ihn. Was er dort in vertrautem Freundeskreise suchte und fand, war das, was wir alle, die wir die Vierzig überschritten haben, notwendig hätten: Ausspannung, Ablenkung, ein wenig Freude und hin und wieder ein kräftiges Lachen. Auch das abendliche Kartenspiel alter Herren gehört hierher. Es geht ihnen dabei äußerlich zwar ums Spiel; unbewußt aber geben sie ihrem Nervensystem und vor allem ihrem Herzen eine Stunde innerer Ruhe. Diese innere Ruhe oder, besser gesagt, das Sammeln und das Sichloslösen von der Hetze des Tages suchen andere in der Beschäftigung mit gewissen Liebhabereien. Man soll über solche Dinge als jüngerer Mensch nicht lachen. Wenn der Briefmarkensammler abends seine Sammlung pflegt, so schaltet er sich restlos aus dem Stromkreis des Berufes aus. Durch eine Konzentrierung auf ein kleines und liebes Gebiet beruhigt er Seele und Herz. Jedem alternden Menschen wäre ein solches Steckenpferd zu wünschen; wohl dem, der es hat und darin seine Genugtuung findet und seinen Seelenfrieden genießen kann.

Und nun wollen wir noch des alternden Herzens gedenken, wie es sich gerade jetzt in zwei Fällen besonders zeigt, ich meine der enormen Arbeit des alternden Herzens des Kassenarztes im Kriege und der während der Kriegszeiten in die Tätigkeit eines im Felde stehenden Mannes eingerückten Frau. Was ihr alterndes Herz heute leisten muß, ist unvorstellbar. Daß wenig davon gesprochen wird, soll mich nicht veranlassen, in diesem Zusammenhang die Opfer und auch die Gefahren unerwähnt zu lassen, die gerade d i e s e alternden Herzen auf sich nehmen. Aehnliches gilt für die alternde und altgewordene Hausfrau. Auch s i e muß in der heutigen Zeit eine Belastung aushalten, die von der jüngeren Genossin wohl schadlos überwunden wird, die aber an der ä l t e r e n Frau nicht spurlos vorübergehen kann.

Wenn mein Kamerad R i s a k im Ausklang seines Vortrages meinte, das alternde Herz gehöre eigentlich nicht nach Gastein, so kann ich ihm nicht ganz folgen. Ich muß schon sagen, daß dem alternden Herzen ein Kuraufenthalt in Gastein sehr guttut. Der Bäder mag es entraten; sie werden ihm vielleicht nicht allzuviel Kräftigung geben können, aber das ganze „Milieu", die Nettigkeit des Tales, die Freundlichkeit der Natur, die Großartigkeit der Bergwelt und nicht zuletzt die Gastlichkeit des Ortes sind wohl angetan, dem alternden Herzen Ruhe, Frieden, aber auch Anregung und Auftrieb zu geben.

Und so möchte ich schließen mit dem Wunsche, daß wir alle, die wir zu dieser Tagung der Wiener Akademie hier versammelt sind, noch manches Jahr unser alterndes Herz in Gastein erholen und erfrischen können.

Alter und Tuberkulose

Von

Dr. med. habil. **Anton Sattler**

Wien

In dem Kampf gegen die Tuberkulose, der in groß-
zügiger Weise trotz Kriegszeit geführt und fortgesetzt wird,
kommt der Alterstuberkulose eine besondere Bedeutung zu,
da die wichtigste Form der Alterstuberkulose, nämlich die
Lungentuberkulose des alten Menschen, oft eine verborgene
Infektionsquelle darstellt, die, der Lage der Dinge entsprechend, vor allem Kinder bedroht. Wenn im Folgenden von
Alterstuberkulose die Rede ist, so sei darunter immer die
Lungentuberkulose verstanden; von anderen Manifestationen
wird im Speziellen die Rede sein. Zunächst entsteht die
Frage: Was verstehen wir überhaupt unter Alterstuberkulose, bzw. wie grenzen wir diese gegen andere Tuberkulosen
ab? Hier herrscht in der Tat eine gewisse Verwirrung, und
wir haben von vornherein zweierlei zu unterscheiden, nämlich die „alte Tuberkulose", die der alternde Mensch aus
jüngeren Jahren mitgenommen hat und die ihrer Natur nach
gutartiger ist, wie es ja der Verlauf beweist. Es handelt
sich hier um vorwiegend cirrhotische und cirrhotisch-kaver-
nöse Tuberkulosen, die Jahre und Jahrzehnte bestehen können, bis in das hohe Alter hinein, und die entweder durch
die sekundären Veränderungen schließlich zum kardialen
Versagen führen, oder die im Alter exacerbieren und derart
noch einen echten Phthisetod bedingen können. Endlich
kann der Tod aus anderer Ursache erfolgen und die cirrhoti-

sche Phthise stellt lediglich einen Hauptnebenbefund dar.
Wohl hauptsächlich aus der mißverständlichen Auffassung
derartiger gar nicht seltener Fälle leitet sich die irrige Meinung ab, als ob die Alterstuberkulose dank einer besonderen Fibrose- und Cirrhosetendenz besonders gutartig wäre.
Diesen Fällen steht eine Gruppe von Alterstuberkulosen
sensu strictiori gegenüber, nämlich solcher Tuberkulosen,
die tatsächlich erst im Alter zum Ausbruch gelangt sind
und die, weil akut und exsudativ verlaufend, eine weit
weniger günstige Prognose besitzen. Der Tod derartiger
Fälle, die unter dem pathologisch-anatomischen Bilde einer
käsigen Bronchitis und Peribronchitis, einer käsigen Lobu-
lärpneumonie, einer massiven käsigen Lappenpneumonie
verlaufen, ist ein echter Phthisetod und erinnert durchaus
an die uns geläufigen Bilder aus dem Erwachsenenalter. Da
die Angaben im Schrifttum gelegentlich das sechste Dezennium einbeziehen, so sei hier die Zwischenbemerkung gestattet, daß wir das Alter mit dem 60. Lebensjahr beginnen
lassen, was einem herkömmlichen Brauch entspricht und
physiologisch begründeter ist. Das sechste Dezennium stellt
vielmehr eine Vorperiode des Alters dar und kann seine
Reaktionsweise nicht als charakteristisch im Hinblick auf
die Alterstuberkulose bezeichnet werden. Das Problem der
P a t h o g e n e s e dieser eigentlichen Altersphthise unterscheidet sich in seiner Kernfrage nicht von dem Problem
der Pathogenese der Erwachsenenphthise. Während aber bei
dieser die Frage, inwieweit eine exogene Superinfektion
oder eine endogene Reinfektion für den Ausbruch der
Phthise verantwortlich ist, noch strittig ist, herrscht hinsichtlich der Altersphthise sowohl seitens der Kliniker als auch
seitens der Anatomen Uebereinstimmung darüber, daß eine
exogene Superinfektion als Ursache nicht in Betracht
kommt. Gestützt wird diese Auffassung durch die bekannten
anatomischen Befunde mehr weniger geringfügiger tuberkulöser Veränderungen in den Lungen bzw. Drüsen vieler, ja
der meisten Leichen alter Menschen. Sorgfältige histologische Untersuchungen der Tracheobronchialdrüsen ließen in
einem hohen Prozentsatz rezente tuberkulöse Veränderungen erkennen. G h o n s endogene, lymphoglanduläre Reinfektion ist demnach pathogenetisch für einen gewissen
Anteil der Altersphthisen verantwortlich zu machen. Fragen
wir nun, welche Faktoren des Alters die Exacerbation
der Tuberkulose bedingen, so ist einmal die allgemeine
Resistenzminderung der Organe und des Mesenchyms anzuführen. Die Meinung, daß ein Schwinden der Allergie
im Alter schuldtragend wäre, kann man allerdings auf
Grund klinischer Erfahrung nicht bestätigen. Vielmehr ist
man immer wieder überrascht, wie ausgeprägt die Allergie

gegenüber Tuberkulin bei alten Leuten gefunden wird. Ein disponierendes Moment ersten Ranges ist zweifellos, wie auch in anderen Lebensaltern, der Diabetes mellitus. Durch eine entsprechende diätetische Behandlung sowie Insulinzufuhr wird gleichfalls in Analogie zu anderen Lebensjahren der phthisische Prozeß in produktiver Richtung angeregt. Eine wesentliche Bedeutung in der Pathogenese kommt den „Lebensumständen" (H o l l o) zu, so vor allem der erschwerten Ernährung des alten Menschen, den sozialen Lebensbedingungen, dem Meiden von frischer Luft, Sonne usw. infolge der Anfälligkeit gegenüber Erkältungen. Wenn wir sagen dürfen, daß die Phthise des alten Menschen anatomisch unter dem Bilde einer tertiären Phthise verläuft, so erschöpft sich damit keineswegs die Manifestationsmöglichkeit der akuten Alterstuberkulose. A s c h o f f kennzeichnete gegenüber der Primärinfektion des Kindes und der Reinfektionsphthise des Erwachsenen eine dritte Periode der Tuberkulose, die Rezidivperiode des Bronchialdrüseninfektes. Sie stellt bis zu einem gewissen Grade einen Rückfall in frühe Formen dar, und wir sehen demgemäß auch im Alter hämatogen-metastatische Tuberkuloseformen auftreten, wie die allgemeine Miliartuberkulose, die isolierte Meningitis, die Tuberkulose der serösen Häute (Pleura und Peritoneum). Auch der hämatogenen Organphthise ist auf diesem Wege das Tor geöffnet, wie insbesondere der Urogenitalphthise, seltener der Caries tuberculosa. Daß noch andere Krankheiten den Boden für ein Aufflackern der Tuberkulose vorbereiten, bedarf der Erwähnung, so das Karzinom und die in seinem Gefolge auftretende Kachexie und die Pneumokoniose, worauf insbesondere I c k e r t hingewiesen hat.

Es ist eine bekannte Tatsache, daß die klinische Diagnose der Alterstuberkulose schwierig zu sein pflegt. Demgemäß werden offene Lungentuberkulosen bei Greisen oft übersehen, was sich infolge des nahen Kontaktes alter Menschen zu Kleinkindern, Enkeln usw. verheerend auswirken muß. Auch in diesem Zusammenhang muß zwischen alten Tuberkulosen und echten Alterstuberkulosen unterschieden werden. Die alte Tuberkulose pflegt sich schon infolge ihrer langen Bestandsdauer der Kenntnis der näheren Umgebung nicht zu entziehen. Aber auch die ärztliche Diagnose ist dadurch erleichtert, daß die vorwiegend cirrhotischen Veränderungen perkutorisch und auskultatorisch mit einem charakteristischen Gehörbild einhergehen, während die Alterstuberkulose sensu strictiori auf dem Boden einer durch das senile Emphysem veränderten Lunge entstanden ist. Dieser Umstand bedingt eine Abschwächung der physikalischen Phänomene, ja man kann geradezu von einer anauskultatorischen Phthise sprechen, da pathognomonische Geräusche fehlen bzw. überdeckt werden. Meistens lautet die Fehldiagnose auf chronische Bronchitis und Bronchiektasien, wenn ein lenteszierender Verlauf gegeben ist. Durch eine bakteriologische Sputumuntersuchung ebenso wie durch eine Röntgenuntersuchung ist eine sofortige Klarstellung zu erreichen. Nicht nur die schleichend verlaufende Altersphthise, sondern auch generalisierte Tuberkulosen, wie die allgemeine Miliartuberkulose, bereiten der Diagnose Schwierigkeiten. Diese Erscheinung liegt in einer allgemeinen Eigenschaft des nöheren Lebensalters begründet, nämlich in der geringen Reagibilität gegenüber selbst schwerwiegenden entzündlichen Veränderungen: die fieberlos verlaufende Miliartuberkulose, die subfebrile Pneumonie, eine afebril verlaufende Periarteriitis nodosa, wie ich mich kürzlich überzeugen konnte, sind typische Beispiele in dieser Richtung. Daß sich weiterhin eine floride Tuberkulose unter einem schweren Grundleiden verbergen kann, wie z. B. eine tuberkulöse Perikarditis bei einer schweren Karzinomkachexie, ist verständlich. Diese diagnostischen Versäumnisse erklären sich aus einer weiteren allgemeinen Eigenschaft des alten Menschen, nämlich aus einer bemerkenswerten Toleranz gegenüber als sehr schmerzhaft bekannten Veränderungen, wie z. B. Entzündungen seröser Häute.

Die Differentialdiagnose bereitet in der Regel keine allzu großen Schwierigkeiten, sofern die Möglichkeit einer tuberkulösen Lungenerkrankung nur überhaupt in Erwägung gezogen wurde. Die im Alter nicht seltenen chronisch-pneumonischen Prozesse mit und ohne Abszedierung, selbst unter dem Bilde einer rezidivierenden Lungenblutung, die Bronchiektasien, die häufigen Lungen- und noch viel häufigeren Bronchialkarzinome werden in den Kreis der Betrachtung einzuschließen sein. Durch Zuhilfenahme sorgfältiger bakteriologischer, röntgenologischer und bronchographischer Untersuchungen wird es meist möglich sein, zu einer Klarstellung zu gelangen.

Angesichts der wenig günstigen Prognose der Alterstuberkulose — die Lebenserwartung ist naturgemäß bei ähnlich gelegenen Prozessen eine wesentlich geringere als im Erwachsenenalter — ist die Therapie überwiegend konservativ, hygienisch-diätetisch, allenfalls spezifisch-immunisierend mit Hilfe von Vakzinen aus toten und lebenden Stämmen verschiedener Virulenz. Jede Erkrankung im höheren Alter ist belastet durch die bestehenden, wenngleich latenten Schädigungen und Veränderungen des Herzmuskels und der Gefäße. Dies gilt in besonderem Maße auch von der Alterstuberkulose, deren herzschädigendem Einfluß wir oft machtlos gegenüberstehen. Dies ist auch der Grund, der uns von der Durchführung kollapstherapeutischer Verfahren meist abhält. Daß es sich bei dem Gesagten jedoch keineswegs um eine allgemeingültige Regel handelt, sondern daß, wie in allen Krankheitsfällen, auch bei der Altersphthise individuell vorzugehen ist, wodurch uns auch auf diesem Gebiete schöne Erfolge beschieden sein können, möchte ich Ihnen an Hand einiger Fälle demonstrieren.

F a l l 1: Ein 68jähriger, jetzt 74jähriger Mann erkrankt im Jahre 1936 an einer linksseitigen, kachektisierenden, ulzerösen Altersphthise. Konservative, hygienisch-diätetische, immunisierende Behandlung. Derzeit, 1941, befriedigender, stationärer Zustand (Diapositive).

F a l l 2: Eine 62jährige, jetzt 67jährige Frau erkrankt im Jahre 1936 an einer rechtsseitigen kavernösen Unterlappenphthise. Sie wird einer Phrenicusexärese und Heilstättenbehandlung unterzogen. Patientin gesundet und leitet seit Jahren eine Gewerbeschule (Diapositive).

F a l l 3: Ein 60jähriger, bei letzter Kontrolle im Jahre 1939 63jähriger Mann erkrankt an einer rechtsseitigen kavernösen Lungenphthise, einem abgesackten Pyopneumothorax im Obergeschoß und Durchbruch nach außen. Jodipinfüllung von der thorakalen Fistel aus ergibt Darstellung des Fistelganges, Füllung der Kaverne und retrograde Darstellung der Bronchien. Durch Thorakoplastik geheilt (Diapositive).

Zum Schlusse möchte ich darauf hinweisen, daß wir auf dem so verwickelten Gebiete der Alterstuberkulose und der einander widersprechenden Meinungen wertvolle Aufklärungen der statistischen Forschung, wie sie z. B. von K a y s e r - P e t e r s e n und H o l l o unternommen wurde, verdanken. Bekanntlich herrscht die Meinung vor, daß die Alterstuberkulose ungemein häufig sei. Wie K a y s e r - P e t e r s e n zeigen konnte, ist dieser Anstieg der Greisentuberkulose aber nur ein scheinbarer, durch den Altersaufbau der Bevölkerung und deren Vergreisung bedingter. Aehnliche Verhältnisse dürften maßgebend sein, wenn I c k e r t festgestellt hat, daß die Industrialisierung zu einer Zunahme der Alterstuberkulose führe. Die Mortalitätskurve der Tuberkulose zeigt einen Gipfel im Säuglingsalter und sodann in den Pubertätsjahren. Die Erwachsenenkurve verläuft ziemlich gleichartig bis in das Greisenalter hinein. Es besteht also die Tatsache, daß die Mortalität an Tuberkulose im Alter nicht zunimmt, obwohl — wie erwähnt — die Tuberkulosebefunde immer häufiger werden. Diese Diskrepanz zwischen zweifellos zunehmender Disposition zur Tuberkulose, die jedem hinfälligen Alter eigen ist, und der Mortalität dürfte durch die Auslese bedingt sein, die das Leben inzwischen bewirkt hat. Nur die gutartigen Tuberkulosen erreichen ein höheres Alter,

während die schwerer Kranken und die schwer Belasteten
in der Zwischenzeit ausgemerzt wurden. Hieraus erklärt
sich auch das Paradoxon, daß ein Lebensalter mit einer
hohen Gesamtmortalität nur eine verhältnismäßig geringe
Mortalität an Tuberkulose aufweist.

Streifen wir noch die sozialhygienische Bedeutung des
Problems, so darf gesagt werden, daß die Erfassung der
offenen Alterstuberkulosen mit Rücksicht auf die Gefähr-
dung kindlicher Umgebung eine dringende Notwendigkeit
ist. Daß diese Erfassung im Zuge von Reihenuntersuchungen gelingen wird, darf mit Rücksicht auf das bisher Ge-
leistete mit ruhiger Zuversicht erwartet werden.

Die Prostatahypertrophie als Alterssymptom

Von

Dozent Dr. **K. Haslinger**

Wien

Die Prostatahypertrophie (PH.) ist ein Leiden, das sich im höheren Alter manifestiert. Wenn ein Patient uns nach der Ursache dieser Erkrankung fragt, so können wir ihm keine genaue Erklärung für die Entstehungsursache der PH. geben — um so mehr wir sie selbst nicht genau kennen —, und geben ihm meist die Antwort: „Das ist eine Alterserscheinung." Die meisten Lehr- und Handbücher sowie größere Abhandlungen über dieses Thema sprechen davon, daß die PH. nach dem 55. Lebensjahr in Erscheinung tritt. Nach neueren Mitteilungen von pathologischen Anatomen ist die PH. im höheren Alter als eine konstante Erscheinung aufzufassen, denn sie wird bei Männern über 70 Jahre fast immer — verschieden stark entwickelt — angetroffen.

Diese Beobachtungen fordern die Beantwortung einiger Fragen, und zwar: 1. Von welchem Alter an ist klinisch und pathologisch-anatomisch die PH. nachweisbar, ist das Alter tatsächlich immer so hoch, daß man von einem alten Manne sprechen kann? 2. Welche ätiologische Faktoren kommen für die PH. in Frage, die für das Auftreten des Leidens im höheren Alter maßgebend sind? 3. Wenn die PH. im höheren Alter konstant auftritt, ist sie dann ein bloßer Befund oder ein Leiden? 4. Ist ein Mann alt, weil er eine PH. hat, oder hat er eine PH., weil er alt ist?

Ich kann im Rahmen des kurzen Vortrages nur auf das Wichtigste eingehen.

Zuerst einige Bemerkungen zur Nomenklatur und pathologischen Anatomie der PH. Die allgemeine Bezeichnung PH. ist nicht richtig, aber sie hat sich zu sehr eingebürgert und wir haben bisher noch keinen anderen richtigen Namen dafür gefunden, obwohl es heute feststeht, daß es sich nicht um eine Hypertrophie der ganzen Prostata handelt, sondern um eine geschwulstartige Gewebsbildung, die ihren Ausgangspunkt teils in Drüsen, welche unter der Schleimhaut der hinteren Harnröhre zwischen den Samenhügeln und der Blase liegen, teils in den daselbst gelegenen fibromuskulären Gewebselementen hat. Diese tumorartige Bildung entsteht immer aus den rudimentär gebliebenen sogenannten periurethralen prostatischen Drüsen. Bei der PH. verändert sich die übrige Prostata nicht im Sinne der genannten Geschwulstbildung — nämlich eines Adenoms —, sondern es wird meist bei einem stärkeren Wachstum des Tumors die Prostata selbst durch Kompression kleiner. Sie wird abgeflacht und durch den dauernden Druck teilweise atrophisch. Nach Entfernung der Hypertrophie gewinnt klinisch die Prostata meist ihre normale Gestalt wieder, wie der palpatorische Befund dies fast immer ergibt. Richtiger ist daher die Bezeichnung Prostataadenom, ein Ausdruck, der ebenfalls noch umstritten ist, weil seine Entstehung als adenomatöse Neubildung — besonders im Sinne der hormonalen Genese — in Frage gestellt ist. Jedenfalls handelt es sich, soviel wir bisher wissen, nicht um eine Hypertrophie, eine solche kommt weder durch vermehrte Arbeitsleistung noch als Ersatz für einen Funktionsausfall der Prostata in Frage. Es erscheint auch als Widerspruch, wenn wir im höheren Alter gerade für die Prostata, über deren Funktion wir eigentlich nicht sehr gut orientiert sind, eine Hypertrophie annehmen, für die meisten anderen Organe und Gewebe hingegen im Alter eine Abnutzung und Atrophie nachweisen können. Vielfach wird der Ausdruck Hyperplasie angewendet, der auch nicht den Befunden entspricht. Diese Feststellungen sind notwendig, um die anatomischen Veränderungen in der Prostata im höheren Alter aufzuzeigen. Die histologischen Befunde lassen keinen Schluß auf die Vorgänge zu, die zur PH. führen.

Meine klinischen Beobachtungen an mehreren tausend Patienten ließen mich schon vor langem feststellen, daß man oft schon vor dem 50. Lebensjahre eine PH. findet. Mein jüngster diesbezüglicher Patient, der eindeutig eine PH. aufwies, und die Anfangserscheinungen dieses Leidens — Pollakisurie, Pollyurie,

Druck auf den Damm, erschwertes Urinieren bei verdünntem Harnstrahl —, aber keine Retention aufwies, war 38 Jahre alt. Es gibt Angaben im Schrifttum, die wesentlich jüngere Kranke mit klinisch nachweisbarer PH. mitteilen. Zwischen dem 45. und 50. Lebensjahre ist der Befund einer PH. durchaus nicht selten. Dies bestätigen auch andere Autoren, so u. a. v. Illyes, Boeminghaus, die das Auftreten der PH. in diesem Alter durchaus nicht als Seltenheit bezeichnen. Wildbolz behauptet, daß jeder sechste Mann nach dem 45. Lebensjahre Anzeichen einer beginnenden PH. und daß nach dem 50. Lebensjahre fast jedes männliche Individuum eine PH. zeigt. Die Beschwerden äußern sich in diesem Anfangsstadium, auch Reizstadium genannt, in erster Linie in der Dysurie, vermehrtem, oft sehr plötzlichem Harndrang, in leichter Behinderung des Urinierens, in der Nykturie, das ist öfteres Harnen in der Nacht. Retention und Restharn sind um diese Zeit nicht nachweisbar. Die Cystoskopie und Röntgenuntersuchung ergeben in diesem Anfangsstadium inkonstante Befunde. Bei der PH. steht uns zum Nachweis des Leidens in erster Linie die rektale oder bimanuelle Untersuchung zur Verfügung. Die digitale Untersuchung erfordert ein außerordentlich feines Spitzengefühl im untersuchenden Finger. Wir sehen wiederholt, daß Kranke verschiedentlich untersucht, mit einer normalen Prostata befunden werden, obwohl sie eine PH. haben. Es gehört eine gewisse Uebung und eine gewisse Erfahrung zur Diagnose der PH., dies sehen wir selbst, wenn wir erst bei wiederholter Untersuchung die Diagnose stellen können, oder eine PH. operieren und sie wesentlich größer finden als wir annahmen. Wir haben keine Möglichkeit, die genaue Größe der PH. zu bestimmen, da wir in der rektalen Untersuchung nur die Hinterfläche und kleine Teile der seitlichen Flächen der Prostata fühlen, wie groß sie weiterhin seitlich und gegen die Symphyse sowie gegen die Harnröhre und Blase ist, können wir auch bei der bimanuellen Untersuchung, die noch dazu sehr häufig undurchführbar ist, nicht eindeutig feststellen. Wir können nur beiläufige Größenangaben wie nuß-, walnuß-, ei-, mandarinen-, apfelgroß machen. Dies gilt auch für das Wachstum der PH. Wir wissen nicht, in welchem Alter das Wachstum der PH. erfolgt, in welchem Zeitraume im Einzelfalle die PH. von ihren kleinsten Anfängen bis zu der von uns gefundenen Größe angewachsen ist und wann das Wachstum beendet ist. Wir sehen vollkommen ausgewachsene PH. schon mit 50 bis 55 Jahren und kaum nachweisbare Knoten in den achtziger und höheren Jahren. Die größte Hypertrophie, die ich operierte, stammte von einem 52jährigen Kranken. Auch jahrelange, regelmäßige Beobachtungen an Männern mit PH. ließen selten ein Urteil über die Schnelligkeit des Wachstums der Prostata zu. Die Beschwerden der PH. stehen ja auch nicht im direkten Verhältnis zur Vergrößerung. Wir wissen, daß Kranke mit kleinen Hypertrophien oft ärgere Beschwerden haben als solche mit großen Hypertrophien. Uns allen ist es ja bekannt, daß wir am Obduktionstisch PH. verschiedener Größe finden, von denen der Kranke nie etwas gewußt oder darüber nie geklagt hat.

Der eindeutige Nachweis der PH. kann nur durch den histologischen Befund erbracht werden. Daß sie aber auch im Alter unter 50 Jahren vorkommt, dafür hat L o w s l e y den Beweis erbracht, der in 23% der Prostaten von Männern über 30 Jahre die Drüsengruppe der periurethralen Drüsen hypertrophiert gefunden hat. Es sind dies Befunde, die für die anatomische PH., ohne wesentliche Vergrößerung der Prostata und ohne Störung der Harnentleerung, schon in einem frühen Alter des Mannes sprechen.

Aus dem Gesagten ergibt sich, daß die PH. in ihrer Entstehung sich nicht an ein bestimmtes Alter hält, daß sie auch schon — und zwar nicht selten — in den mittleren Lebensabschnitten, also in den besten Mannesjahren, vorkommt. Wir können daher die PH. nicht so ohneweiters als Alterssymptom hinstellen, denn Männer bis zu 55 Jahren pflegen wir im allgemeinen nicht als alte Männer zu bezeichnen.

Die Ursache für die Entstehung der PH. ist uns bis heute unbekannt. Ich möchte hier kurz eine Reihe von Ansichten über die Aetiologie der PH. aufzählen, um zu zeigen, welche für die Frage der Entstehung der PH. im höheren Alter verwertbar ist, wo also das Alter ausschließlich für die PH. verantwortlich gemacht werden kann. Am längsten — nämlich über 10 Jahre — hielt sich die älteste Theorie über die Entstehung der PH., die Annahme einer arteriosklerotischen Veränderung der prostatischen Gefäße. Sie wurde vielfach widerlegt und dann fallen gelassen, so daß sie heute nicht mehr in Betracht gezogen wird. Kongestionen der Beckenorgane im höheren Alter, die senile Gicht, der Rheumatismus, der Alkoholismus, die Skrofulose, die geschlechtliche Enthaltsamkeit, aber auch geschlechtliche Exzesse, sitzende Lebensweise, Erkältungen, Lues, Katheterismus, Blasensteine, Blasenfremdkörper, Obstipation, Entzündungen chronisch-gonorrhoischer und postgonorrhoischer Natur in der Prostata, sind einige der Ansichten über die Entstehung der PH. Alle diese Aetiologien konnten sich nicht halten, für sie alle kann der Grund für die Entstehung der PH. nicht im Alter gefunden werden.

Von S i m m o n d s wurden innersekretorische Störungen der Sexualorgane als Ursache der Entstehung der PH. angenommen. Senile und präsenile Atrophie der Prostata durch innersekretorische Einflüsse führen nach seiner Meinung zur Knotenbildung in den prostatischen Drüsen. Andere Theorien befassen sich mit den Zusammenhängen des Hodens mit der Prostata, indem das Nachlassen der Hodentätigkeit im hohen Alter als Ursache für die PH. hingestellt wird. Diese Theorien wurden die Degenerationstheorien genannt, Beweise hierfür konnten nicht erbracht werden.

Größere Wahrscheinlichkeit hat die neoplastische Theorie für sich, bei der angenommen wird, daß es sich um gutartige Neubildungen im Sinne von Adenomen, Fibromyomen und ähnlichen Geschwülsten handelt. Klinisch wird das Wachstum der PH. in einer eigenen — der chirurgischen — Kapsel für die neoplastische Entstehung ins Treffen geführt. Es kann diesbezüglich erst eine Entscheidung getroffen werden, bis wir über die Entstehung der Geschwülste überhaupt genaue Kenntnis haben. Es ist nicht erklärlich, warum sich gerade in der Prostata ein gutartiges Neoplasma in einer so überwiegenden Prozentzahl entwickelt, eine Beobachtung, die wir in keinem anderen Organ des Menschen antreffen.

Gegenwärtig steht die hormonale Genese der PH. im Vordergrund des Interesses. Sie geht von der Ueberlegung aus, daß im Alter an den Organen ein Funktions- und Leistungsabbau erfolgt, Erscheinungen, die sich auch in der innersekretorischen Tätigkeit der Keimdrüsen zeigen. Zwischen dem 40. und 50. Lebensjahre steht die Produktion und Ausscheidung der männlichen Sexualhormone auf dem Höhepunkt und wird dann schwächer. Die Ausscheidung der männlichen Hormone überwiegt zu dieser Zeit die der weiblichen weitaus. Tritt nun im Verhältnis der Ausscheidung der männlichen zu den weiblichen Hormonen bei Nachlassen der Hodentätigkeit im höheren Alter ein Mißverhältnis ein, d. h. wenn die männlichen Hormone so vermindert ausgeschieden werden, daß die weiblichen überwiegen, so treten die heterosexuellen Merkmale verstärkt auf. Die periprostatischen Drüsen werden als diejenigen Anteile des männlichen Genitales hingestellt, die Teile des weiblichen Genitales darstellen. Dieser weibliche Anteil der Prostata hypertrophiert unter dem Reiz des gonadotropen Hypophysenvorderlappenhormons. Ich kann auf Details in dieser Frage hier nicht näher eingehen, die Arbeit G e i ß e n d ö r f e r s gibt über diese Fragen näheren Aufschluß.

Klinisch zeigt sich, daß in einer großen Zahl von Fällen die sexuelle Tätigkeit, aber auch die Hodentätigkeit, sowohl was die Menge des Spermas als auch was die Größe der Organe betrifft, trotz Bestehens einer PH., oft bis ins hohe Alter nicht nachläßt. Diesbezügliche Nachfragen bei Prostatikern, die ich in den meisten Fällen systematisch angestellt habe, zeigen zumindest kein besonders auffallendes Verhältnis zugunsten der verminderten sexuellen Potenz. Der Hinweis, daß die PH. schon in den Vierzigerjahren auftritt, ist mit dieser Annahme ebenfalls nicht in Einklang zu bringen, da nach der hormonalen Theorie um diese Zeit die Produktion und Ausscheidung der Sexualhormone auf dem Höhepunkt steht. Die Beeinflussung der PH. sowohl durch männliche als auch durch weibliche Hormone hat nicht das gewünschte Resultat auf die Verkleinerung der Hypertrophie gebracht, mit ein Beweis, daß auch die hormonale Entstehungsursache der PH. nicht restlos befriedigt.

Die Vasektomie, die als hormonale Beeinflussung der PH. hingestellt wurde und wird, hat auf die Größe der PH. keinen Einfluß. Sowohl sie als auch die Behandlung mit Hormonen führt nicht zu einer Verkleinerung der Hypertrophie, sondern nur zur Beseitigung verschiedener Nebenerscheinungen. Alle diese aufgezählten Erklärungsversuche für die Entstehung der PH. geben keine befriedigende Erklärung für das Auftreten der Krankheit im höheren Alter.

Ist die PH. so häufig im höheren Alter, daß sie als konstante Erscheinung zu finden ist, dann ist sie nicht mehr als ein Leiden katexochen zu bezeichnen. Die große Zahl von Prostatikern, die von ihren Adenomen bis ins höchste Alter keine Beschwerden haben, zeigt, daß nicht die PH. an sich ein Leiden ist, sondern daß die Begleiterscheinungen oder sekundären Veränderungen die Ursache der Beschwerden und Störungen im Harntrakt, im Gesamtorganismus, ja die Ursache des Todes der Kranken sind. Zu den sekundären Erscheinungen gehören vor allem die Harninfektion, entzündliche Veränderungen und maligne Neoplasmen in der Prostata, die Hypertrophie der Blasenmuskulatur durch vermehrte Arbeitsleistung infolge des Entleerungswiderstandes am Blasenausgang, die Divertikelbildung mit ihren Folgeerscheinungen, die Retention, die Rückstauung und die Niereninsuffizienz. Alle diese Komplikationen der PH. sind für den alternden Organismus gefährlich. Die Entwicklung der sekundären Veränderungen ist eine sehr häufige, wir finden sie in 30 bis 50% aller alten Männer. Nach Aschoffs Angaben steht die PH. bei Männern über 65 Jahre als Todesursache an dritter Stelle. Die Widerstandsfähigkeit des Mannes ist es, die ihn die PH. und ihre Folgen überwinden läßt, nicht das Alter an sich. Dafür spricht die klinische Beobachtung, daß wir, falls der Kranke gut erhalten ist, Prostatektomien bis ins hohe Alter — es sind solche bei Patienten über 90 Jahre mit gutem Erfolg

vorgenommen worden — ausführen können, daß aber auch
bei jugendlichen Männern eine Operation nicht mehr angezeigt erscheint und auch ungünstig endet, wenn an einem
lebenswichtigen Organ, am Herzen oder an der Lunge oder
am Urinaltrakt eine schwere Schädigung oder Insuffizienz
besteht. Viele der sekundären Veränderungen, vor allem die
Störungen der Harnentleerung, können bei guter Ansprechbarkeit des Organismus behoben oder gut beeinflußt werden. Hierfür ist die Größe der Prostata nicht maßgebend.

Ich möchte hier auf das Auftreten von Karzinomen
in der PH. hinweisen, die im Schrifttum verschiedentlich
zwischen 10 und 20% angegeben und als Folge des Alters
hingestellt werden. Neuere Forschungen ergaben, daß das
Karzinom der Prostata sich vorwiegend aus der Kapsel
entwickelt und der Befund einer PH. oft nur hinzukommt.
In vielen Fällen werden auch in der PH. Karzinome gefunden, dies ist damit in Zusammenhang zu bringen, daß
die Hypertrophie im Alter so häufig zu finden ist und maligne Entartungen in dieser geschwulstartigen Gewebsbildung auftreten. Wohl wissen wir, daß das Karzinom im
höheren Alter häufig auftritt, doch können wir das Alter
allein nicht für die Entstehung des Karzinoms verantwortlich machen.

Aeußerlich erkennbare Merkmale, aus denen man beim
Anblick des Kranken schon sagen könnte, er leide an einer
PH., besitzen wir nicht, außer wir nehmen sein Alter und
gehen von der Voraussetzung aus, daß jeder alte Mann ein
Hypertrophiker ist. Als allgemeine Erscheinungen für die
PH. hat man angegeben: Störungen der geistigen Fähigkeiten, Depression, Unlust, Störung der körperlichen Leistung, leichte Ermüdbarkeit, Nachlassen der Spannkraft,
Vergeßlichkeit, Unentschlossenheit. Alle diese Erscheinungen sind jedoch meist die Anzeichen für das Auftreten der
sekundären Erscheinungen bei der PH. Man hat für den
Hypertrophiker einen Konstitutionstypus zu konstruieren
versucht und hat an einer unzulänglichen Zahl von Untersuchungen diesen Typus für die PH. verantwortlich gemacht. Besonders der digestive Typus mit starker Ausbildung des unteren Gesichtsdrittels, großem Mund, starkem
Gebiß, mächtig vorspringendem Unterkiefer, kurzem Hals,
ebensolchem Thorax, mit stumpfem epigastrischem Winkel, mächtig entwickeltem fettreichem Abdomen wurde als
bevorzugt angegeben. In Veränderungen der Haut im Sinne
einer feuchten, geschmeidigen Cutis, in der Behaarung sowohl des Kopfes als auch des Körpers, im veränderten
Gesichtsausdruck, in verschiedentlich lokalisiertem Fettansatz, in der Körperform hat man für die PH. charakteristische Merkmale gefunden. Meine Beobachtungen lassen eine

auffallende Bevorzugung der Männer von digestivem oder pyknischem Habitus nicht nachweisen. Es erscheint interessant zu beobachten, daß in verschiedenen Ländern die PH. außerordentlich selten ist, obwohl auch hier die verschiedensten Typen von Menschen angetroffen werden, so in Japan, Indien, China, Südafrika und bei den Eingeborenen in Nordamerika. Familiäres Vorkommen wird wiederholt angegeben und beobachtet. Sicherlich sind rassische Merkmale maßgebend.

Wenn jeder ältere Mann eine PH. hat, sei es, daß sie Erscheinungen macht oder nicht, dann müßte an jedem für diese Krankheit konstant auftretenden Symptom die Erkrankung schon äußerlich erkennbar sein. Doch bedürfen auch die Angaben des Kranken, die sich auf seine Miktionsstörungen beziehen, einer genauen Ueberprüfung, ob sie tatsächlich von einer PH. herrühren, denn dysurische Beschwerden finden wir im Alter auch ohne PH., so bei der Cystitis, bei Strikturen, bei Blasenhalssklerosen, bei Blasendivertikeln, bei Blasensteinen, bei Tumoren der Blase, bei den akuten und chronischen Blasenhalsveränderungen, bei der Tabes und verschiedenen anderen nervösen Erkrankungen. Es ist also die PH. nur durch die genaue Untersuchung und Diagnose als Ursache der Beschwerden des alten Mannes anzusprechen. Trotz seiner PH. kann ein 80jähriger Mann wesentlich jünger aussehen als er ist, ebenso konnte ich beobachten, daß Männer in den Fünfzigerjahren mit PH. wie Greise aussahen. Es ist also ein Mann nicht alt, weil er eine PH. hat, sondern er hat eine PH., weil er alt ist.

Meiner Ansicht nach sind es nur die sekundären Erscheinungen der PH., die am Aussehen und am Befinden des älteren Mannes Veränderungen hervorrufen, nicht die PH. an sich. Durch die Beseitigung dieser sekundären Erscheinungen, speziell durch die segensreiche Prostatektomie, treten dann jene Veränderungen an den Kranken auf, die wir als Verjüngung bezeichnen. Bis zum Auftreten der sekundären Erscheinungen sehen wir Männer mit PH. auch im hohen Alter geistig und körperlich frisch und arbeitsfähig.

Wir können also zusammenfassend sagen: Die PH. ist eine Erscheinung, die sich im mittleren und höheren Alter manifestiert, die aber nicht das Altern des Mannes verursacht, insolange keine Folgen der PH. an den verschiedenen Organen auftreten.

Bemerkenswert erscheint in der Frage der Prophylaxe die kürzlich geäußerte Meinung von B o e m i n g h a u s: In dem Alter, in dem die PH. aufzutreten beginnt und Erscheinungen zeigt, soll entweder eine genügend lange fortgesetzte

Hormontherapie Platz greifen, oder — da die PH. im höheren Alter so regelmäßig anzutreffen ist — prophylaktisch bei allen Männern im Reizstadium die endourethrale Zerstörung der periurethralen Drüsen vorgenommen werden, um das Entstehen der PH. zu verhindern. Da die endourethrale elektrische Verbrennung nach Ansicht von B o e - m i n g h a u s ein gefahrloser Eingriff ist, würde ein Wachstum der Prostata im Sinne der PH. hintangehalten, es würde also der Mann von den Folgen einer später sich ausbildenden PH. befreit werden. Erst die Erfahrung an einem großen Krankengut wird den Effekt dieser prophylaktischen Maßnahme zeigen. Derzeit erscheint mir dieser Vorschlag als sehr weitgehend und schwer durchführbar.

An vorbeugenden Maßnahmen gegen das Wachstum einer PH. besitzen wir derzeit kein oder zumindest kein wirksames Verfahren.

Unser medizinisches Denken und Handeln ist auf die Gesunderhaltung des Menschen von jüngster Jugend bis ins höchste Alter und auf die Lebensverlängerung eingestellt. Vielfach sind diese Ziele durch Stählung des Körpers, Bekämpfung der Infektionskrankheiten, durch den Ausbau der chirurgischen Technik mit den vielfachen segensreichen Operationen — ich nenne hier nur die Appendektomie — die Hygiene und Prophylaxe usw. erreicht und werden mit aller Kraft unseres Könnens und unserer Forschung fortgesetzt. Gerade unser deutsches Volk benötigt jetzt in gesteigertem Maße Menschen, die bis ins hohe Alter arbeits- und leistungsfähig sind. In dieser Beziehung können wir, wenn wir bedenken, wie viele Menschen an den Folgen der PH. sterben, noch sehr vieles leisten. Wenn wir den Kranken der richtigen, rechtzeitigen und sachgemäßen Behandlung zuführen, dann können wir bei der PH. viel helfen. Die Hormonbehandlung, die Vasektomie, Katheterbehandlung, die endourethrale Resektion der Prostata, die Prostatektomie sind Behandlungsmethoden, die weitgehendst lebensverlängernd wirken. Ihre Unterlassung zur richtigen Zeit oder unrichtige Anwendung haben schwere Störungen, ja den Tod zur Folge.

Die Bäderbehandlung bei Alterskrankheiten

Von

Dr. **Otto Gerke**

Bad Gastein

Schon in den ältesten Schriften über Heilbäder findet man die verjüngende Wirkung auf den alternden Menschen erwähnt. Besonders im Mittelalter wurde manchen Bädern die Eigenschaft zugeschrieben, Jungbrunnen zu sein, d. h. die Alten jung und die Häßlichen schön machen zu können. Wenn viele dieser Wunderbrunnen auch heute längst vergessen sind, wenn Witz und Satire ihre Heilwirkungen entkräftet haben, so ist durch alle Zeiten doch immer die Beobachtung lebendig geblieben, daß verschiedene Bäder eine auffallend erfrischende und belebende Wirkung auf den alternden Menschen ausüben. Heute sind von allen Bädern bei Alterserkrankungen diejenigen bevorzugt, die durch ihre Zusammensetzung weniger eine organspezifische Wirkung haben, sondern eine allgemeine Umstimmung im Körper hervorrufen. Dies gilt besonders von den Solbädern, den Wildwässern und Thermen sowie den radioaktiven Quellen.

Bäder und klimatische Reize, deren Einzelwirkungen kaum zu trennen sind, wirken über die Haut und das vegetative Nervensystem auf das Mesenchym. Verschiebungen im Ionenverhältnis allein bedingen schon eine Umstimmung der Reaktionsweise des Organismus, die gerade beim alternden Menschen mit seiner mehr sympathicotonen Einstellung erwünscht ist. Warme Bäder wirken vagotrop. Bei allen Badekuren wird der Kranke in eine geänderte Umwelt versetzt, welche die Alltagsschädlichkeiten ausschaltet und durch dosierbare Reize den Organismus zu einer aktiven Beantwortung zwingt. Durch sich summierende tägliche Anpassungsvorgänge, bei der sämtliche Regulationen in steigendem Maße beansprucht und trainiert werden, kommt es zu einer allmählichen Leistungssteigerung der Organfunktionen. Durch natürliche Mittel wird der Körper aktiviert und seine Abwehrlage beeinflußt.

Die Bäderbehandlung ist vor allem ein Problem des vegetativen Nervensystems. Durch bessere Kapillarisierung der Haut wird eine Durchblutungssteigerung erreicht. Daneben ergeben sich unspezifische Wirkungen auf das endokrine System, die nur teilweise experimentell gestützt sind, sich aber in der erotisierenden Wirkung beim Mann und in dem Wiederauftreten der Menses bei gewissen Formen von Amenorrhoe und im Klimakterium bei der Frau zeigen.

Trotz aller wissenschaftlichen Erklärungsversuche aus der chemischen Zusammensetzung oder den physikalischen Eigenschaften der Quellen ist die belebende Wirkung der Heilwässer noch nicht restlos geklärt. Der Satz des Paracelsus, daß die Heilquellen „viel seltsame Tugend und Kraft enthalten, die gründlich noch nicht am Tage liegen und aus ihren Früchten in die Erkenntnis gebracht werden müssen", gilt teilweise heute noch. Auch die Radioaktivität mancher Quellen kann nur als unterstützender Faktor gewertet werden. Am ehesten ist noch eine Komplexwirkung anzunehmen, bei der die verschiedenen Faktoren, biologisch einzeln kaum faßbar, sich summieren und verstärken. Vielleicht sind in manchen Quellen noch unbekannte Reizstoffe vorhanden, die wir mit unseren heutigen Methoden noch nicht erfassen können. So haben G l a s e r, H a e m p e l und R a n f t l bei den so verschieden zusammengesetzten Quellen von Gastein, Franzensbad und Baden entgiftende Wirkungen auf sparteinvergiftete Meerschweinchen und Mäuse feststellen können, die auch durch die Spurenkombination der Mineralien kaum erklärbar sind.

Ueber den Begriff des Alterns ist in den vorausgegangenen Vorträgen eingehend berichtet worden. Bei allen Altersrückgängen und Erkrankungen kommt dem Nachlassen der endokrinen Drüsen eine besondere Rolle zu. Hormonmangel führt ja auch zu verringerter Durchblutung. Zwischen normalem und krankhaftem Altern sind stets fließende Uebergänge. Nur des Ueberblickes halber sollen die Organsysteme, deren Abnutzungserscheinungen in den Vordergrund treten und ihre Beeinflussung durch Bäder getrennt beleuchtet werden, obwohl sie bei Alterskrankheiten oft gleichzeitig gefunden werden. Wesentlich für die Behandlung bleibt aber das Nachlassen der Funktion im allgemeinen, bedingt durch die normalen Abnutzungserscheinungen, die je nach der Erbanlage verschieden sind, durch früher überstandene Krankheiten und das durchschrittene Schicksal. Im Alter werden Krankheitsentstehungen begünstigt, bestimmte Verlaufsformen gefördert. Die Regenerationskraft und Reaktionslage des alten Menschen ist anders als in der Jugend und muß in ihrer Besonderheit stets berücksichtigt werden, wenn man darauf Einfluß nehmen will.

Bei den Kreislauferkrankungen des alternden Menschen ist es wesentlich, daß seine Gefäße weniger elastisch sind und zu krampfhaften Zusammenziehungen neigen. In den Bädern wird der Kreislauf umgeschaltet. Durch warme Bäder tritt eine bessere Kapillarisierung der Haut und eine Erweiterung der tieferen Gefäße auf. Die Strömungsgeschwindigkeit nimmt zu, der Blutdruck steigt anfangs durch die Vergrößerung des Schlagvolumens, sinkt aber im weiteren Verlauf ab. Die Herztätigkeit wird in warmen Bädern oft bis aufs Doppelte gesteigert, und es sind gewisse Mehrbeanspruchungen, die an den Organismus gestellt werden. Die Bäderbehandlung ist daher für das alternde Herz nicht indifferent, sie muß selbstverständlich in ein günstiges Verhältnis zur Leistungsfähigkeit des Herzens gebracht werden, zumal auch die gleichzeitig vorhandenen Klimareize gewisse Anforderungen stellen. Die Belastung, die der Kreislauf durch die Bäderbehandlung erfährt, darf aber auch nicht überschätzt werden. Ich habe vor einigen Jahren an 80 Herzkranken systematisch vor und nach einem Vollbad von 35⁰ C von 10 Minuten Dauer und am Kurende elektrokardiographische Untersuchungen durchgeführt. Selbst bei schweren Myokardschäden konnte eine Verschlechterung im Ekg. nicht gefunden werden. Es ist daraus der Schluß natürlich nicht erlaubt, daß Herz- und Kreislaufkranke wahllos Bäder nehmen dürfen. Bei Vollbädern kommt es zu einer Steigerung des intrathorakalen Druckes, der besonders beim gestauten Herzkranken, bei vorgeschrittenem Emphysem und bei den Erkrankungen der Kranzgefäße unerwünscht ist. In allen Fällen, wo nur der Verdacht auf Coronarsklerose besteht, bevorzugen wir daher vorsichtige, kühlere Halbbäder. Meist kommen aber alternde Menschen zur allgemeinen Auffrischung und Leistungssteigerung in die Bäder, viel seltener wegen eines ausgesprochenen Herz- oder Kreislaufleidens. Bei ihnen sind die Befunde am Zirkulationsapparat wenig hervortretend. Dekompensierte Herzkranke und vorgeschrittene Coronarsklerosen sowie Coronarinfarkte sind für eine Badekur ungeeignet und gehören in klinische Behandlung.

In den Bädern, auch in denen, die Kreislaufschäden nach der neuen strengen Indikationsstellung unter den Heil-

anzeigen nicht mehr anführen dürfen, sieht man die besten
Erfolge bei den leichten und mittleren Formen der Gefäßsklerose, bei denen die Begleitbeschwerden stets günstig
beeinflußt werden, und bei den Durchblutungsstörungen
der Gliedmaßen auf spastischer oder organisch-sklerotischer
Grundlage. Ein Hauptindikationsgebiet bildet der nicht-
fixierte Hochdruck. Insbesondere sind die Fälle für Badekuren geeignet, wo der systolische Druck bei normalem
diastolischem Druck erhöht ist, die Volhard durch Abnahme der Dehnbarkeit des Gefäßsystems deutet, während
die Fälle mit erhöhtem diastolischem Druck, die durch Zunahme der peripheren Widerstände entstehen, weniger günstig ansprechen. Die Bäder haben einen ausgesprochen re-
gulierenden Einfluß auf den Blutdruck; nicht nur der erhöhte Druck wird gesenkt, sondern auch der zu niedrige
Blutdruck wird erhöht. Dieser scheinbare Widerspruch erklärt sich aus der beim Hyper- und Hypotoniker verschiedenen Ansprechbarkeit des Gefäßsystems. Die Feststellung Risaks und Mellers, daß die extremen Blutdruckwerte nach unten und oben auf Kosten der Normo-
toniker zugenommen haben, können wir an unserem über-
alterten Krankengut nur bestätigen. In den letzten zwei
Jahren sehen wir besonders die Hypotoniker wieder häufig,
bei denen der erniedrigte Blutdruck lediglich als Zeichen
einer nervösen Erschöpfung zu deuten ist. Irgend welche
Kreislaufschäden sind in solchen Fällen auch bei genauer
Untersuchung mit elektrokardiographischer Kontrolle nur
angedeutet oder gar nicht vorhanden. Mit der Besserung des
Allgemeinbefindens durch die geänderten Lebensbedingungen und die ortsgebundenen Kurmittel wird der Blutdruck
in der Mehrzahl der Fälle reguliert, fast immer aber klingen die Begleitbeschwerden ohne medikamentöse Behandlung ab.

Anderseits verfügen wir auch über eine Anzahl von
Fällen, wo zu Beginn des Aufenthaltes im Kardiogramm
Zeichen von Myokardschaden nachzuweisen waren und die
Kontrolle am Ende der Kur ein vollkommen normales Ekg.
ergab.

Besonders bei schwer überarbeiteten Großstadtmenschen, bei denen es sich dann wohl meist um funktionelle
Durchblutungsstörungen handelt, auf deren Grundlage sich
der elektrokardiographisch nachweisbare Schaden erst entwickelt hat, sind derartige vorübergehende Befunde nicht
selten zu erheben. Bei den Kreislaufschäden ist schließlich des rheumatischen Myokardschadens nicht zu vergessen, der wohl mehr im jugendlichen und mittleren Lebensalter zu finden, aber bei der heutigen Zahl der Herdinfektionen auch beim alternden Menschen anzutreffen ist.

Auch hier sieht man günstige Wirkungen von Badekuren, soweit keine ausgesprochenen Dekompensationserscheinungen vorliegen. Bei allen Durchblutungsstörungen wird man nach vorausgegangenen Infektionen oder Herdinfekten fahnden, denn die Herdsanierung scheint ebenso wie in manchen Hochdruckfällen unter Umständen eine kausale Behandlung darzustellen.

Auch beim alternden Menschen steht das zentrale und das vegetative Nervensystem neben und in Abhängigkeit vom Kreislauf für Lebensgefühl und Arbeitskraft im Vordergrund. Schon das normale Altern bringt Störungen mit sich, die durch die Notwendigkeit der heutigen Zeit mit der Beanspruchung aller Kraftreserven gesteigert auftreten. Das frühere Pensionistendasein, das sich mehr oder weniger auf die genaue Beobachtung der körperlichen Funktionen beschränkte, oder die krankheitsliebende Matrone sind nur in seltenen Exemplaren übrig geblieben. Auch vom älteren Menschen, von Mann und Frau, verlangt die Zeit heute den Einsatz all seiner Kräfte. Wechselnde unregelmäßige Lebensbedingungen, Arbeit und Kampf sind nach Carrel für die Ertüchtigung und die Entwicklung der organischen Funktionen ausschlaggebend. Beim Gesunden wirkt sich dies günstig aus, weil es seine Anpassungsfunktionen in einer gewünschten Leistungsfähigkeit erhält. Beim schon angekränkelten, älteren Menschen aber kommt es leicht zu einer Ueberbeanspruchung. Darum sehen wir die Zeichen der Erschöpfung heute vielleicht vermehrt auftreten. Die geistige Ueberbeanspruchung führt nach längerer Zeit zu Beschwerden, die durch Störungen der zentralnervösen Steuerung bedingt sind. Das Gehirn, das alle Funktionen und Regulationen beherrscht, ist beim älteren Menschen auf eine ständige Belastung nicht mehr eingestellt und ermüdet leichter. Lange hat den Symptomenkomplex von Hypotonie, Gastritis und Leukopenie als Zeichen von Ermüdung und Erschöpfung herausgestellt. Wenn auch diese Trias in ihrer Gesamtheit nicht immer deutlich ist, so ist eines oder das andere der Symptome beim älteren Menschen sehr häufig zu finden. Unser vegetatives Nervensystem ist eben mit der Technik und dem Tempo der Zeit nicht ganz mitgekommen. Häufiger als früher sehen wir den abnormen Gasbauch mit Zwerchfellhochstand und die Römheldschen Beschwerden durch Querlagerung des Herzens. Oft steckt eine Achylie, Sekretionsstörungen im Magen-Darmtrakt oder eine Dysbakterie dahinter. Windischbauer führt diese Störungen in einer interessanten Arbeit auf Oberflächeninsuffizienz im Magen-Darmtrakt zurück. Die Unterproduktion von Magen-Darmsekreten kann hiernach zu gesteigerter Bakterienwirkung, zur Resorption abnormer Abbauprodukte aus der Nahrung, zu Meteorismus, oft auch zu Gewichtsverlust und Kreislaufstörungen führen. Die Indikanvermehrung im Harn, die uns einen raschen Anhaltspunkt über die gestörte „Bakterienmenagerie" gibt, ist an unserem Krankengut jedenfalls häufig zu finden. Oft ist sie auch mit einer Ausscheidungshemmung von Vitamin C vergesellschaftet. Auch diese Störungen scheinen weitgehend von zentralnervösen Einflüssen, die über den Sympathicus ablaufen, abhängig zu sein. Gefäßveränderungen im Sinne der Dyspraxia intestinalis treten in ihrer Häufigkeit in den Hintergrund.

Bei all diesen Fällen, wo die Gehirnerschöpfung im Vordergrund steht, ob sie durch organische Gefäßveränderungen oder durch Ueberbeanspruchung begünstigt ist, wird durch eine Badekur, die auch durch Trinkkuren unterstützt werden kann, die biologische Gleichgewichtslage mehr oder weniger rasch wieder eingeleitet. Neben der Wirkung der Bäder und der damit verbundenen Umschaltung im vegetativen Nervensystem kommt dem Wechsel des Klimas, der anderen Umwelt, den geänderten Lebensbedingungen sowie dem natürlicheren Tagesrhythmus, den besonders der geistig arbeitende Großstadtmensch mit seiner sitzenden Lebensweise weitgehend verloren hat, eine große Bedeutung zu. Ihre Komplexwirkung ergibt den belebenden und kräftigenden Einfluß auf das Nervensystem und das Lebensgefühl des Alternden. Auch die Reizbarkeit, Vergeßlichkeit, Neigung zu depressiver Stimmungslage und das vorzeitige Nachlassen der sexuellen Funktionen werden oft behoben, zumindest aber geringer. Schwere organische Erkrankungen des Greisenalters treten in den Bädern mehr in den Hintergrund. Nach Apoplexien bessern sich die Bewegungsstörungen und die Muskelrigidität durch die Hebung des Allgemeinbefindens und der Durchblutung. Vor Ablauf von 6 Monaten nach dem Insult ist jedoch eine Badekur nicht angezeigt. Neuritiden und Neuralgien, die auch ohne nachweisbare Infektionsherde im Alter relativ häufig sind, reagieren ausgesprochen günstig auf Bäder. Beim Parkinsonismus sieht man hingegen nur selten Erfolge.

Die Alterserkrankung des B e w e g u n g s a p p a r a t e s, bei dem Abnutzungs- und Verschleißerscheinungen im Vordergrund stehen, ist die Arthrose der Gelenke. Oft tritt sie mit der Altersosteoporose am Knochensystem zusammen auf, häufig ist sie mit anderen Zeichen vorzeitigen Alterns kombiniert. Sie macht erfahrungsgemäß beim sensiblen Großstadtmenschen mehr Beschwerden als beim Landarbeiter. Sicher spielen statische Veränderungen, Stoffwechselstörungen, besonders im Harnsäurehaushalt und endokrine Faktoren in vielen Fällen mit hinein. Im Vordergrund steht aber das konstitutionelle Moment. Die organischen Veränderungen an den Gelenken, die sich mehr oder weniger deutlich im Röntgenbild zeigen, sind durch Badekuren nicht rückbildungsfähig, dagegen werden Schmerz, Steifigkeit und Funktion der Muskulatur und Gelenke sowie der äußerliche Gelenkbefund nach einer anfänglichen Verschlimmerung meist weitgehend gebessert. Auch hier spielt die durchblutungssteigernde Wirkung der Bäder sowie die schmerzmindernde Entspannung durch die Wärme die Hauptrolle. Die reine Arthrose ist ein durchaus selbständiges Krankheitsbild, die Blutsenkung ist dabei nie beschleunigt, das Blutbild weist keine Leukozytose oder Linksverschiebung auf. Anders bei den Mischformen, den „arthrifizierten" Arthrosen und den Arthritiden. Hier spielt die infektiöse Komponente mit hinein und zeigt sich in Senkungsbeschleunigung, Linksverschiebung, Leukozytose, C-Vitaminmangel im Harn und Muskelfibrillieren. All diese Symptome können bei ausgesprochenen Fällen einzeln und in ihrer Gesamtheit vorhanden sein, können aber auch fehlen. Ein sicheres Zeichen, ob ein Herd streut, gibt es noch nicht. Auch die von Gutzeit und Küchlin angegebene Provokationsmethode mit Kurzwellendurchflutung scheint nach der neueren Auffassung nicht immer verläßlich.

Nach dem großen Schrifttum der letzten Jahre wird die Häufigkeit der Mischformen auf Kosten der reinen Arthrosen unserer Meinung nach überschätzt. So gibt Slauck an, daß er nur 4% mechanisch degenerative Verschleißarthrosen findet. Wir glauben, daß diese Zahl zu tief gegriffen ist und schätzen, daß zirka 30% sämtlicher Gelenkerkrankungen bei unserem altersmäßig anders zusammengesetzten Krankengut auf die reinen Arthrosen entfallen. Wir müssen aber sagen, daß wir auch bei alten Leuten die Kombination von Arthrosen mit Toxikosen häufiger finden als früher, seitdem wir genauer nach Herden suchen. Ob dies durch die späte Auswirkung der konservativen Zahnheilkunde bedingt oder durch die exaktere Untersuchung nur vorgetäuscht erscheint, möge dahingestellt bleiben. Tatsache ist, daß wir das Bild der Herdinfektion auch beim alten Menschen sehr häufig beobachten können. Es tritt hier nicht immer nur als Rheumatismus auf, sondern zeigt sich auch unter anderen Masken. Ich erinnere an die Arbeiten von Veil, Slauck, Gehlen, Vogl u. a., die eine weitgehende Klärung dieser Fragen gebracht haben, ja in mancher Hinsicht unsere Ansichten revolutionierend umgestaltet haben. Die Allgemeinsymptome der Herdinfektion sind oft eine allgemeine Müdigkeit, Wetterfühligkeit, Neigung zu Katarrhen der oberen Luftwege, gar nicht selten findet man Schlafstörungen, Unlustgefühle mit depressiver

Stimmungslage, Magen-Darmstörungen ohne Organbefund und Herzbeschwerden. Insgesamt oder einzeln finden wir diese Krankheitszeichen auch beim normalen oder vorzeitigen Altern oder bei den nervösen Erschöpfungszuständen älterer Menschen. Es ist daher unsere Aufgabe und Pflicht in jedem Fall zu entscheiden, ob ihre Ursache in einer altersmäßigen Gehirnerschöpfung oder in einer Herdinfektion zu suchen ist. Durch Badekuren, die eine allgemeine Zellaktivierung mit sich bringen, sind wir imstande, auf die Immunitäts- und Reaktionslage, die bei diesen Krankheitszuständen gestört und verändert ist, Einfluß zu nehmen. Die stets mitvorhandenen Gleichgewichtsstörungen im vegetativen Nervensystem werden dadurch oft behoben.

Die Wirkung auf das Mesenchym zeigt sich am deutlichsten an der B a d e r e a k t i o n, die unter Allgemein- und Herdsymptomen verlaufen kann. Sie stellt sich meist nach einigen Bädern ein und ist uns ein erwünschtes Zeichen, daß es zu einer Umstellung im Organismus gekommen ist, daß seine Abwehrmaßnahmen aufgerüttelt sind. Wir sehen sie sowohl bei den gewöhnlichen Altersbeschwerden, wo sie sich als vorübergehende Müdigkeit, Reizbarkeit und Schlafstörung zeigt, um nach einigen Tagen in gesteigertes Kraftgefühl und Hebung des Allgemeinbefindens umzuschlagen. Bei Arthrosen und Arthritiden tritt sie als Schmerzsteigerung und Bewegungshemmung auf. Starke Badereaktionen, die eventuell unter Temperatursteigerung verlaufen, und Reaktionen, die schon nach 1 bis 2 Bädern eintreten, sowie Spätreaktionen gegen Ende oder nach dem Kuraufenthalt sind immer auf Herdinfektionen verdächtig. In solchen Fällen muß die weitere Dosierung der Bäder der Reizempfindlichkeit des Kranken besonders genau angepaßt werden. Oft gibt uns die Senkungskontrolle, die wir bei über das Ziel schießenden Reaktionen stets vornehmen, weitere Anhaltspunkte für das nötige Einfühlen.

Starken Badereaktionen kommt aber auch eine diagnostische Bedeutung zu. Durch die zellaktivierende Eigenschaft der Bäder werden oft alte, schlummernde Entzündungen akut und können so der nötigen Behandlung zugeführt werden. Wir erleben es oft, daß besonders Kopfherde an Mandeln, Zähnen und Nebenhöhlen während der Kur schmerzhaft werden, zu streuen beginnen oder als Fernsymptome in Erscheinung treten. Dadurch kann manch ungeklärtes Krankheitsbild erfaßt und Herde — bisher vergeblich gesucht — gefunden werden.

Bei alten Leuten mit ihrer geänderten Abwehrlage, bei denen eine eingreifende Herdsanierung oft nicht mehr durchführbar ist, kann die Gewebsbeeinflussung durch die Bäder auch ohne Herdentfernung ein Abklingen der Krankheitserscheinungen bewirken. Durch geeignete Dosierung der Bäder, die unter Umständen durch Medikamente unterstützt werden, können aktive Herde in inaktive, nichtstreuende verwandelt werden. Nach den Angaben von G e h l e n kommt eine Herdsanierung nur in 25 bis 30% der Fälle in Frage.

Bei den rheumatischen Erkrankungen genügt oft auch nicht die Herdsanierung allein zur Beseitigung der Beschwerden. Gerade in solchen Fällen ist der Erfolg einer einzigen Badekur durch die Mesenchymumstimmung besonders günstig. Die besten Heilerfolge sind bei vorhergegangener Herdsanierung zu beobachten. Manchmal muß die Entfernung der Herde während der Kur vorgenommen werden, was wir unter Pyramidon-Prontalbin-Schutz durchführen. Die Bäder werden dann mehrere Tage ausgesetzt. Aber selbst toxinstreuende Herde bilden keine strenge Gegenanzeige für die Bäder. Nur stellt die Leitung der Kur hier zur Erreichung von Erfolgen größere Anforderungen und eine minutiösere Anpassung an die individuelle Reaktionslage und erfordert eine weit vorsichtigere Dosierung. Selbst Fälle mit mittlerer Senkungsbeschleunigung können unter dieser Voraussetzung die Bäder nehmen. Den besten, objektiven Beweis für die Wirksamkeit der Maßnahmen und die erfolgte Anregung der Abwehrkräfte stellt das Zurückgehen der Senkung auf geringere oder normale Werte gegen Ende oder nach der Kur dar.

Genaue Statistiken über diese Verhältnisse können wir nicht aufweisen. Sie werden auch immer etwas Gekünsteltes und Ungenaues an sich tragen, da wir die Kranken meist nur in einer relativ kurzen Zeitspanne beobachten können, und nur die Fälle, die in den folgenden Jahren wiederkommen, eine gute Uebersicht ermöglichen. In der Mehrzahl der Fälle genügen die einfach durchzuführenden Untersuchungen zur Beurteilung der Reaktionslage. Mit Senkung, Blutbild und genauer Harnanalyse kommt man für die Anpassung der Kurmittel an die Reizempfindlichkeit des Kranken fast stets aus. Bei Kreislaufkranken können wir in unseren Bädern zur genaueren Leitung der Kur Röntgen und Ekg. nicht entbehren.

Im allgemeinen sind wir in den Kriegsjahren mit der Dosierung der Bäder überhaupt vorsichtiger geworden, da wir die Beobachtung gemacht haben, daß durch die stärkere seelische Belastung, durch Unsicherheit und geänderte Lebensbedingungen ältere Menschen, bei denen der Selbstschutz der Gewöhnung herabgesetzt ist, auch gegen die Bäder empfindlicher geworden sind.

Von zusätzlichen Behandlungen kann in den meisten Fällen abgesehen werden. Die Wirkung von Medikamenten ist während einer Badekur oft anders als unter den häuslichen Verhältnissen. Meist kommt man hier mit kleineren Dosen aus. Bei leichten Dekompensationserscheinungen von Herz und Kreislauf verordnen wir von vornherein stützende Medikamente, zumal wir wissen, daß das Gefühl gesteigerter Leistungsfähigkeit, wie sie die Kur mit sich bringt, leicht zu gesteigerter Bewegung verleitet, was besonders in den Bergen und im Höhenklima zu einer Ueberbelastung des Kreislaufes führen kann. Bei den schweren Erschöpfungszuständen älterer Menschen, wenn die Zeit der Erholung auf wenige Wochen beschränkt ist, wird die Kurwirkung durch die modernen Hormonpräparate zweckmäßig unterstützt. Wir sehen oft dann auch in vorgeschrittenen Fällen eine rasch einsetzende Besserung der körperlichen und geistigen Spannkraft, der sexuellen Störungen, des Selbstbewußtseins und der depressiv-ängstlichen Stimmungslage. Dabei genügen oft schon Einreibungen, in den schwereren Fällen Injektionen mit mittleren Dosen.

Bei der Prostatahypertrophie leichten Grades genügen die Bäder allein zur Besserung der Harnbeschwerden. Wo bereits der Restharn erhöht ist, wird durch Hormonstöße die Harnentleerung begünstigt und die nächtliche Häufigkeit der Miktionen beseitigt. Wenn auch eine Heilung oder Verkleinerung der Prostata nicht zu erwarten ist, so hält die Beschwerdefreiheit doch längere Zeit an. Wir haben auch den Eindruck gewonnen, daß Bäder und Hormonstöße sich zweckmäßig ergänzen und steigern, und daß man mit kleineren Dosen nachhaltigere Erfolge erzielt als unter den heimischen Verhältnissen. Bei den Arthritiden und Arthrosen mit endokrinem Einschlag in und nach den Wechseljahren der Frau sieht man auffallend gute Wirkungen von der zusätzlichen Behandlung mit weiblichen Hormonpräparaten. Bei den Durchblutungsstörungen der Beine sind Drüsenpräparate auch nur in vorgeschrittenen Fällen nötig. Die bessere Kapillarisierung, wie sie durch die Bäder erreicht wird, genügt im allgemeinen, um die Gehstörungen weitgehend zu bessern. Hinzu kommt, daß die oft unerläßliche schmerzliche Nikotinentwöhnung in den Höhenkurorten müheloser und leichter gelingt.

Alles in allem stellen unsere Bäder Kraftquellen für den alternden Menschen dar, sie wirken vorbeugend, ja heilend auf die Begleitbeschwerden, wie sie das angehende und vorgeschrittene Alter mit sich bringt. Sie können keine Wunder bei schweren Alterserkrankungen bringen, können aber viele Beschwerden der physiologischen Abnutzung wesentlich lindern und auf längere Zeit vollkommen beheben. Und gerade auf die durch die Jahre Angekränkelten, deren Zahl groß ist, die durch ihre Erfahrung in verantwortungsvollen Stellungen stehen, kann die heutige Zeit mit ihren großen Zielsetzungen weniger denn je verzichten. Ihre Leistungen im Getriebe des Ganzen dürfen nicht unterschätzt werden. Jeder in einem Kurort tätige Arzt wird sich an eine Anzahl von Kranken erinnern können, die sich bis ins hohe Alter durch wiederholte Kuren geistig und körperlich frisch und leistungsfähig erhalten haben. Die empirisch gefundenen Erfahrungen in den Bädern, die erst in den letzten Jahrzehnten auch wissenschaftlich unterbaut wurden, zeigen jedenfalls, daß der Pessimismus, den wir bei der Behandlung alter Menschen heute noch oft begegnen, nicht immer berechtigt ist. Die Bäderbehandlung der Alterskrankheiten stellt auch vom volkswirtschaftlichen Standpunkt ein dankbares Aufgabengebiet dar, zumal die Kurorte des Reiches heute allen Volksschichten zugänglich sind, und für die Aufgaben der Zukunft die Arbeitskraft und Leistungsfähigkeit alternder Menschen unentbehrlich und unersetzbar geworden sind.